Endlich wieder frei atmen!

Alle Angaben in diesem Buch sind von Verlag und Autoren sorgfältig geprüft.
Jegliche Haftung für Personen-, Sach- und Vermögensschäden
ist jedoch ausgeschlossen.

Torsten Hartmeier / Anja Schemionek:
Endlich wieder frei atmen
© Aurum in J. Kamphausen Verlag &
Distribution GmbH, Bielefeld 2012
info@j-kamphausen.de
www.weltinnenraum.de

Umschlaggestaltung: KleiDesign
Typografie/Satz: Wilfried Klei
Fotos: photocase, fotolia, shutterstock
Druck & Verarbeitung:
Westermann Druck Zwickau GmbH

2. Auflage 2013

Bibliografische Information der Deutschen Nationalbibliothek

Die Deutsche Nationalbibliothek verzeichnet diese
Publikation in der Deutschen Nationalbibliografie;
detaillierte bibliografische Daten sind im Internet
über **http://dnb.d-nb.de** abrufbar.

ISBN 978-3-89901-585-0

Dieses Buch wurde auf 100% Altpapier gedruckt und ist alterungsbeständig.
Weitere Informationen hierzu finden Sie unter www.weltinnenraum.de.

Bildnachweis Umschlag:
Großes Bild U1: photocase.de © Gabriela Gattaneo,
kleine Bilder: fotolia.de 1: © Lisa F. Young, 2: © arkna, 3: © Peter Atkins,
4: © Sebastian Kaulitzki; shutterstock.com 5: © Lakhesis
Rückseite U4: fotolia.de © The Photos

Torsten Hartmeier   Anja Schemionek

Endlich wieder
frei atmen!

Natürliche Hilfen bei COPD*
und Raucherhusten

* engl.: Chronic Obstructive Pulmonary Disease
  dt.: Chronisch obstruktive Lungenerkrankung
     oder Raucherlunge

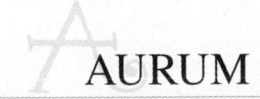

AURUM

Wichtiger Hinweis für Leserinnen und Leser

Die Informationen in diesem Ratgeber über Raucherhusten und COPD repräsentieren die Ansicht der Autoren zum Zeitpunkt der Veröffentlichung. Dieser Ratgeber dient ausschließlich Ihrer Information. Er vermittelt keine Ferndiagnosen oder Therapievorschläge.

Die Autoren haben für die Erstellung des Textes gewissenhaft recherchiert, nur seriöse Quellen ausgewählt und eigene Erfahrungen dokumentiert. Dennoch können weder Verlag noch Autoren Fehler oder Ungenauigkeiten restlos ausschließen.

Die in diesem Ratgeber zur Verfügung gestellten Inhalte können und dürfen nicht zur Erstellung eigenständiger Diagnosen und/oder einer eigenständigen Auswahl und Anwendung bzw. Veränderung oder Absetzung von Medikamenten, sonstigen Gesundheitsprodukten oder Heilungsverfahren verwendet werden. Bitte sprechen Sie darüber immer mit Ihrem Arzt oder Heilpraktiker!

Gehen Sie mit den Informationen in diesem Ratgeber verantwortungsbewusst und angemessen um. Weder Verlag noch Autoren übernehmen Verantwortung für Schäden, die Ihnen entstehen könnten, wenn Sie die Informationen dieses Ratgebers allein umsetzen. Bitte prüfen Sie sorgfältig und entscheiden Sie erst nach der Konsultation eines Spezialisten, ob die gegebenen Empfehlungen in Ihrem konkreten Fall geeignet sind.

Die Autoren

Torsten Hartmeier ist Heilpraktiker und bereits seit 20 Jahren ausschließlich in der eigenen Praxis tätig. Seit zehn Jahren beschäftigt er sich intensiv mit chronischen Erkrankungen der Atemwege. Dabei trennt er nicht in Schulmedizin und Naturheilkunde, vielmehr ist es sein Ziel, ganzheitliche und naturheilkundliche Methoden in die schulmedizinischen Behandlungskonzepte mit einfließen zu lassen. Herr Hartmeier leidet schon seit seiner Kindheit selbst an Asthma und kann daher auf einen besonders vielfältigen und reichhaltigen Erfahrungsschatz zurückgreifen.

Dr. Anja Schemionek ist Diplom-Biologin und Wissenschaftsredakteurin. Sie arbeitet schon seit vielen Jahren als Fach-Lektorin mit naturheilkundlichen Themen und hat viele Gesundheitsratgeber bearbeitet oder als Autorin selbst verfasst. Ihre Spezialgebiete sind die gesunde Ernährung und Nahrungsergänzungen.

Vorwort von Dr. med. Reinhard Lubbe

Ein Ratgeber für Patienten mit COPD und Raucherhusten? Ist so etwas denn nötig, bei den vielen Büchern, Internetseiten und anderen Informationen, die es zu diesem Thema schon gibt?

Für mich als Allgemeinmediziner sind es Patienten mit chronischen Erkrankungen, die meist langwierig therapiert werden müssen, wobei die Ergebnisse leider oft unbefriedigend bleiben. COPD- und Raucherhusten-Patienten gehören auf jeden Fall zu diesen schwer behandelbaren Erkrankten.

Daher ist der vorliegende Ratgeber trotz aller schon vorhandenen Informationen eine große Bereicherung. Er ist nicht nur nah am täglichen Leben, sondern spiegelt außerdem die Vielfalt der Methoden wider und – das ist besonders wichtig – hat einen ganzheitlichen Ansatz. Nicht „die Lunge" oder „die Luftnot" wird behandelt, nein, der Mensch als Ganzes wird in die Therapie einbezogen. Und was mir ganz besonders daran gefällt: Der Patient wird direkt eingebunden und muss (und darf!) mitarbeiten. „Pilleneinwerfen" allein führt nicht zum Ziel, Verantwortung abschieben gilt nicht!

Einige der hier genannten Therapieverfahren sind aus ärztlicher Sicht sehr umstritten. Hier ist eine intensive Beratung des hilfesuchenden Patienten notwendig. Und es gilt dabei ganz besonders der Hinweis, der auch im Impressum des Ratgebers schon anklingt: Jeder Therapeut wende nur die Methode an, die er beherrscht, deren Möglichkeiten, Grenzen und mögliche Gefahren er kennt.

Möge dieser Ratgeber vielen leidenden Menschen helfen, einen Weg zur Besserung, vielleicht zur Gesundung zu finden.

Dr. med. Reinhard Lubbe
Arzt für Allgemeinmedizin
Arzt für Öffentliches Gesundheitswesen
32479 Hille

Ein Patientenbericht

Der Heilpraktiker Torsten Hartmeier hat mich gebeten, einen Bericht über meine Krankengeschichte für seinen Ratgeber zu schreiben. Diesem Wunsch komme ich gerne nach.

Mein Name ist Peter M., ich bin 47 Jahre alt und arbeite als Lehrer. Schon als Baby hatte ich schwerstes Asthma, das unmittelbar nach einer Pockenimpfung erstmalig aufgetreten ist. Im Alter von zwölf Jahren habe ich aufgrund der vielen Cortisonspritzen ausgesehen wie ein Fesselballon.

Bis zu meinem 21. Lebensjahr habe ich mehrmals so starke Anfälle gehabt, dass es schon ganz schön knapp war. Mein Asthma hat sich dann kontinuierlich gebessert, sodass ich mein Asthmaspray nur noch als Alibifunktion dabei hatte. Lediglich im Hochsommer musste ich alle paar Tage mal einen Hub nehmen.

So kam ich auch dazu, zu rauchen, was meine Lungen erst einmal nicht beeinträchtigt hat. Selbst mein Arzt hatte mir das Asthmaspray mit der niedrigsten Dosierung aufgeschrieben. Beim Sport (Kung-Fu) hatte ich ebenfalls keine Einschränkungen und da geht es schon ganz schön zur Sache.

Einmal musste ich miterleben, wie eine Dame mittleren Alters mitten in der Stadt einen Asthmaanfall bekam und fast daran gestorben wäre. So dunkelblau habe ich noch nie einen Menschen gesehen. Dazu zappelte sie unentwegt herum, schrie so gut es ging um Hilfe, und keiner konnte etwas tun. Selbst als der Notarzt vor Ort und sie mittlerweile völlig verkabelt war, ging es ihr nicht wesentlich besser. Na, das hat gesessen. Prompt hatte ich zwei Tage später das Gefühl, irgendwie nicht so gut Luft zu kriegen. Aber das legte sich wieder. Trotzdem hatte ich immer wieder das Bild dieser hilflosen Frau vor Augen.

Im Sommer 2010 haben wir dann mein Arbeitszimmer zuhause renoviert. Also, alte Tapeten runter, die Holzwände bearbeiten und neue Tapeten anbringen. Hierbei hatte ich unheimlich viel mit Staub zu tun und das habe ich auch gemerkt. Auch jetzt war meine Luft wieder irgendwie anders. Mal das Rauchen einzustellen – kein Gedanke daran. Man ist ja wirklich so ein bisschen bescheuert.

Im November 2010 ging es dann los. Ein paar Tage lang lief es aus meiner Nase wie Wasser. Das nervte mich zwar, belastete aber nicht weiter. Dann saß ich in einer Konferenz. Ich wollte was sagen, doch mir fehlte die Luft. Ich konnte mich zusammenreißen und das Ganze zu Ende bringen. Auf dem Weg nach Hause war es immer noch sehr bescheiden, obwohl ich mittlerweile drei- oder viermal mein Asthmaspray genommen hatte. Abends im Bett wurde es besser, auf jeden Fall habe ich durchgeschlafen.

Am nächsten Morgen mussten meine Frau und ich wegen eines Termins nach Hannover fahren. Die Fahrt war für mich eine einzige Katastrophe. Es fühlte sich wie Asthma an, ließ sich aber durch mein Spray nicht verbessern. Abends bin ich dann zum Notarzt. Ich habe ihm alles geschildert und dann eine Cortisonspritze bekommen. Der Arzt verabschiedete mich mit den Worten, dass es kein ernst zu nehmender Befund sein. Die Lungen würden sich nicht so schlimm anhören. Besser wurde es aber nicht!

Am darauffolgenden Morgen bin ich mit unseren Hunden rausgegangen und merkte schon nach ein paar Metern, dass etwas nicht stimmte. Irgendwie konnte ich nicht einatmen. Die

Luft blieb einfach nach der Hälfte stecken. Stoppte einfach. Ich bin dann trotzdem weitergegangen. Nach etwa 400 Metern habe ich umgedreht, weil es immer komischer wurde. Und dann passierte es: Ich musste mich auf einmal wie ein Torwart hinstellen und hecheln wie ein Hund, ich konnte es nicht steuern. Vor Angst habe ich mir fast in die Hose gemacht. „Ist das das Ende? Muss ich jetzt sterben oder was passiert hier mit mir?" Nach einer gefühlten Ewigkeit hörte es wieder auf, ich atmete so gut ich konnte und schleppte mich nach Hause, kaum noch fähig einen klaren Gedanken zu fassen, geschweige denn die Hunde richtig zu führen. Ich legte mich nur noch aufs Sofa. Meine Frau rief unseren Hausarzt an und um 14 Uhr konnte ich vorstellig werden. Ich schilderte ihm die Lage und er sagte, das könne auch ein Pneumothorax sein, wenn gleichzeitig der Puls hochgeht. Was bitte ist ein Pneumothorax? Das interessierte mich aber nicht wirklich, ich wollte einfach nur wieder atmen können. Er legte mir ein Cortisonspray auf den Tisch und empfahl mir, einen Lungenarzt aufzusuchen und das Rauchen einzustellen. Auf mein Bitten hin hörte er mich ab und erzählte was von „Silent Lung" und „COPD". Konnte ich nichts mit anfangen. Zuhause recherchierte ich dann im Internet. Das waren ja tolle Aussichten! Realisiert habe ich das zu diesem Zeitpunkt noch nicht. Irgendwie habe ich es dann geschafft, schnell einen Termin beim Lungenarzt zu bekommen. Ich weiß, Sie werden mich jetzt steinigen, aber zu diesem Zeitpunkt habe ich immer noch geraucht.

Beim Lungenarzt musste ich in einer Glaskabine mehrmals in einen Schlauch ausatmen nach Anweisung der Helferin. Sie gab mir dann ein Asthmaspray und nach 15 Minuten musste ich nochmals in die Kabine. Anschließend wurde die Lunge geröntgt. Dann folgte das Gespräch mit dem Arzt, der sehr nett und zuvorkommend war. Er sagte mir, dass ich ihm Rätsel aufgeben würde.

Er wüsste nicht genau, was ich hätte. Mein Lungenvolumen sei generell sehr klein und im Moment würden mir zwei Liter Sauerstoff fehlen. Mit einem Rezept für ein anderes Cortisonspray und Cortisontabletten verließ ich die Praxis.

Die Nebenwirkungen der Medikamente machten mir echt zu schaffen. Ich konnte kaum noch sprechen, so heiser war ich. Auch mein Bauch rebellierte und schmerzte. Mein Hausarzt verordnete mir zusätzlich einen Säureblocker, den ich überhaupt nicht vertrug. Ich fühlte mich ausgestopft wie eine Mastgans. Mein Bauch war aufgebläht wie ein Ballon. Mittlerweile war eine Woche vergangen und mein Zustand nach wie vor schlecht. Meine Frau empfahl mir dann, Herrn Hartmeier aufzusuchen. Sie hatte auf seiner Internetseite gelesen, dass er COPD behandelt. Also habe ich erst einmal das kostenlose Beratungsgespräch in Anspruch genommen, um mir einen Eindruck zu verschaffen. Er erklärte mir alles in Ruhe und erläuterte die verschiedenen Möglichkeiten des Heilpraktikers. Daraufhin habe ich einen richtigen Termin vereinbart und mich testen lassen. Das wurde mit einem Tensor gemacht, einem Griff mit einem biegsamen Stab mit einer Kugel am Ende. Sieht ein wenig putzig aus, scheint aber bei vielen Heilpraktikern als Diagnosemittel verwendet zu werden. Bei mir stellte er vorrangig eine starke Schimmelpilzbelastung fest. Aspergillus fumigatus hieß mein Erreger. Auch ein Trauma wurde festgestellt. Wo ich mir das geholt habe, wissen Sie bereits: Das war die Dame mit dem Asthmaanfall.

Die Behandlung, die folgte, waren tägliche Injektionen von Schlangengiften, eine homöopathische Löschung mit „meinem" Schimmelpilz, eine Basisversorgung mit Vitaminen, Katzenklaue – und ich musste Tropfen einnehmen, die das Trauma auflösen sollten. Außerdem musste ich an einem Gerät inhalieren. Schon nach dem ersten Inhalieren spürte ich eine Verbesserung. Nach drei Wochen wurde ich wieder beim Lungenarzt untersucht. Er war erfreut über meine Ergebnisse und machte mir einen erneuten Termin in vier Wochen. In dieser Zeit habe ich die Naturtherapie weiter fortgeführt und mir ging es auch spürbar besser.

Einen ziemlichen „Klopper" habe ich noch gebracht. Auf Anraten des Heilpraktikers bin ich zu einer Lungenreinigung bei einer Heilpraktikerin gefahren. Das habe ich nicht nur als angenehm empfunden, vielmehr fühlten sich meine Lungen wie neugeboren an. Und was mache ich Depp? Stecke mir genüsslich eine Zigarette an. Da habe ich gedacht, mich haut es um. Gemerkt habe ich die Zigarette bis in das kleinste Lungenbläschen. Da hieß es dann, eine Woche warten und die ganze Lungenreinigung nochmal.

Die nächste Untersuchung beim Lungenarzt fiel noch besser aus und auch diesmal war der Arzt im Gespräch mit mir hocherfreut. Selbst die Gaswerte hatten sich deutlich gebessert. Ich habe ihm dann offenbart, dass ich seinen vorgeschlagenen Weg nicht gegangen bin, sondern Naturmittel eingenommen habe. Ich dachte, er rastet aus. Meine frisch erstellten Untersuchungsergebnisse habe ich nicht erhalten und er war schneller aus dem Behandlungszimmer verschwunden, als ich Piep sagen konnte. Dabei war er doch erst so nett und zugänglich gewesen. Seine Worte beim Verlassen des Zimmers waren: „Wenn Sie meinen, sich mit solchen Quacksalbermethoden behandeln zu lassen, dann bitte. Dann brauchen Sie mich ja nicht mehr." Ich fühlte mich so, wie ein geprügelter Hund aussieht – ziemlich schlecht. Irgendwie bin ich dann aber auch wütend geworden. Sollte er sich nicht mit mir über die Erfolge freuen? Ist es nicht egal, was dem Patienten hilft?

Meine Naturmedizin nehme ich immer noch ein und werde es noch eine ganze Weile machen müssen. Meine Ernährung habe ich umgestellt und ein bisschen abgenommen habe ich dabei auch. Im Moment lasse ich mich zusätzlich mit Prana-Heilung behandeln und auch hierbei immer eine Lungenreinigung durchführen. Dabei merke ich, wie die Lunge zunehmend entlastet wird. Dass ich meine abendliche Nasenspülung durchführe, nun, darauf achtet meine Frau. Ich werde mir einen anderen Lungenarzt suchen und mich regelmäßig untersuchen lassen.

Ihnen wünsche ich, dass dieser Ratgeber eine Hilfe für Sie ist.

Peter M., Bielefeld

Was, wenn ich Recht habe?
Ein einführendes Vorwort

Vor Ihnen liegt ein neuer und andersartiger Ratgeber für Menschen, die unter Raucherhusten oder chronisch obstruktiver Bronchitis bzw. COPD leiden, sowie auch für ihre Angehörigen und Pflegenden. Ich habe lange überlegt, ob ich diesen Ratgeber veröffentlichen soll. Einerseits wird es viele Menschen geben, die diesen Ratgeber mit Erstaunen und Begeisterung lesen und die Anregungen und Hilfen gerne nutzen werden. Andererseits werden manche Leser den Kopf über diese Hilfen schütteln, wieder andere werden die hier enthaltenen Informationen schlicht ablehnen. Fest steht jedoch, dass jeder Mensch ein Recht auf Informationen hat. Und in diesem Ratgeber sind Informationen enthalten, die vielen interessierten Menschen sonst vielleicht vorenthalten würden.

Ich habe auch darüber nachgedacht, dass ich wegen dieses Ratgebers vermutlich von verschiedenen Seiten angegriffen werde: Da wird es Selbsthilfegruppen geben, die laut aufschreien werden, wie ich es wagen kann, Menschen mit COPD Hoffnung zu machen. Lungenfachärzte werden mich per se als Scharlatan abstempeln. Diese Überlegungen haben mir am Anfang Angst gemacht. Doch je länger ich an diesem Ratgeber gearbeitet habe, umso mehr war ich bereit, ihn zu veröffentlichen. Die teilweise großartigen Erfolge, die ich mit naturheilkundlichen Maßnahmen bei der COPD beobachten konnte, dürfen nicht einfach in einer Kiste verschwinden und für niemanden erreichbar sein! Deshalb stelle ich in diesem Ratgeber meinen reichen Erfahrungsschatz bei der Behandlung der COPD all jenen zur Verfügung, die daran Interesse haben. Ich berichte in diesem Ratgeber ausschließlich über Verfahren, die ich selber einsetze und von deren Wirkung ich mich überzeugt habe. Vielleicht werden Sie sich wundern, dass ich manche bekannte Naturheilverfahren, wie zum Beispiel die gut etablierte Akupunktur, Akupressur, Eigenbluttherapie, Ozontherapie oder andere, in diesem Ratgeber nicht erwähne. Auf keinen Fall geschieht dies, weil ich jene Therapien für unwirksam halte. Vielmehr habe ich persönlich keine Erfahrungen damit und kann daher nicht darüber berichten.

Ich behaupte, dass noch nie in der Weltgeschichte so viel Geld in die Erforschung und Behandlung von Krankheiten investiert wurde wie zur heutigen Zeit. Dennoch müssen COPD-Patienten hilflos ihre ständig zunehmende Atemnot und ihren körperlichen Verfall hinnehmen, und niemand ist in der Lage, konkrete Hilfen gegen dieses Fortschreiten anzubieten. Die riesige Maschinerie der aktuellen konventionellen und hochtechnisierten Medizin jedenfalls kann ihnen keine Heilung bringen. In den meisten Fällen gelingt es, der COPD durch eine massive schulmedizinische Therapie die Spitzen zu nehmen. Was natürlich auch absolut sinnvoll ist. Parallel schreitet jedoch die Chronifizierung der COPD stetig weiter fort und wird dadurch leider immer schwerer zu behandeln. Eine ganzheitliche Sichtweise der konventionellen Medizin im Sinne des Patienten fehlt, es wird halt hochwissenschaftlich und evidenzbasiert das Organ Lunge betrachtet. Eine biologische, ganzheitliche Behandlung der COPD erfordert eine zum Teil völlig andere Sicht- und Denkweise. Aber was zählt denn letztendlich mehr? Der Erfolg am Patienten durch vielleicht nicht wissenschaftlich anerkannte Therapien oder das Festhalten an wissenschaftlich etablierten Dogmen?

Die meisten der in diesem Buch vorgestellten Therapiemöglichkeiten sind entweder in der Schulmedizin völlig unbekannt oder werden als Quacksalberei abgetan. Sie scheinen somit jeglicher Wissenschaftlichkeit zu widersprechen. Diese Situation wird sich auch in den nächsten Jahren nicht ändern, unabhängig davon, dass immer wieder Erfolge mit der Naturheilkunde erzielt werden.

Ich bin Heilpraktiker, kein Arzt. Insofern wird den „schulmedizinischen" Verordnungen bei Lungenkrankheiten in diesem Ratgeber kaum Raum gegeben. Das bedeutet nicht, dass ich sie nicht für sinnvoll halte, vielmehr beschäftige ich mich nicht mit ihnen, weil ich sie gar nicht verordnen darf und auch nicht möchte. Dennoch ist dieser Ratgeber NICHT als Aufruf zu verstehen, der sogenannten Schulmedizin den Rücken zu kehren. Das wäre nicht nur dumm, es könnte unter Umständen sogar lebensgefährlich werden. (Sie finden im Anhang eine Übersicht über die möglichen Untersuchungen, die ein Hausarzt oder ein Pneumologe mit Ihnen durchführen kann, um eine sichere Diagnose Ihrer Lungenprobleme erstellen zu können.) Die gewissenhafte Diagnose der COPD durch einen Lungenfacharzt ist genauso unabdingbar wie eine entsprechende fachmedizinische Therapie. Doch ein Lungenfacharzt behandelt ausschließlich das Organ Lunge – und das sicherlich mit bestem Wissen und Gewissen. Weiteres findet daneben in der heutigen Medizin kaum Berücksichtigung. Der Mensch wird nicht als Ganzes gesehen; vielmehr wird er, je nach Spezialist, auf ein Organ reduziert und das muss nach speziellen, einheitlichen Leitlinien behandelt werden. Aus Sicht der Naturheilkunde gleicht jedoch keine Krankheit der anderen, wie auch kein Mensch dem anderen gleicht. Daher unterscheidet sich Ihr Raucherhusten vom dem des Nachbarn und Ihre COPD ist anders als die von einem anderen Erkrankten. Auch kein Lungenemphysem entwickelt sich bei jedem Patienten genau nach demselben Schema. Jede Erkrankung hat ihre ganz eigene Geschichte, wie auch jeder Erkrankte seine persönliche Geschichte hat. Und so muss der Betroffene auch behandelt werden: mit einer individuellen und genau auf ihn zugeschnittenen Therapie. Man muss also nicht auf der Stufe der Schulmedizin stehen bleiben, sondern kann sich weitere Hilfen in der Naturheilkunde holen.

Zu wissen, dass das möglich ist und dass es Hilfen gibt, ist überaus wichtig für alle, die sich mit ihrer COPD nicht einfach abfinden wollen. Auch wenn es überall zu hören und zu lesen ist, dass COPD unaufhaltsam sei, stetig fortschreitet, der Sauerstoff und die Lungentransplantation schon warten und es keinen Ausweg gibt: Glauben Sie mir, es gibt doch einen anderen Weg. Ich habe es viele Male bei meinen Patienten erlebt und erlebe es immer wieder: Es gibt sie, die Möglichkeit einer Verbesserung bei COPD! Auch diese schreckliche Erkrankung ist keine Einbahnstraße. Allerdings muss der Betroffene dafür etwas tun, jedoch – wer tut nicht gerne etwas für sich, wenn sonst das langsame, aber sichere chronische Siechtum droht?

Drei Hinweise habe ich noch an dieser Stelle:
Erstens möchte ich nochmals ausdrücklich betonen, dass die in diesem Ratgeber vorgestellten Therapieoptionen keinesfalls als Alternative zu Ihren vom Facharzt verordneten Medikamenten anzusehen sind. Ebenso sollten Sie Ihre Medikamente niemals eigenständig reduzieren oder gar ganz absetzen. Patienten, die durch naturheilkundliche Maßnahmen eine deutliche Besserung erfahren und der Meinung sind, dass ihre Medikamentenmengen verringert werden könnten, sollten dies nur nach Absprache mit dem Arzt und genau nach dessen Angaben durchführen.

Zweitens möchte ich darauf hinweisen, dass die im Buch vorgestellten Hinweise zum Teil widersprüchlich erscheinen können.
Das kommt daher, dass COPD-Patienten und Menschen mit
Raucherhusten sehr unterschiedlich sein können: Die einen sind
noch in einem frühen Stadium und können zum Beispiel noch
gut etwas Sport treiben, die anderen sind dazu jedoch körperlich
nicht mehr in der Lage. Ganz im Gegenteil, sie müssen mit ihren
Kräften haushalten und sie für das Wesentliche des Tages auf-
sparen. Da ich jedoch allen Patientengruppen passende Hinweise
liefern möchte, kommt es dazu, dass sich nicht jeder Leser überall
wiederfinden kann.

Und noch der dritte und sehr wichtige Hinweis: Wenn Sie
während der Therapie Ihres Raucherhustens oder Ihrer COPD
weiter rauchen, dann nehmen Sie sich bis zu 90 % der möglichen
Wirksamkeit der hier dargestellten Therapiemöglichkeiten. Sie
werden deutlich weniger davon profitieren, Ihre Verbesserungen
werden minimal statt deutlich spürbar ausfallen, und Sie werden
Ihre Lungen und Ihren Körper weiter mit Giften quälen, statt
ihm Erleichterung zu verschaffen. Denken Sie darüber nach und
entscheiden Sie, was Sie wollen.

Ich wünsche Ihnen, dass Sie durch das Lesen dieses Ratgebers
viele neue Erkenntnisse gewinnen, die Sie weiterbringen. Und
natürlich wünsche ich Ihnen, dass Sie mit dieser Hilfe eine bessere
Gesundheit finden können.

Ihr
Torsten Hartmeier

www.copd-sprechstunde.de

Auf dieser Seite können Sie noch mehr Informationen finden. Desweiteren gibt es dort auch ein Forum, in dem Sie sich über die in diesem Buch genannten Methoden austauschen können.

Raucherhusten und COPD – Jetzt wollen Sie selbst etwas tun

Sie sind schon lange Raucher und leiden jeden Tag unter Ihrem Raucherhusten? Oder haben Sie sogar schon von Ihrem Arzt die Diagnose COPD bekommen? Auf jeden Fall sind Sie der Ansicht, dass Sie selbst etwas für sich tun können, zusätzlich zu Ihrer bisherigen Behandlung. Und nun sind Sie auf der Suche nach Möglichkeiten für eine Verbesserung Ihrer Gesundheit und haben zu diesem Ratgeber gegriffen. Ich gratuliere Ihnen dazu, Sie haben sich auf einen guten Weg begeben! Ihr Arzt hat Ihnen da vielleicht nicht viel Hoffnung gemacht. Und die Bücher oder Internetinformationen, die Sie zu Raucherhusten und COPD bisher gefunden haben, waren auch nicht sehr ermutigend. Und doch gibt es vieles, das Sie tun können! Auf den folgenden Seiten finden Sie jede Menge Hinweise dazu. Doch informieren Sie sich vielleicht zuerst darüber, was Raucherhusten und COPD genau bedeuten.

Was Raucherhusten und COPD bedeuten

Was ein Raucherhusten ist, das weiß jeder, der selbst länger geraucht hat oder mit einem Menschen zusammenlebt, der länger geraucht hat: Morgendliches „Freihusten", rasselnder Atem und häufiges Räuspern sind die Hauptsymptome. Sie müssen nicht mit einer deutlich spürbaren Verschlechterung der Atmung in Verbindung stehen, entwickeln sich jedoch in den meisten Fällen in diese Richtung. Das wird dann als COPD bezeichnet, insbesondere dann, wenn auch noch größere Mengen Schleim abgehustet werden. Die Abkürzung COPD kommt aus dem Englischen und bedeutet Chronic Obstructive Pulmonary Diseases. Übersetzt heißt das so viel wie chronische Erkrankungen der Lunge, bei denen eine Verengung der Atemwege im Vordergrund steht. Die Betroffenen haben bei diesen Erkrankungen das Gefühl, nicht richtig einatmen zu können. Tatsächlich ist es jedoch so, dass beim Ausatmen zu viel Luft in der Lunge bleibt und daher der Raum für die nächste Einatmung begrenzt ist. In Deutschland, der Schweiz und Österreich meint die Bezeichnung COPD zwei Krankheitsbilder: die chronisch obstruktive Bronchitis und das Lungenemphysem. Im englischsprachigen Raum werden von einigen Autoren außerdem die Bronchiektasie und das Asthma hinzugezählt, denen sich dieser Ratgeber aber nicht widmen wird.

Chronisch obstruktive Bronchitis

Die chronisch obstruktive Bronchitis verursacht eine ständige Entzündung der Atemwege. Dadurch neigen die entzündeten Bronchien zum Verkrampfen und es kommt durch die ständige Entzündung zu Veränderungen der Bronchialschleimhaut. Außerdem gehen die Flimmerhärchen der Atemwege zugrunde, die für den Abtransport von Bronchialschleim jedoch dringend notwendig sind. So kann der zähe Bronchialschleim nicht mehr ausreichend abtransportiert werden. Er verbleibt in den Atemwegen und reduziert den dort vorhandenen Raum. So entsteht eine Verengung der Atemwege, der Patient bekommt Luftnot.

Die klassischen Krankheitszeichen der chronisch obstruktiven Bronchitis werden als AHA-Symptome bezeichnet. Die Abkürzung steht für <u>A</u>uswurf, <u>H</u>usten, <u>A</u>temnot. Die Erkrankung kann in jedem Lebensalter auftreten, betrifft jedoch meistens Menschen, die über 40 Jahre alt sind. Von der chronisch obstruktiven Bronchitis sind mehr Frauen als Männer betroffen. Als Hauptursache für die chronisch obstruktive Bronchitis werden Rauchen und Passivrauchen angesehen. Laut Schulmedizin ist dieser Prozess der andauernden Entzündung mit dem Verlust der Flimmerhärchen, der Verschleimung und der AHA-Symptome nicht umkehrbar. Oft kommt es aufgrund der bei der chronisch obstruktiven Bronchitis geschädigten Atemwege zu immer wiederkehrenden Infekten, die bei fortgeschrittenem Krankheitsbild ein bedrohliches Ausmaß annehmen können.

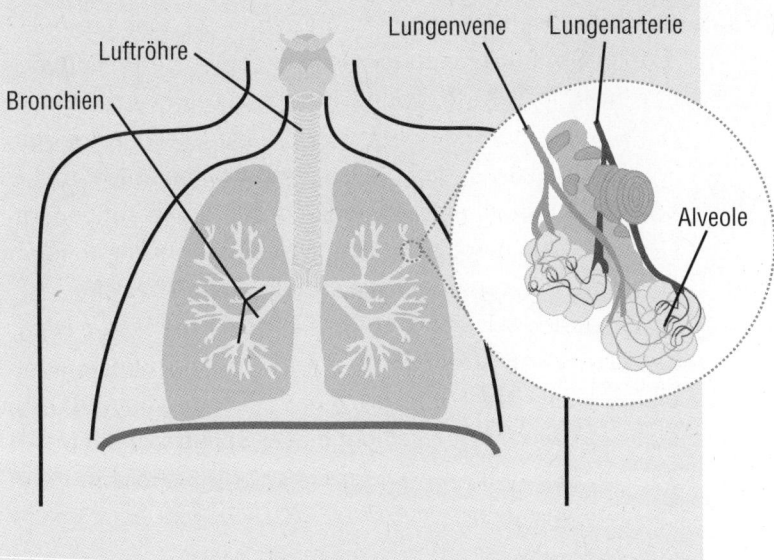

Das Lungenemphysem

Auch beim Lungenemphysem wird Rauchen und Passivrauchen als Hauptursache angesehen. Hier kommt es jedoch zu einem Umbau der Lungenbläschen (Alveolen), die für den Gasaustausch in der Lunge (Sauerstoff und Kohlendioxid) zuständig sind. Dieser Umbauprozess vollzieht sich zunächst häufig unbemerkt über viele Jahre. Erst wenn ein großer Teil der Lungenbläschen dauerhaft beschädigt ist, stellt sich Atemnot ein. Die Symptome Husten und Auswurf (s. o.) können bei dieser Erkrankung fehlen. Der fortschreitende Krankheitsprozess zerstört die Lungenbläschen, bis sie völlig funktionslos sind und große Blasen bilden, die auf einem Röntgenbild erkennbar sind. Gesundes Lungengewebe, kann man mit einem neuen Schwamm vergleichen, der aus feinen, dünnen und elastischen Bläschen besteht. Eine Emphysem-Lunge hingegen ist wie ein alter Schwamm, der kaum noch elastisch ist und große Löcher hat. Das Lungenemphysem führt nicht nur zu einer schlechteren Luftversorgung der Lunge, sondern auch zu einer schlechteren Durchblutung des Atmungsorgans. Diese Vorgänge wiederrum sorgen dafür, dass der Betroffene nicht mehr so viel Sauerstoff aufnehmen kann wie ein Gesunder. Im Gegensatz zur chronisch obstruktiven Bronchitis sind vom Lungenemphysem mehr Männer als Frauen betroffen.

Eine andere Ursache für das Lungenemphysem kann ein Mangel an sogenanntem alpha-1-Antitrypsin sein, einem Stoff, der Körpergewebe vor dem Abbau durch eigene Enzyme schützt. Liegt dieser Schutzstoff im Mangel vor, kann das vor allem die Lunge treffen und ein Lungenemphysem entwickelt sich, obwohl der Betroffene kein Raucher oder Passivraucher ist.

In der Literatur findet sich häufig der Hinweis, dass ein Lungenemphysem die Folge einer chronisch obstruktiven Bronchitis sei. Dieser These kann ich so nicht zustimmen. Das Auftreten eines Lungenemphysems ohne chronisch obstruktive Bronchitis finde ich nicht selten in meiner Praxis. Meine Beobachtungen zeigen eher, dass beide Erkrankungen jeweils gegenseitig Folge oder Ursache sein können.

Die Exazerbation

Unter dem Begriff Exazerbation wird eine akute Verschlechterung der COPD verstanden. Anzeichen sind ähnlich einer Infektion oder Lungenentzündung mit oder ohne Fieber. Die verordneten Medikamente wirken weniger, die Atemnot nimmt zu und die Werte der Lungenfunktion können verschlechtert sein. Bei einer chronisch obstruktiven Bronchitis kann es zu einer Veränderung der Sputumfarbe (Farbe des abgehusteten Schleims) von klar bis tief gelb, grün, braun oder rot kommen.

Zehn Methoden für eine bessere Gesundheit

In diesem ersten Kapitel habe ich solche Maßnahmen für Sie zusammengestellt, die Sie schnell und relativ einfach durchführen können. Sie können sofort damit anfangen. Vielleicht werden manche meiner Empfehlungen Sie erschrecken oder gar empören oder Sie können einfach nichts damit anfangen. Versuchen Sie es trotzdem einmal. Alle hier beschriebenen Methoden haben meinen Patienten Erleichterung verschafft und zu mehr Lebensqualität verholfen. Allerdings müssen Sie nicht alles dauerhaft machen, um Erfolg zu haben. Probieren Sie aber alles aus und nutzen Sie dann die Methoden, die Sie mögen und die Ihnen guttun.

Methode 1: Wasser

Wie viel trinken Sie am Tag? Mir fällt in meiner Praxis immer wieder auf, dass viele Menschen zu wenig trinken. Insbesondere Wasser scheint ein Getränk zu sein, das eher abgelehnt wird. Ich denke, die Gründe dafür liegen zum Teil sehr tief in unserem Inneren verborgen: Wenn Sie zum Beispiel an Ihre Kindheit zurückdenken, erinnern Sie sich dann auch an Sätze wie „Es gibt gleich Mittagessen, trink jetzt nicht!", „Du hast gerade einen Apfel gegessen, trink jetzt nicht!", „Wir müssen gleich aus dem Haus, trink jetzt nicht!" oder Ähnliches? Vielen von uns wurde systematisch das natürliche Bedürfnis zu trinken abtrainiert.

Und dann gibt es Menschen, die schaffen es sogar, einen ganzen Vor- oder Nachmittag nichts zu trinken, zum Beispiel, weil sie unterwegs sind. Denn es ist vielleicht schwierig, unterwegs eine Toilette zu finden, oder man möchte öffentliche Toiletten lieber nicht benutzen müssen. Oder bei wichtigen Terminen ist es manchen peinlich, zwischendurch „raus" zu müssen. In beiden Fällen wird das wichtige Grundbedürfnis dann eben vermieden, indem man stundenlang nichts trinkt.

Ein weiterer Grund kann auch ein intuitiver Schutz des Körpers vor qualitativ schlechtem Wasser sein. Denn leider ist nicht jedes Wasser gut und richtig für uns.

Dabei ist (sauberes) Wasser so wichtig für unsere Gesundheit – auch und vor allem für die Gesundheit unserer Atmungsorgane! Wasser ist die wichtigste chemische Komponente unseres Körpers und macht bei einem Erwachsenen die Hälfte bis zwei Drittel des Körpergewichts aus. Es kühlt den Körper über den Schweiß auf der Haut, es hält alle Schleimhäute feucht (Atemwege, Harn- und Verdauungstrakt, Augen) und hilft, die Haut gesund zu erhalten, den Blutdruck zu regulieren, das Gehirn fit zu halten, die Verdauung zu regeln und Nährstoffe zu transportieren. Ohne Wasser läuft nichts in unserem Körper!

Darüber hinaus fördert Wasser Ihren Heilungsprozess, denn es

Wasseranteile wichtiger Körperorgane

- Gehirn: ca. 90 %
- Blut: ca. 82 %
- Lunge: ca. 85 %
- Muskeln: ca. 75 %

reinigt Ihren Körper, indem es hilft, Stoffwechselendprodukte aus Ihrem Körper heraus zu transportieren. So kann Wasser sogar helfen, bestehende Kopfschmerzen oder Schwindel zu reduzieren. Wasser steigert außerdem unsere geistige und körperliche Leistungsfähigkeit und unterstützt uns bei einem vielleicht gewünschten Gewichtsverlust.

Jeden Tag verlieren wir Wasser durch unsere Atmung, den Schweiß, den Urin und den Stuhl. Wir können nicht für längere Zeit auf Vorrat trinken und davon zehren.

Gerade für Sie als Mensch mit einer geschwächten Lunge oder einer Lungenerkrankung ist es essenziell, genug Wasser zu trinken. Sie benötigen Wasser dringend für die Schleimverflüssigung in den Bronchien. Wenn Sie jetzt argumentieren, dass Sie gar keinen Schleim mehr haben, möchte ich Ihnen vehement widersprechen: Entweder ist er durch Ihre Cortison-Therapie so unterdrückt, dass Sie ihn nicht mehr spüren, oder er sitzt so fest, dass er nicht abgehen kann. In der Regel finden sich bei COPD-Erkrankten dicke, ausgetrocknete und festsitzende Schleimbrocken in den Atemwegen, die Sie beim Luftholen zusätzlich behindern. Um diese zu beseitigen, brauchen Sie Wasser, das Ihre Lungen und Schleimhäute bei der Selbstreinigung unterstützen kann. Nutzen

Sie Wasser als das billigste Medikament der Welt und Sie werden erstaunt sein, was für Ihre Gesundheit allein durch ausreichendes Trinken Positives passiert.

WICHTIGE AUSNAHME!
Menschen, die an einer Herz-schwäche, einer Nierenerkrankung oder anderen Krankheiten leiden, bei denen die Flüssigkeitsmenge einzuschränken ist, müssen mit ihrem Arzt/Heilpraktiker die exakt einzuhaltende Trinkmenge absprechen.

Entscheidend für Ihren Gesundheitszustand ist die Menge und die Art und Weise, in der Sie Wasser zu sich nehmen. Entgegen landläufiger Meinung ist es nicht richtig, dass zu viel Wasser den Körper aufschwemmt oder Ödeme (Wassereinlagerungen in die Haut/ Wassersucht) verursacht, wenn Herz und Nieren gesund sind (siehe Kasten). Nimmt ein gesunder Mensch mehr Wasser zu sich, als sein Körper benötigt, so wird der Überschuss schnell ausgeschieden. Es ist nicht möglich, dass Sie „sich selbst ertränken", indem Sie zu viel Wasser trinken.

Wie verhält es sich mit Koffein und alkoholischen Getränken?
Koffein ist ein mildes Entwässerungsmittel, dadurch müssen Sie nach Kaffee- oder Teegenuss (schwarz oder grün) häufiger auf die Toilette. Gleichzeitig mit mehr Urin werden auch mehr Mineralien aus dem Körper abgegeben. Kaffee erhöht auch den Wasserverlust durch den Stuhlgang, da er auch wie ein Abführmittel wirken kann. Viele alkoholische Getränke haben eine ähnliche Wirkung auf den Körper. Trotzdem brauchen Sie auf Kaffee und Alkohol nicht völlig zu verzichten, trinken Sie beides jedoch bitte nur selten und generell dazu die doppelte Menge klares Wasser.

1,5 bis 2 Liter am Tag reine Trinkmenge ist ausreichend. Sollten Sie sich allerdings häufig in sehr warmen oder sehr kalten Umgebungen aufhalten, reicht diese Menge nicht aus. Auch wenn Sie – vielleicht aufgrund einer Infektion – viel durch den Mund atmen müssen oder aus irgendwelchen Gründen Durchfall haben oder sehr viel schwitzen, sollte es mehr sein.

Beobachten Sie sich ein paar Tage lang: Wie viel trinken Sie in 24 Stunden und welche Getränke sind es, die Sie zu sich nehmen? Je mehr klares Wasser dabei ist, desto besser. Ein wichtiges Kriterium zur Beurteilung der richtigen Trinkmenge ist der Urin. Ein sehr heller und fast klarer Urin zeigt an, dass Sie Ihre individuell benötigte Trinkmenge erreicht haben.

Tipps, wie Sie Ihre tägliche Wasser-Trinkmenge erhöhen können:

1. Nehmen Sie immer eine kleine Flasche Wasser mit und halten Sie stets ein Glas oder eine Tasse Wasser bereit, wenn Sie sich für längere Zeit an einer Stelle aufhalten. Trinken Sie immer mal wieder ein paar kleine Schlucke daraus. Und sorgen Sie sofort für Nachschub, wenn Ihr Wasservorrat zur Neige geht.
2. Bitten Sie, wenn Ihnen eine Tasse Kaffee angeboten wird, entweder alternativ oder zusätzlich um ein Glas Wasser.
3. Nutzen Sie, wenn Sie mögen, kleine Zitronen-, Orangen- oder Ingwerstücke, um Ihrem Wasser etwas Geschmack zu geben. Natürlich zählen auch Kräutertees oder mit viel Wasser verdünnte Frucht- oder Gemüsesäfte mit zur täglichen Trinkmenge.
4. Lassen Sie sich von der Technik stündlich an das Wassertrinken erinnern: Stellen Sie sich einen Wecker – vielleicht auf Ihrem Handy, das Sie sowieso immer dabei haben, oder auf dem PC, vor dem Sie stundenlang sitzen – und greifen Sie sofort zum Glas Wasser, wenn es Sie erinnert.
5. Trinken Sie häufig kleinere Mengen, nicht einen halben Liter auf einmal. Denn Letzteres ist vergleichbar mit einem Platzregen, der auf einen vertrockneten, rissigen Wüstenboden niedergeht: Das Wasser fließt ungenutzt ab, die Erde (also im Vergleich Ihr Körper) hat keine Chance, es aufzunehmen. Bei

mehreren kleinen Trinkmengen nutzen Sie das Prinzip der feinen Gießkanne und Ihre Organe haben viel mehr vom Wasser.

6. Steigern Sie Ihren Wasserkonsum langsam, aber stetig. Sie müssen sich nicht von heute auf morgen zwingen, zwei Liter Wasser zu trinken. Machen Sie es langsam, damit Ihr Körper sich gut an die nun bessere Versorgung anpassen kann. Wenn Sie nach einem Monat regelmäßig mindestens einen und nach zwei Monaten immer 1,5 Liter jeden Tag trinken, sind Sie am Ziel und haben sich und Ihrem Körper nicht zu viel zugemutet.

7. Auch das Essen von viel wasserreichen Lebensmitteln, zum Beispiel Wassermelonen, Äpfeln, Gurken oder Tomaten, erhöht Ihre Wasserversorgung. Nutzen Sie solche Lebensmittel insbesondere dann, wenn es mit dem Trinken gerade aus irgendwelchen Gründen nicht so gut klappt.

8. Ich empfehle Ihnen, wann immer möglich, Wasser mit sehr guter Qualität zu trinken. Ich persönlich habe an meinem Körper deutlich bessere Wirkungen auf meine Gesundheit gespürt, wenn ich normales Leitungswasser trinke, das eine Filteranlage durchlaufen hat. Allerdings gehen hier die Meinungen vieler Fachleute weit auseinander. Tatsache ist: Mineralwasser, insbesondere mit Kohlensäure versetztes, ist dem offiziell häufig kontrollierten Leitungswasser in Deutschland, Österreich und der Schweiz nicht vorzuziehen. Quellwasser ist nicht immer das Beste, da es selten kontrolliert wird und Verunreinigungen enthalten kann. Abgefülltes stilles Wasser hat ebenso Schwächen (Letzteres bitte unbedingt in Glasflaschen kaufen und die Marke immer wieder wechseln!).

Wasser ist auch in anderer Hinsicht wichtig für Sie: Beobachten Sie unbedingt die Luftfeuchtigkeit in den Räumen, in denen Sie sich viel aufhalten (Schlafzimmer, Wohnzimmer etc.). Trockene

Luft lässt schon Gesunde schlechter atmen, für Menschen mit Atemproblemen ist eine ausreichende Luftfeuchte unbedingt erforderlich. Besorgen Sie sich ein Hygrometer und schauen Sie am Tag häufiger drauf. Eine gesunde Luft enthält zwischen 35 und 55% relative Luftfeuchte. Sollten die in Ihren Räumen gemessenen Werte darunter liegen, was vor allem im Winter durch das Heizen der Fall sein kann, dann tun Sie etwas dagegen: Legen Sie feuchte Handtücher über die Heizungen oder stellen Sie Gefäße mit Wasser darauf. Sie können sich auch Geräte besorgen, die Sie an die Heizungen hängen oder die durch die Vernebelung von Wasser Ihre Raumluft befeuchten. Bei allen Methoden gilt allerdings, dass Sie unbedingt darauf achten müssen, dass die Gefäße oder Geräte nicht von Bakterien oder Schimmelpilzen verkeimt werden. Reinigen Sie daher diese Geräte mindestens einmal pro Woche gründlich und desinfizieren Sie sie. Lesen Sie zum Thema Luftfeuchte auch die Hinweise auf Seite 231.

Methode 2: Infektionen vermeiden

Ich sprach schon davon: Wasser ist ein wunderbares Reinigungsmittel, das gilt natürlich auch für das Körperäußere. Was Ihre Hände angeht, so sollten Sie beim Waschen nicht nur Wasser, sondern zusätzlich eine milde, vielleicht rückfettende Seife oder ein verträgliches Desinfektionsmittel benutzen. Denn eine häufige Ursache für eine COPD-Exazerbation (Verschlechterung, siehe Kasten Seite 27) oder auch für deren (subjektiv plötzlichen) Ausbruch kann eine Infektion der Atemwege oder der Lunge sein. Daher gilt es, solche Infektionen bestmöglich zu vermeiden. Eine der wichtigsten Strategien dabei ist das Händewaschen, denn infizierende Viren und Bakterien kommen sehr häufig durch den Kontakt der eigenen Hände mit Mund oder Nase in die Atemwege. Daher lautet die allererste Regel zum Infektionsschutz: Lernen

Sie, Ihre (ungewaschenen) Hände nicht in Kontakt mit Ihrem
Gesicht und insbesondere nicht mit Nase und Mund kommen zu
lassen. Ganz besonders wichtig ist diese Maßnahme, wenn Sie
unterwegs sind, viele Hände schütteln müssen, Türklinken oder
Treppengeländer, Aufzugknöpfe, Einkaufswagen, Computertas-
taturen, Touchscreens oder Ähnliches berühren und sich nicht
die Hände waschen können. Machen Sie sich einmal bewusst, ob
und wie oft Sie sich ins Gesicht fassen, zum Beispiel als Gesten
beim Reden, um Ihre Haare aus dem Gesicht zu streichen, weil
die Nase juckt, weil Sie viel unterwegs essen. (Tun Sie das am
besten ausschließlich mit Messer und Gabel.) Diese und ähnliche
Situationen verleiten sehr dazu. Machen Sie sich das bewusst und
versuchen Sie, es in Zukunft bestmöglich zu vermeiden.

Die zweite Regel ist das richtige Händewaschen. Bauen Sie es
konsequent nach bestimmten Tätigkeiten in Ihren Alltag ein:
Denken Sie immer daran, sobald Ihre Hände sichtbar verschmutzt
sind und bevor und nachdem Sie Lebensmittel angefasst haben.
Waschen Sie sich die Hände, wenn Sie mit Tieren, deren Fut-
ternäpfen oder Hinterlassenschaften zu tun hatten, aber auch,
wenn Sie Hautkontakt mit anderen Menschen hatten, nachdem
Sie selbst gehustet oder geniest haben sowie vor und nach jedem
Toilettengang (auch in Ihrem eigenen Haus).

Richtiges Händewaschen geht so:

1. Zuerst Ihre Hände mit warmem, fließendem Wasser nass
   machen,
2. dann die Seife bzw. das Desinfektionsmittel mindestens 20
   Sekunden (zählen Sie dabei die Sekunden!) in Ihren Händen
   verteilen, inkl. Handrücken, Handinnenflächen, Handgelen-
   ken, Fingerspitzen, -zwischenräumen und -nägel (vielleicht hin

und wieder und bei Bedarf zusätzlich mit einer kleinen Nagelbürste),

3. spülen Sie anschließend Ihre Hände unter laufendem Wasser vollständig ab und

4. trocknen Sie sie mit einem Einweg-Handtuch. (Benutzen Sie niemals auf öffentlichen Toiletten Stoffhandtücher und auch die Heißlufttrockner sind keine gute Idee.)

5. Schließen Sie den Wasserhahn, falls er keine Stopp-Funktion hat, indem Sie mit dem Einweg-Handtuch den Wasserzufluss abdrehen oder zudrücken.

6. Verwenden Sie anschließend zur Hautpflege eine Feuchtigkeitscreme – am besten aus einem Spender oder einer Metalltube. In eine Cremedose können leicht beim Hineingreifen Keime eingetragen werden, und eine Plastiktube, die nach dem Herausdrücken der Creme wieder in ihre ursprüngliche Form zurückgeht, kann dabei Keime einsaugen.

Allerdings: Bleiben Sie gelassen, wenn Sie sich einmal nicht die Hände waschen können. Achten Sie dann besonders gut darauf, den Kontakt der Finger mit Ihrem Gesicht, Mund und Nase zu vermeiden. Sie können sich behelfsweise für unterwegs auch ein verträgliches Desinfektionsspray oder -gel besorgen, das Sie für solche Fälle in der Tasche haben und das Ihnen hilft, die Zeit bis zum nächsten Waschbecken zu überbrücken. Auf diese Weise halten Sie viele Infektionsmöglichkeiten von sich ab. Allerdings ist es ganz natürlich, dass wir immer wieder infektiösen Keimen ausgesetzt sind. Unser Körper ist eigentlich darauf eingerichtet, nur Ihre Lunge ist ein Schwachpunkt in Ihrer Gesundheit und braucht mehr Schutz als bei anderen Menschen. Lassen Sie diesen Schutz jedoch nicht zum Waschzwang oder zur Angst vor Menschenkontakt auswachsen, denn das ist nicht förderlich für Ihre Lebensqualität.

An dieser Stelle möchte ich noch zwei Hilfsmittel zur Vorbeugung oder Behandlung von Infektionen vorstellen, denen ich persönlich eher skeptisch gegenüberstehe. Einige meiner Patienten haben damit sehr gute Erfolge erzielt, daher möchte ich sie nicht unerwähnt lassen: erstens kolloidales Silber (das in der Fachwelt sehr kontrovers diskutiert wird) und zweitens reduziertes Glutathion (ein sehr potenter Radikalenfänger, siehe auch Seite 157). Manche meiner Patienten nutzen kolloidales Silber oder reduziertes Glutathion in einem Vernebler und inhalieren es mit gutem Erfolg bei drohenden Infekten.

Methode 3: Die Nasenspülung

Eine Nasenspülung wird mit lauwarmem Salzwasser und einer sogenannten Nasendusche durchgeführt. Eine solche Vorrichtung und auch fertig abgepacktes Salz können Sie in Apotheken, Drogerien oder auch im Internet bekommen. Es ist eine einfache und sehr schonende Art, Krusten und Fremdkörper aus der Nase ohne irgendwelche schädlichen Nebenwirkungen zu lösen und zu entfernen. Mit einer Spülung der Nase befeuchten Sie Ihre Schleimhäute und können langfristig Ihre Nasennebenhöhlen wieder besser belüften. Eine täglich ein- oder zweimal durchgeführte Nasenspülung ist eine hervorragende vorbeugende Maßnahme gegen Nasennebenhöhlenentzündungen. Auch Beschwerden, die durch Pollen und Staub verursacht werden, können in den meisten Fällen deutlich reduziert werden. Insgesamt erleichtert die Nasenspülung Ihnen kurz- und langfristig die Atmung. Besonders Asthma- und Bronchitis-Patienten bemerken diese Erleichterung schnell, doch auch bei Raucherhusten und schon diagnostizierter COPD kann die Nasenspülung Ihnen Hilfe beim Atmen bringen. Damit jedoch nicht genug: Sollten Sie mit trockenen Augen zu kämpfen haben, können Sie mit einer Nasenspülung auch Ihre

Tränensekretion günstig beeinflussen, und nicht zuletzt gewinnt Ihr Geruchssinn: Ihre Geruchsnerven werden wieder besser ansprechbar, was sich nicht nur durch besseres Riechen, sondern auch durch stärkeres Schmecken zeigt.

So führen Sie eine Nasenspülung durch:

- Reinigen Sie die Nasendusche vor der ersten Benutzung gründlich, lassen Sie sie, wenn möglich, einmal in einer Spülmaschine reinigen. Teilen Sie eine Nasendusche – ähnlich wie Ihre Zahnbürste – niemals mit anderen Personen.

- Füllen Sie zuerst das Salz in Ihre saubere Nasendusche. Geben Sie dann etwas warmes Wasser dazu und lösen Sie das Salz durch leichtes Schwenken vollständig auf. Füllen Sie das Gerät dann bis zur angegebenen Menge mit lauwarmem Wasser auf. Sie sollten keinesfalls heißes oder kaltes Wasser benutzen, das mögen Ihre Schleimhäute beides nicht. Lassen Sie das Wasser direkt aus dem Wasserhahn einlaufen. Wenn Sie kein Leitungswasser für Ihre Nasenspülung nutzen wollen, können Sie destilliertes oder demineralisiertes Wasser in einer Drogerie kaufen und erwärmen.

- Setzen Sie die Tülle Ihrer Nasendusche von der Seite an das Nasenloch, das sich offen anfühlt. Drücken Sie das Gerät

Ein guter Tipp gegen den blauen Dunst

Nasenspülungen sind eine hervorragende Hilfe, um das Rauchen aufzugeben. Durch die Verstärkung der Geruchs- und Geschmackserlebnisse und einer nun wieder besser möglichen Nasenatmung nehmen Sie Ihre tatsächliche Belastung durch das Rauchen wieder wahr – die Lust auf eine Zigarette sinkt drastisch!

ACHTUNG! Benutzen Sie die Nasenspülung NICHT während einer akuten Infektion Ihrer Nasennebenhöhlen. Sind bereits viele Erreger in den Atemwegen, könnten sich diese mithilfe des Spülwassers womöglich weiter ausbreiten. Und wer unter chronischem Nasenbluten leidet, sollte diese Methode zuerst unter fachkundiger Anleitung erlernen.

leicht an das Nasenloch an, sodass es dicht verschlossen ist.
Atmen Sie ab nun während der gesamten Spülung durch den
offenen Mund, denn es ist nicht möglich, Wasser durch die
Nase laufen zu lassen und gleichzeitig durch sie zu atmen.

■ Beugen Sie sich etwas nach vorn, damit sich der Kopf über
dem Waschbecken befindet. Halten Sie Ihr Kinn in Richtung
Ihres Körpers. Drehen Sie den Kopf ein wenig, sodass die
Spüllösung aus dem Gerät in und durch Ihre Nase hindurch
und aus dem anderen Nasenloch heraus in das Waschbecken
fließen kann. Ihr Mund ist während des gesamten Vorgangs
geöffnet.

■ Wenn das Wasser aus der Nasendusche vollständig herausge-
laufen ist, lösen Sie die Tülle von Ihrem Nasenloch. Jetzt läuft
noch etwas Wasser aus der Nase. Wenn Sie mögen, können Sie
einmal ganz leicht in ein Taschentuch schnauben.

■ Wiederholen Sie den Vorgang auf der anderen Seite. Das
Ganze dauert nur ein paar Minuten.

■ Reinigen Sie Ihren Nasenspüler nach jedem Gebrauch am
Waschbecken mit viel Wasser. Wenn möglich, lassen Sie Ihr
Gerät ein- bis zweimal pro Woche in der Spülmaschine gründ-
lich reinigen.

Manche Menschen reagieren bei den ersten Nasenspülungen
empfindlich auf die Salzlösung. Es „brennt" bei ihnen in der Nase.
Wenn Sie zu diesen Menschen gehören, dann reduzieren Sie bei
Ihrem nächsten Versuch die Menge des Salzes. Ihre Schleimhäute
werden sich schnell daran gewöhnen. Steigern Sie bei den nächsten Spülungen immer ein bisschen die Salzmenge, bis Sie die vorgesehenen Mengen tolerieren.

Bei manchen Personen ist es auch die Haut um die Nase herum
oder es sind die Naseninnenwände, die besonders empfindlich

sind. Tragen Sie dann vor der Nasenspülung zum Schutz eine ganz dünne Schicht Vaseline auf diese Stellen auf.

Selten kann es auch passieren, dass ein wenig Restspülwasser in der Nase oder den Nasennebenhöhlen verbleibt. Damit das nicht später herausläuft und Sie dann womöglich gerade kein Taschentuch zur Verfügung haben, kontrollieren Sie das direkt nach der Nasenspülung folgendermaßen: Beugen Sie sich nach vorn über das Waschbecken oder über ein Taschentuch und ziehen Sie dabei das Kinn ganz nah an Ihre Brust heran. Verschießen Sie ein Nasenloch mit einem Finger und blasen Sie leicht durch das freie Nasenloch. Drehen Sie Ihren Kopf dann zur Seite und blasen Sie erneut durch das freie Nasenloch. Falls erforderlich, können Sie diese Schritte mehrmals bei beiden Nasenlöchern wiederholen.

Methode 4: Bewegen Sie sich!

Die Vorteile von moderatem Sport und Bewegung sind ganz allgemein für Körper und Geist des Menschen gut belegt. Speziell für Patienten mit einer geschwächten Lunge oder COPD gilt das aber umso mehr, denn Bewegung stärkt langfristig Ihre Muskulatur und damit Ihre Kraft und Ihre Ausdauer. Sie wirkt sich daneben positiv auf den Blutdruck aus, steigert die Sauerstoffaufnahme und -ausnutzung und erhöht Ihre körperliche wie auch Ihre psychische Belastbarkeit. So verbessert sich durch regelmäßige Bewegung kurz- und langfristig Ihr Wohlbefinden, und Sie schaffen sich die körperliche Basis dafür, dass Sie möglichst lange eigenständig leben können, ohne zwingend auf Hilfe angewiesen zu sein. Natürlich ist nicht jede Sportart für jeden Menschen geeignet und ganz bestimmt ist unter moderater Bewegung kein Leistungssport oder Wettkampftraining zu verstehen. Es geht darum, seinen Körper beweglich zu halten und immer wieder durch kleine sportliche

Anreize zu fordern und sich – wenn möglich – langsam zu steigern. Insbesondere dann, wenn Sie bereits sehr kurzatmig sind,
müssen und sollten Sie sich eine sehr wenig anstrengende Sportart
aussuchen.

Bevor Sie überhaupt mit sportlicher Aktivität beginnen,
sollten vor allem diagnostizierte COPD-Patienten unbedingt
mit ihrem betreuenden Facharzt klären, ob und welchen Sport
sie betreiben können und wie oft und wie intensiv sie das tun
sollten. Darüber hinaus möchte ich jedem COPD-Kranken und
auch jedem Raucher überhaupt dringend empfehlen, bei Sport
und Bewegung immer gut auf die Signale des eigenen Körpers zu
achten. Sobald Sie meinen, dass Ihnen die Bewegung nicht mehr
guttut, hören Sie damit auf! Aber fangen Sie bald wieder damit
an, insbesondere, wenn Sie nur kleine Einheiten machen können,
damit Sie in Bewegung bleiben.

In der folgenden Tabelle finden Sie ein paar gering belastende
Sportarten mit ihren Vor- und Nachteilen. Sprechen Sie mit Ihrem
Arzt darüber und probieren Sie vielleicht auch verschiedene
Sportarten aus. Liegt es Ihnen, allein zu „sporteln" oder brauchen
Sie eher eine sich regelmäßig treffende Sportlergruppe, um den
„inneren Schweinehund" überwinden zu können? Vielleicht ist es
für Sie auch der richtige Weg, einem Sportverein beizutreten, der
Ihnen neben vielen Sportmöglichkeiten auch gleich noch soziale
Kontakte bietet.

Sportart	Vorteile	Nachteile
Walking	keine Vorbereitung nötig, beansprucht Ihre Gelenke minimal, allein oder in Gruppe durchführbar, sehr gute Herz-Kreislauf-Wirkung	keine
Radfahren/Radfahren auf Hometrainer	evtl. Bewegung an der frischen Luft, dann jedoch mit Entfernung zum Zuhause, Problem bei Schwäche, kann je nach Gelände zu anstrengend werden	Fahrrad/Hometrainer muss ggf. angeschafft werden
Wandern	Bewegung an der frischen Luft	viel Zeit notwendig
Training mit Hanteln und Geräten	z.T. zuhause mit Hanteln und Seil etc. durchführbar	ggf. Besuch im Fitnessstudio notwendig
Trampolin springen	sehr gelenkschonend, festsitzender Schleim kann gelockert werden	Trampolin muss angeschafft werden
Schwimmen	Stärkung der Brustmuskulatur	Reaktion der Atemwege auf Chlor möglich
Gymnastik	zuhause auf einer Matte, ggf. auf einem Teppich durchführbar	Anleitung notwendig
Tanzen	Bewegungstraining in der Gemeinschaft	Je nach körperlichem Zustand müssen Pausen eingelegt werden.
Skilanglauf	sehr gute Herz-Kreislauf-Wirkung, viel frische Luft	zu kalte und zu feuchte Luft kann die Atemwege reizen; kann sehr anstrengend sein, Ausrüstung muss ggf. angeschafft werden
Lungensportgruppe/ ambulante Rehagruppe	bedarfsgerechte Leistung wird berücksichtigt, Kontrolle durch Fachpersonal	Wird nicht in jedem Ort angeboten.

ACHTUNG! Wenn Sie in einer Gruppe oder im Verein Sport machen wollen, lassen Sie sich bitte keinesfalls von den besonders Ehrgeizigen dazu anstacheln, über Ihre Grenzen zu gehen! Das rächt sich und tut Ihrer Gesundheit nicht gut. Achten Sie auf sich und tun Sie nur so viel, wie es sich für Sie gut anfühlt. Die anderen wissen nicht, wie es Ihnen geht und wie Sie sich (auch hinterher) fühlen. Später müssen Sie es ganz allein aushalten, wenn Sie sich überfordert haben! Führen Sie außerdem bei allen Aktivitäten außer Haus Ihre Notfall-Medikation immer mit sich und eventuell auch eine Notfallkarte, die über Ihren Krankheitszustand Auskunft gibt.

Methode 5: Visualisieren Sie Ihre Gesundheit

Visualisieren heißt nichts anderes, als sich etwas vor seinem geistigen Auge vorzustellen. Das Gute daran ist, dass es viel leichter ist, als Sie bei diesem hochtrabenden Wort vielleicht denken. Auch Sie tun das ganz sicher hin und wieder oder haben es einmal getan. Sicher kennen Sie die Situation, in der Ihnen zum Beispiel ein wichtiges Gespräch bevorstand. Bevor es zum tatsächlichen Termin kam, haben Sie bestimmt das Szenario mehrere Mal durchgespielt. Das war nichts anderes, als dass Sie die Situation visualisiert haben! Oder erinnern Sie sich noch, als Sie das erste Mal richtig verliebt waren? Haben Sie sich da nicht auch alle möglichen wunderschönen Situationen mit Ihrer/m Angebeteten ausgemalt? Sie visualisierten! Und dabei haben Sie sich vermutlich sehr wohl gefühlt. Genau so etwas sollten Sie auch im Hinblick auf Ihre Lunge und Ihre Atmung tun.

Allerdings bedarf es etwas Geduld, um mit Visualisierungen Erfolg in der Gesundheit zu haben. Dieser Prozess vollzieht sich nicht in wenigen Tagen. Doch das Visualisieren allein tut schon so gut, dass es Ihr Wohlbefinden durchaus auch kurzfristig unterstützt.

Langfristig kommen dann andere positive Aspekte von ganz allein dazu, wenn man es regelmäßig betreibt. Zweimal am Tag zu visualisieren ist optimal. Wenn Sie es einrichten können, bieten sich der Morgen und der Abend an. Für den Anfang reicht das völlig aus. Wenn Sie ein Profi im Visualisieren geworden sind, können Sie die Übung zeitlich unbegrenzt ausführen. Mancherorts ist es möglich, sich geführten Visualisierungen anzuschließen. Es gibt Arzt- oder Heilpraktikerpraxen, die solche Angebote machen. Natürlich müssen Sie dann Ihr spezielles Anliegen der Lungengesundheit zur Sprache bringen, damit es in die geführte Visualisierung aufgenommen wird. Solche Veranstaltungen können auch eine Hilfe zum Erlernen des Visualisierens ein.

Doch warum lässt sich mit der Visualisierung überhaupt etwas erreichen? Das liegt daran, dass Ihr Körper immer bestrebt ist, in optimaler Gesundheit zu leben. Mit der „mentalen Technik" des Visualisierens unterstützen wir ihn dabei, sich zu erinnern, wie es sich anfühlt, gesund zu sein, und wie es funktioniert, sich zu regenerieren. Weil Ihr Körper eigentlich gesund sein will, ist auch eine Regeneration der Lunge zu großen Teilen möglich.

Während ich stets argumentiere, dass naturheilkundliche Verfahren auch dann sehr gut funktionieren, wenn der Patient nicht davon überzeugt ist, stellt sich das meines Erachtens beim Visualisieren etwas anders dar. Ein sichtbarer Erfolg tritt hierbei sehr viel schneller ein, wenn der Visualisierende davon überzeugt ist, das Richtige zu tun. Und je größer seine wirkliche Überzeugung ist, umso schneller tritt die Veränderung ein.

Vorbereitungen

Nehmen Sie sich Zeit für Ihre Visualisierung. Rechnen Sie am Anfang mit etwa einer Viertel- bis halben Stunde. In dieser Zeit sollte um Sie herum absolute Ruhe herrschen. Kein Telefon, kein Handy, kein Türklingeln, kein/e Partner/in oder Freunde, Kinder oder andere Personen dürfen Sie stören. Das ist Ihre Zeit – und Sie dürfen sich diese Zeit auch selbst erlauben. Entlassen Sie sich während der Visualisierung aus aller Verantwortung, die auf Ihnen liegt: berufliche Verpflichtungen, Geldnöte, sonstige Zusagen oder Vereinbarungen denen Sie privat oder dienstlich nachkommen müssen, alles hat in dieser halben Stunde keine Bedeutung. Es geht jetzt nur um Sie allein, um Ihr Wohlfühlen, Ihre Gesundheit, Ihre Gedanken und Vorstellungen, alles andere bleibt für diese Zeit außen vor.

Sie können Ihre Visualisierung auch im Bett kurz vor dem Einschlafen durchführen. Es besteht zwar die „Gefahr", dass Sie einschlafen, das kann jedoch von großem Vorteil sein, insbesondere dann, wenn Sie unter Einschlafstörungen leiden. Außerdem schlafen Sie dann mit positiven Gedanken ein, die Sie mit in Ihr Unterbewusstes und Ihre Träume nehmen können. Keine gute Idee ist es allerdings, anfangs das Visualisieren im Freien zu probieren. Meist gibt es dort sehr viele Geräusche, die Sie stören und verunsichern können, und damit ist die innere Ruhe und Entspannung und das Konzentrieren auf die eigenen Bilder schwerer. Später, wenn Sie geübt sind im Visualisieren, dann können Sie es sicher auch im Freien durchführen.

Ob Sie sich zum Visualisieren hinlegen oder bequem hinsetzen, bleibt ganz Ihnen überlassen. Das Liegen hat den Vorteil, dass Sie Ihre Muskulatur leichter entspannen können. Das Sitzen hat hingegen den Vorteil, dass das Atmen leichter fällt, das kann insbesondere dann von Bedeutung sein, wenn Sie bereits unter starken Symptomen leiden. Machen Sie es ganz so, wie es für Sie selbst am angenehmsten ist. Vom Visualisieren im Stehen möchte ich allerdings abraten. Da Sie Ihren Körper dann in seiner aufrechten Position und im Gleichgewicht halten müssen, können Sie sich nicht richtig entspannen. Sie sind also von Ihrem eigentlichen Ziel sehr stark abgelenkt. Auch hier gilt, dass es mit viel Erfahrung später einmal durchaus möglich sein kann, auch im Stehen sein „Kino im Kopf" wirksam anzuwerfen.

Manche Menschen finden es angenehm, während der Visualisierung im Hintergrund leise Musik laufen zu lassen. Hierzu bietet sich klassische Musik oder auch Entspannungs- oder Meditationsmusik an. Es sollten keine aufwühlenden Musikabschnitte mit stark wechselnden Rhythmen und Lautstärken sein, da diese Sie stören können. Probieren Sie aus, womit Sie sich wohlfühlen. Nicht für jeden ist Musik beim Visualisieren geeignet, manche empfinden sie auch als Störung.

Eine kleine Vorübung

Nehmen Sie eine bequeme Position ein, in der sie sich wohlfühlen (s. o.). Fühlen Sie noch einmal nach, ob Sie wirklich gut und bequem liegen oder sitzen, und verändern, Sie eventuell Ihre Lage, falls es nötig ist. Erlauben Sie sich alle Veränderungen, bis Sie sich wirklich absolut wohl und geborgen fühlen können. Decken Sie sich zu und genehmigen Sie sich vielleicht sogar eine Wärmflasche, wenn Sie zum Frieren neigen.

Wenn Sie Ihre richtige Position gefunden haben, schließen Sie die Augen. Damit schalten Sie die reale Welt, die Sie sehen, nochmals deutlich aus und sind ganz auf Ihr Inneres und auf sich selbst konzentriert.

Achten Sie nun ausschließlich auf Ihre eigene Atmung. Beobachten Sie, wie die Luft bei jedem Ihrer Atemzüge trotz COPD und Raucherlunge fließt, hinein und heraus. Atmen Sie dabei ganz normal weiter, verändern Sie nichts an Ihrer natürlichen Atmung, „schauen" Sie sie nur innerlich „an". Damit haben Sie schon den ersten und ganz wichtigen Schritt getan, denn die Atmung beeinflusst unser vegetatives Nervensystem. Bei einer langsamen und gleichmäßigen Atmung stellt es sich auf Ruhe und Erholung um. Ihr Körper macht das von ganz allein. Vielleicht können Sie nach einer Weile bemerken, wie Ruhe in Sie einkehrt. Genießen Sie diesen Zustand. Konzentrieren Sie sich weiter auf Ihre Atmung, schieben Sie alle Gedanken, die Ihnen jetzt vielleicht in den Sinn kommen, weg. Um all das können Sie sich später wieder kümmern, jetzt geht es nur um Sie, Ihre Atmung, die Ruhe und die Entspannung!

Legen Sie dann Ihre Hände rechts und links auf Ihren Brustkasten, unter dem die beiden Lungenhälften sich bewegen. Sie können damit sogar fühlen, wie sich Ihre Lunge weitet und entspannt. Spüren Sie auch die angenehme Wärme, die von Ihren Händen ausgeht? Diese Wärme wirkt auch auf Ihre Lungenflügel ein. Konzentrieren Sie sich ganz und gar auf Ihre Hände, die auf Ihnen liegen, und fühlen Sie deren Wärme nach. Stellen Sie sich vor, wie sich diese Wärme auf Ihren gesamten Brustkorb und Ihre Lunge ausbreitet. Genießen Sie die wohlige Wärme und die Ruhe. – Wenn Sie genug haben, lösen Sie die Hände wieder langsam von Ihrem Oberkörper und legen sie neben dem Körper ab. Beginnen Sie, die Finger ein wenig zu bewegen, dann auch Ihre Füße und Zehen. Kreisen Sie leicht mit den Händen und Füßen, bewegen Sie dann die Arme und Beine mit, bis Sie merken, dass Sie „wacher" werden. Öffnen Sie erst dann die Augen, setzen Sie sich auf oder entfernen Sie sich in Ihrem Sitz von der Lehne. Denken Sie sich nochmals zurück in das, was Sie soeben in Ihrem Brustkasten gespürt und beobachtet haben, und ob es gut für Sie war. Stehen Sie erst dann auf. Nun sind Sie wieder da und auch für das Alltägliche ansprechbar.

Ihre erste Visualisierung

Bevor Sie nun Ihre erste Visualisierung durchführen, lesen Sie sich diesen Abschnitt gut durch und merken sich, was Sie visualisieren wollen. Beginnen Sie wie bei der kleinen Vorübung: Legen Sie sich bequem hin, sodass Sie sich wohlfühlen, lassen Sie Ruhe einkehren, schließen Sie die Augen und konzentrieren Sie sich auf Ihre Atmung (ohne Ihren Atemrhythmus zu verändern). Sie können auch Ihre Hände wieder auf den Brustkasten legen, wenn Sie das möchten. Genießen Sie die Entspannung und stellen Sie sich dann vor, wie mit dem nächsten Ihrer Atemzüge etwas Gutes, Heilendes und Energiespendendes in Ihre Lunge kommt. Stellen Sie sich dieses „Etwas" zum Beispiel als ein schönes, weiches Licht vor. Ich stelle mir immer ein goldenes Licht vor, welches ich mit jedem Atemzug tief in meine Lungen bringe. Lassen Sie dieses weiche Licht durch Ihre Nase oder Ihren Mund, durch die Luftröhre, durch die Bronchien, durch die Verästelungen Ihrer Bronchien, durch Ihre Lungen und bis in das hinterste und allerkleinste Lungenbläschen gelangen. Bei der Ausatmung bleibt dieses energiespendende und heilende Licht in der Lunge. Doch es nimmt dort keinen Platz weg, denn es ist ja Licht. Und es wirkt positiv auf Ihr Lungengewebe ein. Es ist genug von dem Licht da, Sie müssen nicht besonders tief einatmen, wenn das Licht in Ihre Lungen kommt. Mit jedem Atemzug können Sie es neu einatmen und immer wieder neu von der heilenden Energie des Lichts profitieren. Atmen Sie ganz normal weiter und immer, wenn Sie es wollen, lassen Sie wieder das schöne, weiche Licht in Ihre Atemwege.

Sollte Ihnen die beschriebene bildliche Vorstellung am Anfang noch etwas schwerfallen, dann können Sie es auch mit dem Denken von entsprechenden Sätzen versuchen. Denken Sie sich zum Beispiel: „Mit jedem Atemzug nehme ich heilende Energie in meine Lungen auf!" Diesen Satz müssen Sie nicht laut aussprechen; bleiben Sie ganz in Ihrer Ruhe und Entspannung und denken Sie den Satz einfach ein paar Mal, das genügt schon.

Beenden Sie Ihre erste Visualisierung genau wie die Vorübung langsam, und kommen Sie Stück für Stück in die Realität zurück.

Weiterentwicklung der Visualisierung

Wenn Sie mit der beschriebenen Visualisierung gut klarkommen, gehen Sie wieder einen Schritt weiter. Stellen Sie sich bei Ihrer nächsten Visualisierung vor, wie Sie das gesunde und heilende Licht einatmen, das in Ihrer Lunge bleibt, um dort Gutes zu tun, und wie Sie beim Ausatmen alles Krankmachende, Schlechte und Ungesunde aus Ihrer Lunge herausatmen. Vielleicht mögen Sie sich das mit einem gräulich-schwarzen Strahl vorstellen, den Sie bei jeder Ausatmung aus den Lungen herausbringen. So wie Dreck in Ihrer Fantasie aussieht.

Wenn Ihnen das am Anfang noch etwas schwerfällt, können Sie auch den Satz denken: „Bei jeder Ausatmung bringe ich kranke Energie aus meinen Lungen heraus!"

Bevor Sie die Visualisierung beenden, stellen Sie sich vor, wie dieser heilende und reinigende Prozess in Ihren Lungenflügeln ungehindert weiterläuft, auch wenn Sie die Übung schon längst beendet haben.

Ideen für weitere Visualisierungen

Alle Visualisierungen, die ich Ihnen hier vorstelle, sind als Ideengeber zu verstehen. Während der Visualisierung sind Ihrer Vorstellungskraft keine Grenzen gesetzt. Sie können sie jederzeit verändern und für sich passend gestalten. Mit ein bisschen Übung werden Sie genau merken, womit Sie sich wohlfühlen und was gut für Sie ist. Sie haben dafür unendlich viele Möglichkeiten.

Idee mit heilendem Reparaturstrahl

Legen Sie Ihre Hände auf Ihren Brustkasten und stellen Sie sich vor, wie ein heilender Strahl oder ein heilendes Licht in Ihren Händen gebündelt und gesammelt wird, während Sie einatmen. Während Sie ausatmen, schicken Sie das heilende Licht oder den heilenden Strahl dann durch die Haut in Ihre Lunge und Ihre Atemwege. Dort arbeitet der heilende Strahl und repariert und heilt Ihr Lungengewebe und Ihre Atemwege. Gereizte und verletzte Stellen an den Schleimhäuten werden beruhigt und gesund, Ihre Lunge wird von Schmutz befreit, die Lungenbläschen werden wieder frei, die Luft kann sich ungehindert in Ihren Lungen bewegen. Spüren Sie nach, wie gut dieser „Reparaturstrahl" Ihnen tut! Am Ende der Visualisierung behalten Sie den Reparaturstrahl gedanklich in Ihrem Brustkorb, dort kann er ab sofort immer sein und seine heilende Arbeit tun. Sie können dafür auch direkt einen Satz denken oder sagen, wenn Sie mögen: „Das heilende Licht wird ab jetzt in meinen Atemwegen sein, sie positiv beeinflussen und dafür sorgen, dass sie sich regenerieren und gesund sind."

Anspruchsvolle Visualisierung mit Lungenreparatur

Nun stelle ich Ihnen eine etwas anspruchsvollere Übung vor. Bei regelmäßiger und konsequenter Anwendung können Sie damit sehr gute Erfolge für Ihre Gesundheit erzielen. Auch bei dieser

Visualisierung geht es darum, beschädigte Stellen in Ihren Atemwegen zu reparieren. Schließen Sie die Augen und gehen Sie gedanklich durch Ihre Nase in Ihre Bronchien und später weiter in Ihre Lunge, vielleicht zuerst in den linken und später in den rechten Lungenflügel. Schauen Sie sich überall gut um und begutachten Sie die Schäden. Vielleicht sehen Sie zuerst, wie die kleinen, zarten Flimmerhärchen in Ihren Bronchien verklebt sind und sich gar nicht mehr bewegen können. Sie können wahrscheinlich sogar einige Stellen entdecken, die gar keine Härchen mehr haben und ganz rot und entzündet aussehen. Greifen Sie hier gleich ein: Schicken Sie eine Helfertruppe los, ein paar kleine Männchen in Overalls mit Putzeimern und Lappen, die sich vorsichtig und sehr geschickt daran machen, Ihre Flimmerhärchen vom Schmutz zu befreien, damit die wieder frei und beweglich sind. Schon bald können Sie wieder Bereiche mit Flimmerhärchen sehen, die sich wie ein gesundes Kornfeld im Sommer im Wind wiegen. Und dann können Sie sogar schon sehen, wie auf diesen gesunden Härchen Schleimtropfen sitzen. Die werden ganz normal auf dem sich wiegenden „Flimmerhärchenfeld" transportiert. Und nun wissen Sie, bald können Sie diesen Schleim wieder normal abhusten.

Setzen Sie gleich noch eine zweite Helfertruppe ein, die sich ausschließlich um die kahlen, entzündeten Stellen in Ihren Bronchien kümmern können. Diese Overall-Männchen haben Pinsel und kleine Kanister dabei, darin ist eine entzündungshemmende Flüssigkeit. Die Männchen entdecken ganz von allein alle gereizten Stellen und bestreichen sie fleißig mit dieser wohltuenden, beruhigenden Flüssigkeit. Schauen Sie sich nochmals um in Ihren Bronchien: Sehen Sie, dass sich gut um sie gekümmert wird? Die Männchen sind sehr fleißig und wollen Ihnen auf jeden Fall guttun. Nun können Sie beruhigt weitergehen.

Sie kommen in Ihre Lungen. Da sehen Sie, wie verklebt und entzündet Ihre kleinen Lungenbläschen sind. An manchen Stellen sind sie schon ganz zusammengeklebt und können sich gar nicht mehr öffnen. Lassen Sie auch hier eine spezielle Lungenhelfertruppe zum Einsatz kommen. Diese Overall-Männchen tragen einen Eimer, in dem ein dicker, weicher Schwamm schwimmt. Damit weichen sie die verklebten Stellen ein und lösen den Dreck heraus. Andere Männchen kommen und tragen die Eimer mit dem aufgeweichten Dreck heraus. Zum Schluss greifen die Schwamm-Männchen in ihre Hosentaschen und holen kleine Gewebepflaster heraus. Damit versorgen sie dünne und geschädigte Stellen und stabilisieren so Ihre Lungenbläschen.

Schauen Sie sich nochmals um. Wie gut alles schon wieder aussieht! Aber noch sind die Männchen nicht fertig. Dennoch können Sie gehen, denn Sie wissen, die Männchen sind von jetzt an in Ihrer Lunge und Ihren Bronchien und kümmern sich. Die putzen, reinigen, heilen und reparieren alles, was noch bedürftig ist. Und das tun sie auch, wenn Sie nicht mehr hinschauen, sondern aus Ihrer Visualisierung herausgegangen sind.

Ein Hinweis noch: Wenn Sie unsicher sind, wie Ihre Bronchien und Lungen aussehen, dann nehmen Sie einen Anatomieatlas zu Hilfe oder schauen Sie im Internet nach.

Visualisierung der vollständigen Gesundheit

Eine weitere Visualisierungsübung ist, sich vorzustellen, gesund zu sein. Nutzen Sie hierfür einen Jungbrunnen, den Sie nach Ihren Vorstellungen gestalten können. Nehmen Sie ein ausgiebiges Bad darin. Waschen Sie sich in diesem Brunnen. Reinigen Sie Ihren Körper gründlich und entfernen Sie alles an Schmutz oder Dreck. Hierdurch werden auch der Schmutz und der Dreck aus den Atemwegen entfernt. Nach der Reinigung genießen Sie noch eine Weile das Bad. Das können Sie unbesorgt, da das Wasser im Jungbrunnen sich immer wieder reinigt. Sehen Sie sich selbst in diesem Brunnen, wie gut es Ihnen geht und wie Ihre Atmung einwandfrei arbeitet. Beenden Sie Ihr Bad, trocken Sie sich gut ab und ziehen Sie frische Kleidung an. Schauen Sie sich an und stellen Sie fest, dass es Ihnen gut geht. Die Atmung geht ganz von allein und Sie merken, wie alle Krankheit aus den Atemwegen verflogen ist. Recken Sie sich und strecken Sie sich, heben Sie die Arme seitlich hoch und atmen Sie tief und frei ein. Spüren Sie dabei, wie leicht das geht. Vielleicht können Sie sogar die Frische der Landschaft riechen. Genießen Sie dieses Bild und verankern Sie es fest in Ihrem Unterbewusstsein. Das gute Gefühl, das dabei entsteht, nehmen Sie dann mit zurück in die Realität.

Es reicht nicht aus, sich ein solches Bild nur einmal vorzustellen. Sie müssen sich dieses Bildererlebnis möglichst immer wieder vor Augen führen. Am Anfang wird es ein bisschen länger dauern. Je öfter Sie sich dieses Szenario vorstellen, umso schneller wird ein exaktes Bild entstehen.

Dyspnoe

Die Dyspnoe (Atemnot) lässt sich schwer objektiv bewerten, da sie subjektiv von jedem Menschen unterschiedlich empfunden wird. Sie kann sich als Lufthunger äußern oder das Gefühl verursachen, tief einatmen zu müssen. Äußerlich erkennbare Anzeichen einer Atemnot sind eine deutlich hörbare und erschwerte Atmung (ggf. mit Keuchen), geblähte Nasenflügel, Hochziehen der Schultern, ein ängstlicher oder sogar panischer Gesichtsausdruck und eine Blaufärbung der Lippen oder der Gesichtshaut.

Methode 6: Lernen Sie hilfreiche Atemtechniken

Wenn Sie schon COPD haben, dann kennen Sie sie vermutlich, die Atemnot (Dyspnoe, siehe Kasten) – eines der häufigsten Symptome bei COPD. Viele Raucher hingegen, die COPD (noch) nicht haben, kennen den rasselnden Husten und eine mehr oder weniger erschwerte Atmung. Doch in beiden Fällen können Sie mit speziellen, einfachen

Atemtechniken dafür sorgen, dass wieder mehr Luft in Ihre Lungen kommt. Diese Techniken sind außerdem hervorragend dafür geeignet, um bei einer akuten Atemnot eingesetzt zu werden, und sie machen diese erträglicher und kürzer.

Die Lippenbremse

Üben Sie die Lippenbremse immer mal wieder in ganz normalen Situationen. So verbessern Sie Ihre Atmung und stellen sicher, dass diese Technik Ihnen bei einer akuten Atemnot geläufig ist.

So geht die Lippenbremse:

Setzen Sie sich bequem hin, atmen Sie langsam tief durch die Nase ein, ziehen Sie dann Ihre Lippen zusammen, als ob Sie pfeifen oder eine Kerze ausblasen wollten. Atmen Sie dann durch die gespitzten Lippen langsam aus. Versuchen Sie, länger aus- als einzuatmen. Wiederholen Sie diese Lippenbremse nur zwei- bis dreimal, es kann sein, dass Ihnen sonst davon schwindelig wird.

Bei einer Atemnot wiederholen Sie diesen Vorgang so lange, bis sich Ihre Atemnot deutlich reduziert. Sollte Ihnen dabei schwindelig werden, stoppen Sie die Übung sofort.

Mit der Lippenbremse erreichen Sie, dass Ihr Atemvorgang vorübergehend angehalten wird und die Luft, die auch bei Atemnot in Ihren Atemwegen feststeckt, innen einen kleinen Druck aufbaut, weil die schmale Lippenöffnung sie zurückhält. So weiten sich die Bronchien und die Atemnot vergeht. Verkrampfen Sie jedoch die Lippen nicht bei dieser Atemtechnik, lassen Sie sie nur wenig geöffnet, aber locker.

Die Zwerchfellatmung

An der Atmung sind normalerweise zwei große Muskelgruppen beteiligt: das Zwerchfell, das zwischen der Lunge und dem Bauchraum liegt, und die Rippenmuskulatur. Viele Raucher und COPD'ler entwickeln ein falsches Atemmuster, das zunehmend andere, nämlich die sogenannte Atemhilfsmuskulatur beansprucht, die in Nacken, Schultern und zwischen den Rippen liegt. Diese Muskulatur kann sich jedoch schnell erschöpfen und die Atmung so unnötig schwer machen. Die Zwerchfellatmung ist eine Technik, die es ermöglicht, mit weniger Energieaufwand mehr Luft zu bewegen. Daher ist es sinnvoll, falsche Atemmuster zu verlernen und die Zwerchfellatmung wieder verstärkt zu nutzen.

Zerchfellatmung

Mit der Hand auf Ihrem Bauch können Sie besser erkennen, was passiert, während Sie die Zwerchfellatmung üben. So sollte es aussehen:

Einatmen = Bauch raus = Hand geht hoch

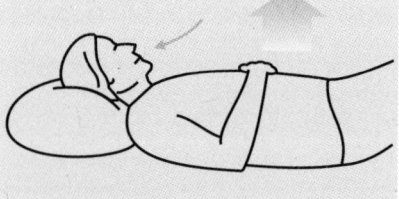

Ausatmen = Bauch rein = Hand geht runter

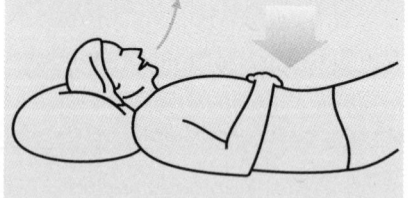

So geht die Zwerchfellatmung:

Legen Sie sich am besten flach auf den Rücken und winkeln Sie die Beine an. Sie können diese Atmung später auch im Sitzen und im Stehen ausführen, zum Erlernen der Technik ist die Rückenlage jedoch vorteilhafter. Legen Sie Ihre Hand auf den Bauch, knapp unter dem Brustkasten. Atmen Sie tief durch die Nase ein. Dabei spüren Sie, wie sich Ihre Hand mit der Bauchdecke hebt.

Dadurch, dass Ihr Bauch sich vorwölbt, hat Ihre Lunge mehr Platz für neue Luft. Atmen Sie dann mit der Lippenbremse (s. o.) aus, während Ihre Hand die Ausatmung durch leichten Druck nach innen und oben unterstützt. Üben Sie diese Technik immer wieder, bis Sie sie in jeder Position gut beherrschen.

Wenn die Bauchwölbung bei Ihnen nicht deutlich genug ist, legen Sie als Verstärkung ein kleines Buch statt Ihrer Hand auf den Bauch, dann können Sie die Bewegung besser verfolgen. Drücken Sie jedoch nicht das Buch zur Unterstützung der Zwerchfellatmung in Ihren Bauch, sondern nehmen Sie dazu wieder Ihre Hand. Atmen Sie beim Üben dieser Atmung langsam und bewusst, lassen Sie dabei das Zwerchfell die Arbeit machen. Spüren Sie in Hals, Nacken, Schultern und Brustkorb nach, ob Sie beim Einatmen dort Muskeln anspannen. Unterstützen Sie dann ggf. die Entspannung dieser Regionen durch das Auflegen Ihrer zweiten Hand, die sich dann NICHT heben und senken sollte.

Den Auswurf kontrollieren

In Verbindung mit der Zwerchfellatmung können Sie kontrolliert den Auswurf Ihres Bronchialschleims fördern.

So funktioniert das kontrollierte Abhusten:

Stellen Sie die Füße etwa hüftbreit auseinander, damit Sie stabil auf dem Boden stehen. Beugen Sie dann Ihren Oberkörper leicht nach vorne. Atmen Sie mit der Zwerchfellatmung tief ein und versuchen Sie, den Atem für zwei bis drei Sekunden anzuhalten. Öffnen Sie dann leicht den Mund, legen Sie die Hand auf den Bauch und während Sie bei der Ausatmung mit der Hand mit wenig Druck nach innen und oben drücken, husten Sie leicht.

Achtung! Zu starkes Husten verengt die Bronchien und ist nicht produktiv. Widerstehen Sie unbedingt dem Drang, stark zu husten! Dieses erste Husten sollte den Schleim in den Hals befördert haben. Husten Sie ein zweites Mal vorsichtig, um den Schleim aus dem Hals zu entfernen. Spucken Sie den Schleim in ein Einmal-Taschentuch, damit Sie ihn kontrollieren können. Ist er grün, braun, rosa oder blutig, suchen Sie Ihren Lungenfacharzt auf, denn derartige Verfärbungen können auf eine Infektion hinweisen. Machen Sie eine Pause und wiederholen Sie den Vorgang, falls nötig. Am Ende des kontrollierten Abhustens werfen Sie das Taschentuch weg, waschen sich die Hände und desinfizieren sie.

Die Buteyko-Atmung

Hierbei handelt es sich um eine Atemtechnik, die von dem russischen Arzt Konstantin Buteyko entwickelt wurde. Diese Methode hat das Ziel, ein korrektes Gleichgewicht im Atemmuster wiederherzustellen. Sie kann eine ideale Ergänzung zur verordneten Medikation darstellen.

Obwohl Sie im Internet zahlreiche Do-it-yourself-Anleitungen zur Durchführung finden, rate ich dringend von einer Eigenschulung ab, denn es kommt sehr häufig zur Aneignung von Fehlern. Die Buteyko-Atmung ist so konzipiert, dass sie nach einer entsprechenden Anleitung durch einen qualifizierten Buteyko-Lehrer als Selbsthilfemethode zuhause sicher angewendet werden kann. Weitere Informationen über die Buteyko-Atmung und Kurse dazu finden Sie im Internet.

Was tun bei akuter Atemnot?

Beenden Sie sofort Ihre bisherige Tätigkeit und suchen Sie einen ruhigen und möglichst bequemen Ort auf. Falls möglich, setzen Sie sich hin oder lehnen Sie sich zumindest an eine Wand an

(s. u.). Senken Sie die Schultern, halten Sie den Kopf in einer für Sie angenehmen Position und versuchen Sie, ruhig zu bleiben und zu entspannen. Beginnen Sie, mit der Lippenbremse (s. o.) kontrolliert zu atmen. Sobald sich Ihr Zustand bessert, versuchen Sie wieder, normal durch die Nase zu atmen, und machen Sie baldmöglichst die Zwerchfellatmung (ggf. mit Unterstützung Ihrer Hände). Bleiben Sie so lange angelehnt stehen oder sitzen, bis sich Ihr Zustand wieder gebessert hat.

Folgende Positionen können bei akuter Atemnot hilfreich sein. Üben Sie diese Positionen mehrfach im normalen Alltag, damit Sie darauf zurückgreifen können, wenn Sie in Atemnot geraten:

Auf einem Stuhl oder Sessel sitzend
Lassen Sie die Schultern nach vorne fallen und entspannen Sie Ihre Halsmuskulatur. Legen Sie die Unterarme locker auf Ihre Oberschenkel – die Handflächen zeigen nach oben. Ihre Füße sollten flach auf dem Boden stehen können, damit Sie Stabilität gewinnen. Ihre Knie zeigen leicht nach außen.

An einem Tisch (o. Ä.) sitzend oder stehend
Wenn Sie auf einem Stuhl sitzen, stehen Ihre Füße flach auf dem Boden. Ihre Arme legen Sie in leicht vornübergebeugter Position auf den Tisch. Der Kopf sollte entspannt nach unten geneigt sein.

Im Stehen legen Sie Ihre Arme auf eine Stuhllehne oder eine hohe Tischplatte. Achten Sie auf einen sicheren Stand und lassen Sie Ihre Knie möglichst leicht gebeugt.

Stehend
Lehnen Sie sich mit etwa hüftbreit auseinanderstehenden Füßen mit dem Rücken an eine Wand, einen Laternenpfahl oder Ähnliches. Die Füße sollten etwas weiter von der Wand entfernt sein als

der Oberkörper. Entspannen Sie Ihre Halsmuskulatur und lassen Sie die Schultern entspannt nach unten fallen.

Ohne Hilfsmittel

Sollte keine Möglichkeit zum Anlehnen vorhanden sein, begeben Sie sich in die „Torwart-Stellung": Beugen Sie Ihren Oberkörper nach vorne, gehen Sie etwas in die Knie und stützen Sie sich mit den Händen auf Ihren Knien oder Oberschenkeln ab.

Methode 7: Bekämpfen Sie Ihre Müdigkeit

Müdigkeit durch COPD und auch schon durch eine behinderte Atmung und Raucherhusten hat vor allem einen Grund: die schlechte Sauerstoffversorgung von Gehirn und Körper. Die Müdigkeit beeinträchtigt die Betroffenen sehr, mindert die Lebensqualität in Alltag und Freizeit und kann sogar Depressionen fördern. Es wird auch vermutet, dass ein Zusammenhang zwischen extremer Müdigkeit und dem Auftreten einer Exazerbation besteht (siehe Kasten Seite 27).

Leider befinden sich viele Menschen mit massiver Müdigkeit in einem Teufelskreis: Sie sind müde und antriebslos, daher unternehmen sie weniger, treiben schon gar keinen Sport und gehen auch kaum an die frische Luft. Sie trinken bis in den Abend hinein Kaffee oder schwarzen Tee, um sich wach zu halten, und schlafen dann in der Nacht schlecht. All das führt wiederum zu Müdigkeit. Bei COPD-Kranken ist das alles noch verschärft, denn der Sauerstoffmangel ist tatsächlich vorhanden und erzeugt Müdigkeit. Doch jeder kann etwas gegen Müdigkeit tun.

An allererster Stelle steht bei Müdigkeit natürlich die Frage nach Ihrem Schlaf: Schlafen Sie genug? Wie gut ist Ihr Schlaf? Schlafen Sie durch oder gibt es Unterbrechungen? Erwachsene brauchen

zwischen sieben und neun Stunden Schlaf pro Nacht –und zwar
guten Schlaf! Wer schlecht schläft, braucht mehr. Viele Dinge
können den Schlaf beeinträchtigen. Wer unter Schlafproblemen
leidet, findet ab Seite 207 Hinweise, wie diese bewältigt werden
können. Direkt mit dem Schlaf in Zusammenhang steht Ihr **Tagesrhythmus**. Sind Sie eher ein Morgenmuffel oder ein Frühaufsteher?
Werden Sie abends munter oder könnten Sie schon um 21 Uhr
ins Bett gehen? Erkunden Sie Ihren persönlichen Rhythmus!
Vielleicht schlafen Sie morgens zu lange und tragen damit einen
für Sie falschen Ablauf in Ihren Tag, oder Sie reißen sich abends
zusammen, um noch ein paar Stunden vom Tag zu haben, und
werden wieder wach, obwohl Ihr Rhythmus Ihnen eigentlich
schon Bettruhe empfiehlt. Probieren Sie es aus! Gehen Sie einmal
schon um 21 Uhr ins Bett und stehen Sie früh auf, oder machen
Sie es genau umgekehrt. Wann sind Sie fitter?

Gegen Müdigkeit wirkt immer ein **Spaziergang** oder zumindest
ein **Aufenthalt im Freien**. Es geht nichts über die Natur und das
natürliche Sonnenlicht als Muntermacher. Nutzen Sie jede Gelegenheit, um rauszugehen; sobald das Wetter es zulässt, gehen Sie
vor die Tür. Wenn das nicht möglich ist, sollten die Räume, in
denen Sie sich aufhalten, regelmäßig gelüftet werden. Öffnen Sie
mindestens alle zwei Stunden die Fenster weit und sorgen Sie so
dafür, dass immer wieder die verbrauchte Luft gegen frische ausgetauscht wird. Sollten die Räume sehr klein oder viele Menschen
in einem Raum sein, öffnen Sie die Fenster sogar öfter. Strecken
Sie Ihr Gesicht aus dem Fenster, vielleicht der Sonne entgegen,
und atmen Sie mehrfach so tief ein, wie es geht. Am besten wäre es
natürlich, sogar ein bisschen **Sport** draußen oder vor dem Fenster

zu treiben. Gehen Sie wandern oder walken Sie, machen Sie Gymnastik vor dem offenen Fenster, wann immer Sie dafür Zeit finden. Raffen Sie sich auf! Sie werden sehen, die Müdigkeit verschwindet schon nach den ersten Bewegungen an der frischen Luft.

Auch Ihre **Ernährung** kann Müdigkeit bewirken. Besonders wenn Sie sich einseitig und mit wenig frischer Kost ernähren, besteht die Gefahr, dass hier ein (zusätzlicher) Grund für Ihre Müdigkeit liegt. Ausführliche Hinweise zu einer gesunden Ernährung finden Sie ab Seite 135 ff. Wenn Sie Diät halten, weil Sie abnehmen wollen, kann auch die geringe Versorgung mit Nährstoffen Müdigkeit auslösen oder verstärken. Achten Sie darauf, dass Sie nicht zu schnell abnehmen. 500 g Gewichtsverlust in einer Woche sollten Sie nicht überschreiten. Natürlich ist es wünschenswert, schnell Kilos zu verlieren, jedoch belasten Sie sich damit mehr, als dass es Ihnen nützt. Gehen Sie langsam vor, stellen Sie Ihre Ernährung Stück für Stück auf gesunde Kost um, und Sie werden langsam, aber sicher ein gesundes Körpergewicht erreichen.

Wenn Sie mit Untergewicht zu kämpfen haben, haben Sie damit vermutlich auch schon einen „Übeltäter" für Ihre Müdigkeit gefunden. Schauen Sie sich Ihren Speiseplan an und verbessern Sie ihn anhand der Hinweise ab Seite 151. Versuchen Sie, mit moderater Bewegung langsam Ihre Muskeln wieder aufzubauen.

Auch zu wenig Flüssigkeit im Körper kann müde machen. Kopfschmerzen, Mundtrockenheit, Schwindel, Herzrasen und eine Vielzahl anderer Symptome können darin (mit-)begründet sein. Beachten Sie dazu die Hinweise ab Seite 28 ff. und stellen Sie sicher, dass Sie niemals durstig ins Bett gehen, denn das beeinträchtigt Ihren Schlaf und führt zu weiterer Müdigkeit am nächsten Tag.

Stress ist ein starker „Müdemacher". Zwar nicht in dem Moment, in dem Sie ihn erleben, sondern dann, wenn er vorüber ist. Dann erst merken Sie, wie sehr der Stress Sie gefordert und vielleicht überfordert hat. Die Bedeutung von täglichen, vielleicht sogar mehrfach täglichen Entspannungsphasen (besonders für chronisch Kranke) kann gar nicht überbetont werden. Ein regelmäßiger Stressabbau verringert Müdigkeit und Angst und verbessert Ihre Lebensqualität. Suchen Sie sich die für Sie passenden Entspannungsmethoden. Vielleicht gibt es entsprechende Kursangebote in Ihrer Umgebung, um Methoden wie autogenes Training, progressive Muskelrelaxation oder anderes zu erlernen.

Es geht aber nicht nur darum, den Stress auszugleichen, sondern auch darum, ihn zu reduzieren. Lernen Sie klar und deutlich „Nein" zu sagen, wenn Aufgaben auf Sie zukommen, die Sie nicht bewältigen können oder wollen, die Sie in Stress versetzen. Verteilen Sie außerdem die Dinge, die Sie erledigen müssen, gut über Ihren Tag, damit Stress gar nicht erst aufkommt. Erstellen Sie sich dafür vielleicht einen ganz konkreten Zeitplan. So lernen Sie auch, den Zeitaufwand richtig einzuschätzen, den Sie für die zu bewältigenden Aufgaben einplanen müssen. Achten Sie bei Ihrem Zeitplan immer darauf, ausreichende Entspannungsphasen mit aufzuschreiben. Und nicht zuletzt: Sprechen Sie mit Menschen, denen Sie vertrauen, über Ihren Stress und die Gefühle, die er in Ihnen auslöst. Seien Sie dabei jedoch ehrlich und versinken Sie nicht in Selbstmitleid. Denn letztendlich sind Sie „Herr" über Ihr Zeitmanagement!

Methode 8: Erleichterungen für Ihren Alltag

Wer schon unter massiven Atembeschwerden, Schwäche und Erschöpfung leidet, der sollte alle Möglichkeiten nutzen, sich das Leben zu erleichtern. Dafür habe ich im Folgenden einige

Anregungen zusammengestellt, die Sie aufgreifen können. Für manche Betroffenen kann es von solchen Erleichterungen abhängen, ob sie noch ein selbstständiges Leben führen können oder nicht.

Erleichterungen für zuhause

Badezimmer

- Sorgen Sie dafür, dass alle Dinge, die Sie im Bad benötigen, auch dort sind und möglichst auch dort aufbewahrt werden, zum Beispiel Handtücher, Waschlappen, Seife, Zahnbürste, Zahnpasta, Rasierer, Seife, Zahnersatz etc. Sie vermeiden so, beispielsweise wegen einer neuen Zahnpastatube oder einem fehlenden Handtuch in einen anderen Raum laufen zu müssen.
- Stellen Sie sich eine Sitzgelegenheit ins Badezimmer. Setzen Sie sich darauf beim Rasieren, Waschen am Waschbecken und bei der Gesichtspflege. Sie können auch einen Extraspiegel daran befestigen, damit Sie nicht unnötig aufstehen müssen.
- Wenn Ihnen das Duschen im Stehen zu anstrengend ist, benutzen Sie auch hierbei einen (Plastik-)Stuhl. Es gibt auch spezielle Klappvorrichtungen, die an eine Duschwand innen angebracht werden können, um sie nur herauszuklappen, wenn sie wirklich benötigt werden.
- Verwenden Sie beim Duschen nur wenig Seife oder Shampoo, um die Schaummenge gering zu halten, umso weniger müssen Sie ausspülen.
- Rubbeln Sie sich nach dem Duschen nicht kräftezehrend ab. Gehen Sie mit dem Handtuch und wenig Druck einmal über den Körper und schlüpfen Sie dann in einen warmen Frotteebademantel – der erledigt den Rest für Sie.

◾ Nutzen Sie, wann immer möglich, den Gang zur Toilette, um sich umzuziehen. Das mag sich komisch anhören, aber Sie sind ja schon halb entkleidet und es spart Energie.

Schlafzimmer

◾ Stellen Sie Ihr Bett so, dass nur das Kopfteil an der Wand steht und Sie von zwei Seiten an das Bett herankönnen.

◾ Bevorzugen Sie ein Bett mit Rollen, das sich leicht bewegen, aber natürlich auch feststellen lässt.

◾ Falls Sie ein spezielles Pflegebett haben, stellen Sie es beim Bettenmachen auf das höchste Niveau, damit Sie sich nicht zu stark bücken müssen.

◾ Wenn Sie Ihr Bett machen, vermeiden Sie ruckartige Bewegungen. Beginnen Sie am Kopfende und arbeiten sich dann um das Bett herum vor.

◾ Stellen Sie sich mindestens einen Stuhl oder Sessel ins Schlafzimmer. Dort können Sie erstens Ihre Kleidung ablegen, sodass Sie sie ohne Mühe am nächsten Tag wieder anziehen können, und zweitens können Sie sich dort beim Anziehen (insbesondere von Socken und (Strumpf-)Hosen) hinsetzen.

◾ Stellen Sie alles für die Nacht neben Ihrem Bett gut erreichbar bereit. Ihre Hausschuhe, etwas zu trinken, eventuell eine Taschenlampe, Medikamente und vielleicht ein Spuckgefäß.

◾ Besorgen Sie sich ein Nachtlicht mit Bewegungssensor, das sofort anspringt, wenn Sie aus dem Bett aufstehen müssen. Es sollte jedoch nicht so eingestellt sein, dass es angeht, wenn Sie sich im Bett drehen, das stört sonst Ihren Schlaf.

Küche

◾ Versuchen Sie, alle Dinge so zu organisieren, dass Sie selbst quasi in der Mitte sind und von dort aus alles erledigen können.

- In der Küche sollte unbedingt ein Stuhl und ein Tisch stehen, damit Sie die meisten Dinge im Sitzen erledigen können. Sehr hilfreich kann ein Stuhl mit Rollen sein, sodass Sie seltener aufstehen müssen und vom Herd zur Spüle, zum Tisch und überall hinrollen können.

- Stellen Sie sich eine Liste von Dingen zusammen, die zu tun sind, damit Sie nicht zu oft aufstehen müssen.

- Lassen Sie im Hintergrund ein Radio laufen. Vorzugsweise ein Sender mit spannenden Reportagen. So konzentrieren Sie sich auf das Kochen und Zuhören und nicht so sehr auf die Atmung.

- Kochen Sie größere Mengen, von denen Sie mehrere Portionen kühlstellen oder einfrieren können. So müssen Sie nicht jeden Tag kräftezehrend kochen.

Haushalt allgemein

- Falls Sie sauerstoffpflichtig sind, lassen Sie sich an mehreren geeigneten Stellen in allen Räumen (besonders in der Küche) Haken anbringen. Dort können Sie den Schlauch aufhängen, das erspart Ihnen böse Überraschungen.

- Verwenden Sie zur Reinigung Ihres Haushaltes Geräte mit langen Stielen oder einer Verlängerung. Das erleichtert Ihnen die Arbeit.

- Nutzen Sie zum Staubwischen feuchte Tücher oder Staubmagneten, damit möglichst wenig Staub aufgewirbelt wird, sondern beim Putzen wirklich verschwindet.

- Falls Sie Teppiche haben, gestalten Sie sich das Staubsaugen möglichst energiesparend. Sollten Sie einen schweren Staubsauger haben, nutzen Sie ihn so, als ob Sie mit ihm spazieren gehen würden. Das spart Ihre Energie. Beim nächsten Staubsaugerkauf sollten Sie einen rollenden Sauger mit langem Schlauch und Saugrohr bevorzugen, damit Sie nicht das gesamte Gerät über die Teppiche bewegen müssen. Oder überlegen Sie sich, ob die Anschaffung eines Saug-Robotors, der selbstständig saugt, für Sie infrage kommt. Überdenken Sie auch die Anschaffung eines Saugers mit besonderen Luftfiltern, um möglichst viel Staub aus der Umgebung zu entfernen.

- Stellen Sie Ihre häufig verwendeten Reinigungsutensilien in einem Behälter (Eimer) bereit. So haben Sie immer alles dabei und müssen nicht zweimal laufen, weil etwas fehlt.

- Viele COPD-Patienten sind sehr empfindlich gegenüber bestimmten Zutaten in Reinigungsmitteln. Verwenden Sie nur solche Mittel, die Sie problemlos vertragen. Verzichten Sie am besten generell auf solche Mittel, die aufgesprüht werden müssen.

- Nutzen Sie die „TV-Reinigung". Schauen Sie fern und immer, wenn Werbung kommt, machen Sie mit der Hausreinigung weiter. So haben Sie Ihre nötigen Erholungspausen bei der Hausarbeit und können gleichzeitig Ihre Lieblingssendung anschauen.

Erleichterungen für unterwegs

Einkaufen

- Kaufen Sie gegebenenfalls in großen Einkaufscentern und -passagen ein. Dort finden Sie alles an einem Ort und müssen keine langen Wege zurücklegen. Sie können jedoch je nach Verfassung dort auch ein wenig für Bewegung sorgen und müssen sich dabei nicht um das Wetter kümmern. Sitzgelegenheiten zum Ausruhen zwischen den Einkäufen oder nach einem Fußmarsch finden Sie dort jederzeit.

- Kaufen Sie bei größeren Einkäufen nur in Geschäften, in denen Ihnen Einkaufswagen zur Verfügung stehen. Zum einen können Sie bei Sauerstoffpflicht Ihr Gerät darin abstellen, zum anderen kann der Einkaufswagen Ihnen als Stütze dienen. Und wenn Sie außer Atem kommen, können Sie Ihre Atemübungen gut an dem Wagen ausführen.

▪ Planen Sie Ihre Einkäufe anhand einer Liste, die sich an der Organisation des Geschäfts orientiert. So steht auf der Liste an erster Stelle, was auch im Laden als Erstes hinter dem Eingang angeboten wird. So können Sie die Liste „abarbeiten", vergessen nichts und können sich unnötige Wege ersparen.

▪ Wenn Sie Ihre Waren einpacken (lassen), sortieren Sie sie gleich in verschiedene Taschen oder Kisten: gekühlte Ware in eine Tasche, in die nächste Tasche das, was in einen bestimmten Schrank oder den Vorratsraum kommt, in die nächste Tasche die Dinge, die zum Beispiel ins Badezimmer oder in den Keller kommen. Das erspart viel Kraft zuhause beim Auspacken und Einsortieren.

Reisen

Trotz COPD kann Ihnen die Welt zu Füßen liegen. Der Schlüssel hierfür ist die Vorbereitung. Planen Sie Ihre Reise sorgfältig im Voraus. Erstellen Sie schon länger im Voraus Ihre persönliche Checkliste, die folgende Punkte beinhalten sollte:

▪ Wählen Sie ein sicheres Ziel. Achten Sie darauf, dass im Ernstfall eine optimale medizinische Versorgung am Urlaubsort gewährleistet sein sollte. So spannend eine Reise nach Ruanda auch sein kann, um sich die Gorillas anzuschauen, die medizinischen Möglichkeiten dort dürften für COPD-Erkrankte mehr als fragwürdig sein.

▪ Obwohl die meisten Reiseveranstalter rauchfreie Unterkünfte anbieten, erkundigen Sie sich noch vor dem Buchen einer

Reise genau beim Hotel oder beim Vermieter am Aufenthalts-
ort, wie es mit dem Rauchen tatsächlich gehandhabt wird.

- Sollten Sie unter Allergien leiden, vermeiden Sie Reiseziele, wo
  Sie allergieauslösenden Stoffen oder Substanzen ausgesetzt sein
  könnten (frisch renovierte Hotelzimmer, Neubauten etc.).

- Vermeiden Sie Orte mit extremen Temperaturen (sehr kalt
  oder sehr heiß und feucht). Bleiben Sie realistisch – Orte, die
  Ihnen in der Vergangenheit gefallen haben, sind möglicherweise jetzt nicht mehr geeignet.

- Besprechen Sie Ihre Reisepläne mit Ihrem Arzt.

  1. Bitten Sie ihn dabei um eine kurze, schriftliche Diagnose,
     die Sie als Kopie während des Urlaubs immer bei sich füh-
     ren sollten. Veranlassen Sie eine Übersetzung in die Lan-
     dessprache oder zumindest ins Englische.

  2. Lassen Sie eventuell den Medikamentenplan aktualisieren.

  3. Stellen Sie sicher, dass Sie genügend Medikamente für
     die Dauer Ihrer Reise mitnehmen. Benötigen Sie zusätz-
     liche Medikamente? Lassen Sie sich alles in ausreichen-
     der Menge verschreiben. Beachten Sie, dass Sie im Urlaub
     eventuell mehr Medikamente als üblich benötigen könnten.

  4. Fragen Sie nach eventuell notwendigen Änderungen in der
     Medikation, wenn Sie während Ihrer Reise Zeitzonen über-
     winden.

  5. Sprechen Sie mit Ihrem Arzt über die Versorgung mit Sau-
     erstoff, wenn Sie sauerstoffpflichtig sind.

  6. Die Telefonnummer Ihres Arztes und Ihres Sauerstoff-
     lieferanten sollten Sie für eventuelle Fragen immer mit sich
     führen.

- Beantragen Sie bei Ihrer örtlichen Versicherung die europä-
  ische Krankenversicherungskarte.

- Schließen Sie zusätzlich eine Urlaubskrankenversicherung inklusive Krankenrücktransport ab. Stellen Sie dabei sicher, dass Ihre COPD mit abgesichert ist. Eine medizinische Versorgung im Ausland kann sehr teuer werden und muss noch nicht mal mit Ihrer Grunderkrankung zu tun haben. Denken Sie daran, dass Sie in den meisten Urlaubsländern trotz Versicherung in Vorleistung treten müssen. Das bedeutet, dass Sie am Urlaubsort über genügend finanzielle Mittel verfügen sollten (Kreditkarte o. Ä.).

- Erstellen Sie eine Liste, auf der alle Medikamente und Geräte, die Sie brauchen, aufgeführt sind. Lassen Sie Ihre Geräte nochmals vor Reiseantritt „checken". Verpacken Sie alles so, dass Sie jederzeit Zugriff darauf haben (Handgepäck bzw. nicht tief unten im Kofferraum).

- Bringen Sie in Erfahrung, ob Sie am Urlaubsort einen Stromadapter für Ihre Geräte benötigen.

- Besorgen Sie sich wenn nötig einen Dispenser für Ihre Medikamente. Damit können Sie bequem Ihre Tagesdosis auf Ausflügen mit sich führen.

- Wenn Sie mit dem Flugzeug reisen, erkundigen Sie sich lange genug vorher bei der entsprechenden Fluggesellschaft, welche Voraussetzungen erfüllt sein müssen. Sprechen Sie bei einer Versorgung mit Sauerstoff über die zusätzlich entstehenden Kosten. Die meisten Fluggesellschaften verlangen, dass Sie ein medizinisches Betreuungsformular durch Ihren Arzt ausfüllen lassen. Planen Sie dafür die entsprechend benötigte Zeit ein. Bitte bedenken Sie auch, dass die Luft in Flugzeugen viel trockener ist als gewöhnlich. Dieser Umstand kann die Atmung erschweren. Damit Sie einer Austrocknung vorbeugen, trinken Sie während des Flugs viel Wasser und vermeiden Sie koffeinhaltige und alkoholische Getränke. Wenn die Stewardessen mit ihrem Verkaufswagen durch das Flugzeug gehen, wird von den Passagieren gerne das angebotene Parfüm ausprobiert. Um einer dadurch auftretenden eventuellen Verschlechterung Ihrer Atmung vorzubeugen, führen Sie Ihr Notfallspray immer bei sich. Stehen Sie regelmäßig auf und machen einen „Spaziergang" durch das Flugzeug oder bewegen Sie im Sitzen immer wieder Arme, Hände, Beine und Füße, um eine gute Durchblutung zu gewährleisten.

▨ Wenn Sie mit dem Auto reisen, erlauben Sie niemandem, im Auto zu rauchen! Falls Sie die Zugluft vertragen, halten Sie ein Fenster einen Spalt breit offen oder nutzen Sie die Klimaanlage in einem für Sie verträglichen Maß. Wenn Sie sauerstoffpflichtig sind, kann es ansonsten zu einer zu hohen Sauerstoffkonzentration im Wageninneren kommen. Wenn Sie Sauerstoff mit sich führen müssen, legen Sie das Sauerstoffgerät auf den Sitz neben sich und befestigen Sie es möglichst mit dem Sicherheitsgurt. Zusätzlich mittransportierte Sauerstoffeinheiten sollten Sie flach hinter dem Fahrersitz lagern. Vergewissern Sie sich unbedingt vor Reiseantritt nach Möglichkeiten, wo auf der Fahrtroute und am Urlaubsort Sauerstoff „nachgetankt" werden kann. Notieren Sie sich die entsprechenden Adressen und Telefonnummern, damit Sie sie im Auto jederzeit zur Verfügung haben.

▨ Um sich nicht einer erhöhten Ozonbelastung oder einer erhöhten Feinstaubbelastung während der Reise auszusetzen, kann eventuell eine Fahrt in der Nacht oder am frühen Morgen sinnvoll sein.

▨ Lassen Sie Ihr Auto rechtzeitig vor Reiseantritt in Ihrer Fachwerkstatt inspizieren (Motorenöl, Kühlerflüssigkeit, Reifendruck usw.). Das kann Sie vor unliebsamen Überraschungen bewahren. Fragen Sie Ihre Versicherung, ob für Ihr Urlaubsland die grüne Versicherungskarte nötig ist.

▪ Auch eine Reise mit der Bahn erfordert Vorbereitungszeit. Wenden Sie sich rechtzeitig an die Mobilitätsservice-Zentrale der Deutschen Bahn. Hier können Sie alle Einzelheiten genau besprechen. Sollten Sie einen Schwerbehindertenausweis haben, teilen Sie das der Bahn unbedingt mit, damit Sie in den Genuss der dann vorgesehenen Vergünstigungen kommen.

▪ Wenn Sie Ihre Reise antreten, machen Sie bitte regelmäßig Pausen. Diese helfen, Wasseransammlungen im Gewebe zu verhindern, vermindern das Risiko von Blutgerinnseln oder anderen medizinischen Notfällen. Durch regelmäßige Unterbrechungen der Fahrt erhalten Sie nicht nur Ihr Wohlbefinden, sondern auch die nötige Konzentration für die Fahrt.

▪ Wenn Sie in einem Hotel wohnen, nehmen Sie rechtzeitig Kontakt mit der Hotelleitung auf und bitten Sie um ein Zimmer oder Apartment im Erdgeschoss oder erdgeschossnah. Vielleicht bietet man Ihnen auch ein Zimmer mit einem separaten Eingang an, wo Sie im besten Fall bei Anreise mit dem Auto parken können. Bitten Sie auch um Unterstützung beim Be- und Entladen.

▪ Achten Sie auf ausreichend Schlaf und Erholung, gerade dann, wenn Sie Zeitzonen überflogen haben und ein Jetlag sich einstellt.

▪ Seien Sie zurückhaltend mit unbekannten einheimischen Gerichten. Eine Umstellung Ihres Verdauungssystems kann sich negativ auf die Atmung auswirken.

Methode 9: Lachen ist gesund

Lachen hat viele Vorteile. Es entspannt ganz besonders den Oberkörper, aber auch den Geist. Lachen reduziert die Ausschüttung der Stresshormone Cortisol, Adrenalin und Dopamin. Es erhöht die Schmerzunempfindlichkeit sowie die Anzahl der antikörperproduzierenden Zellen und erhöht die Effektivität des Immunsystems (genauer: der T-Zellen). All dies bedeutet ein stärkeres Immunsystem sowie weniger körperliche Auswirkungen von Stress. Nutzen Sie jede Gelegenheit, um zu lachen! Suchen Sie sich gezielt Komödien und Kabarettsendungen im Fernsehen aus, gehen Sie in Kinofilme, die Ihren Humor treffen, leihen oder kaufen Sie sich entsprechende DVDs und schauen Sie sie an, sammeln Sie Witze, umgeben Sie sich immer wieder mit Menschen, die Sie zum Lachen bringen und mit denen Sie auch gemeinsam lachen können. Machen Sie alles Mögliche, um laut zu lachen.

Es ist möglich, dass Sie zuerst durch das Lachen zum Husten gereizt werden. Tun Sie es dennoch so oft es geht, denn langfristig stärkt es Ihre Gesundheit!

Methode 10: Singen tut gut

Stellen Sie sich folgendes Szenario vor: Sie gehen zu Ihrem Arzt – und statt mit dem erwarteten Rezept verlassen Sie die Praxis mit einer Informationsbroschüre über eine örtliche Gesangsgruppe. Leider kommt das nur selten vor, dabei wäre es von großem Vorteil, denn die Vorteile des Singens bei COPD und Raucherhusten sind nicht von der Hand zu weisen. Singen erfordert nicht nur eine genaue Kontrolle der Atemmuskulatur, sondern erhält auch den „maximalen exspiratorischen Druck". Sie verbessern Ihre Atemtechnik enorm, Ihre Atmung kann langfristig wieder tiefer werden. Ganz nebenbei lernen Sie durch häufiges Singen, mit der Atemnot besser umzugehen, Ihre Konzentration wird gefördert, Kopf und Körper besser durchblutet, Glückshormone verstärkt freigesetzt und Ihre Immunantwort verbessert. Denken Sie an den schönen Spruch „Singen wäscht die Last des Alltags von der Seele", und tun Sie es, sooft Sie können: Allein zuhause, unterwegs, bei der Arbeit, beim Spaziergang, wann immer es möglich ist, singen Sie lauthals, egal ob schön, ob mit dem richtigen Text und den richtigen Noten. Singen Sie frei heraus oder kaufen Sie sich ein passendes Liederbuch oder schließen Sie sich tatsächlich dem heimischen Gesangsverein an, es kann nur gut für Sie sein!

Jetzt haben Sie schon zehn einfache Möglichkeiten kennengelernt, um sich das Leben etwas zu erleichtern und sich kleine Verbesserungen für Ihre Gesundheit zu verschaffen. Doch das ist natürlich nur der Anfang, denn Sie wollen mehr. Sie wollen wieder besser atmen können und möglichst nicht an die Sauerstoffflasche oder auf die Lungentransplantationsliste kommen. Zu diesen Methoden werde ich in diesem Ratgeber auch noch kommen. Doch zuerst möchte ich mit Ihnen nach den Ursachen für Ihre Lungenschwäche forschen. Natürlich gehört bei den allermeisten Menschen das Rauchen zu den Hauptursachen, doch nicht jeder Raucher entwickelt COPD. Was ist mit den Rauchern, deren Lungen zwar auch unter dem „Glimmstängel" leiden, die jedoch mit der Belastung viel besser und länger klarkommen, bevor sich massive Schäden einstellen? Was hilft diesen Menschen dabei? Könnte auch Ihnen das helfen? Auf den nächsten Seiten stelle ich Ihnen mögliche Ursachen für COPD vor und gebe Ihnen praktische Hinweise, wie Sie diese beseitigen können, wenn Sie persönlich davon betroffen sind.

Die Suche nach Ihren persönlichen (Mit-)Ursachen

Natürlich kommen Raucherhusten und COPD nicht aus heiterem Himmel. Sie haben es schon länger gewusst, dass da etwas nicht mehr richtig läuft in Ihrem Atemtrakt. Doch was genau sind die Ursachen bei Ihnen? In diesem Kapitel stelle ich mögliche Ursachen vor. Denn bei jedem Menschen liegen die Dinge ein wenig anders. Auch wenn 90 % aller COPD-Kranken Raucher sind oder lange Raucher waren, so gibt es doch viele weitere Ursachen für eine COPD. Denn nicht alle Raucher bekommen COPD. Es müssen schon mehr Dinge zusammenkommen als „nur" der böse Glimmstängel!

Lassen Sie uns dazu einen kleinen Ausflug in die Entstehungsgeschichte von Krankheit machen. Es gibt Tausende von Krankheitsarten, aber nur eine einzige Gesundheit. Und daher gibt es eigentlich auch nur eine „echte" Krankheit: der kranke Mensch in seiner Gesamtheit. Denn die Grundursachen jeder Krankheit, auch die für COPD und Raucherhusten, liegen in dem erkrankten Menschen selbst, in seiner sogenannten *Konstitution* und seiner sogenannten *Disposition*. Unter Konstitution versteht man die Summe aller Eigenschaften eines Körpers – negative wie positive. Und die Disposition beschreibt die Bereitschaft eines Körpers, an einer bestimmten Krankheit häufiger zu erkranken als andere Men-

> Krankheit ist nichts anderes als ein Fehlen oder eine Schwäche der uns angeborenen Abwehrkräfte.

schen, die diese Disposition nicht in sich tragen, sie zeigt also die „Schwachstellen" unseres Körpers auf. Und so, wie eine Kette nur so stark sein kann wie ihr schwächstes Glied, ist der menschliche Organismus nur so gesund wie sein schwächstes Organ.

Gerade das Organ Lunge eignet sich besonders, um ein deutliches Beispiel zu geben. Es gibt Kinder, die ständig erkältet sind. Sie husten und schniefen und sind kaum aus der einen Erkältung heraus, da stellt sich schon die nächste ein. Oft haben diese Kinder auch mit anschließender Bronchitis zu kämpfen oder liegen hin und wieder auch mit einer echten Grippe und Fieber im Bett. Die Schwachstelle dieser Kinder sind eindeutig die Atemwege. Sie haben die Disposition für alle möglichen Erkrankungen der Atemwege. Frühzeitig sollten hier schon die Weichen gestellt und das Organ Lunge gekräftigt werden. Doch die Realität sieht meist ganz anders aus. Die besorgten Eltern suchen zu Recht mit ihrem Sprössling den Kinderarzt auf, damit dem Kind geholfen wird. Aber jetzt passiert genau das, was viele Menschen der Schulmedizin ankreiden: Der Arzt hilft, die Symptome zu unterdrücken, kann aber keine echte Gesundung erreichen. Kaum ein Mediziner ist heute bereit (oder in der Lage), eine ganz andere Verantwortung zu übernehmen, und Eltern und Kind beizubringen, sich der Krankheit zu stellen und sie wirklich auszuheilen. Von natürlichen Mitteln ist selten die Rede. Stattdessen hat das oft viel zu schnell verschriebene Antibiotikum eine wunderbare Alibifunktion. Der Arzt tut etwas! Und es wirkt ja auch, nur leider ist das sehr kurzfristig gedacht (siehe Kapitel „Die Darmflora"). So wächst dann ein kleiner Erdenbürger heran, der sein Leben lang unter seiner Disposition leiden wird, nie gelernt hat, seine Schwachpunkte zu erkennen, sich selbst zu helfen und zu kräftigen. Dieser Mensch wird nie wirklich gesund sein.

Da mag es nicht wirklich verwundern, dass Erwachsene, die die geschilderten Ereignisse hinter sich haben, auf Rauchen (selbst oder auch passiv) oder Feinstaubbelastungen in ihrer Umwelt heftiger reagieren als Gesunde, die keinen Schwachpunkt in ihren Lungen heranzüchten mussten.

Schauen wir uns an, welche Faktoren das Geschehen Raucherhusten und COPD anheizen und welche weiteren Ursachen Ihre Lunge so stark belasten können, dass sie sich aus eigener Kraft heute nicht mehr selber heilen kann. Und natürlich erfahren Sie in weiteren Kapiteln, was Sie jetzt gegen Ihre Schwachstellen und für Ihre Lungenkräftigung unternehmen können.

Allergien

Als Allergie wird eine übersteigerte Abwehrreaktion des Immunsystems auf normalerweise harmlose Umweltstoffe (Allergene) bezeichnet. Typischerweise sind bei Allergien auch immer entzündliche Prozesse des Körpers beteiligt. Besonders häufig sind die Atemwege von Allergiesymptomen betroffen, da sie durch die eingeatmete Luft ganz direkt mit vielen Fremdstoffen in Kontakt kommen. Schon allein aus diesem Grund sind Allergien Wegbereiter für die Ausbildung einer COPD.

Mittlerweile haben sich allergische Reaktionen so sehr verbreitet, dass fast in jedem Haushalt mindestens eine Person mit Allergien zu kämpfen hat. Dabei können die Symptome sehr unterschiedlich ausgeprägt sein. Häufiges Niesen und stark fließender Schnupfen sind zum Beispiel Symptome des Heuschnupfens (allergische Rhinitis), der jedoch nicht nur von Heu, sondern von jeglichen Blütenpollen ausgelöst werden kann. Diese Symptome treten naturgemäß nur saisonal auf. Sollte die Allergie jedoch gegen Substanzen entstanden sein, die sich in der Wohnung befinden (Hausstaubmilbe, Bettfedern, Textilien), werden die Symptome ganzjährig vorkommen. Meist gehen mit solchen Allergien der Atemwege auch Reizungen der Augen einher. Die Augen können tränen, jucken und sogar ganz zuschwellen und sich dauerhaft entzünden (Bindehautentzündung). Ebenso kann die Schleimhaut von Mund und Rachen mit betroffen sein und jucken sowie anschwellen. In solchen Fällen können sehr bedrohliche Situationen (Luftnot durch plötzlich verschlossene Atemwege durch die Schwellungen) durch die Allergie auftreten. Weiterhin ist die Entstehung eines allergischen Asthmas häufig zu beobachten, insbesondere, wenn die Allergien unbehandelt bleiben.

So, wie die Atemwege von einer Allergie belastet werden können, kann es auch andere „Kontaktflächen" des menschlichen Körpers treffen, wie die Haut (Kontaktekzeme, Quaddelbildung, Nesselsucht, Urticaria, Neurodermitis bzw. atopische Dermatitis genannt) und den Magen-Darm-Trakt (Erbrechen, Durchfall oder Verstopfung, Bauchschmerzen und -krämpfe). Außerdem ist es möglich, dass es durch einen heftigen Allergieschub zu einer lebensbedrohlichen Situation für den Betroffenen kommen kann, dem sogenannten anaphylaktischen Schock mit Kreislaufzusammenbruch und Atem- oder Herzstillstand. Solche Situationen sind zwar selten, aber jeder Allergiker sowie seine Angehörigen und Freunde sollten davon wissen, denn es kann jeden treffen.

Allergiker können an einer der beschriebenen Formen und einzelnen Symptomen leiden, aber auch an mehreren gleichzeitig. Je nach Reaktionstyp können allergische Symptome akut und wiederholt auftreten (z.B. Asthma oder Kontaktekzeme) oder einen langsameren, konstanten Verlauf nehmen (Neurodermitis). Außerdem ist eine Verlagerung im Verlauf der Erkrankung nicht selten. So kann sich ein Heuschnupfen mit der Zeit der Zeit zu Asthma weiterentwickeln oder auch einen „Etagenwechsel" vollziehen und Nahrungsmittelallergien im Magen-Darm-Trakt kommen zusätzlich hinzu.

Glücklicherweise gibt es auch den umgekehrten Weg: Säuglinge mit Nahrungsmittelallergien (typische Symptome: Erbrechen, Durchfälle, atopische Dermatitis) „wachsen" in den meisten Fällen bis zum 5. Lebensjahr aus dieser Allergieform „heraus" und reagieren danach nicht mehr allergisch auf Nahrungsmittel.

Schulmedizinisch werden die meisten Allergien mit Antihistaminika oder in schweren Fällen mit Cortison behandelt. Beide Medikamententypen blockieren das Abwehrsystem, beseitigen während der Einnahme die Symptome, ändern jedoch nichts an den Ursachen des Problems. Im Gegenteil, die Patienten werden von den Medikamenten regelrecht abhängig und leiden an zahlreichen Nebenwirkungen.

Eine andere Behandlung der Schulmedizin ist die Desensibilisierung. Dabei bekommt der Patient zuerst sehr geringe und später langsam gesteigerte Mengen „seines" Allergens unter die Haut gespritzt. So soll der Körper sich langsam daran gewöhnen, also „desensibilisiert" werden. Tatsächlich handelt es sich bei dieser Methode jedoch nicht um eine Ursachenbekämpfung, sondern wiederum um eine Unterdrückungsmaßnahme. Denn unser Körper kann sich tatsächlich an Allergene gewöhnen, nur ist das eine zusätzliche Belastung für ihn. Er gewöhnt sich zwar an die gespritzten Allergene und zeigt dagegen eine Zeit lang keine Symptome mehr, entwickelt in den meisten Fällen aber weitere Allergien gegen andere Allergene. Besonders Menschen, die bereits auf mehr als ein Allergen reagieren (verschiedene Pollen zum Beispiel), sollten von dieser Behandlungsmethode Abstand nehmen. Sie verschlimmert ihre Lage nur. Ausschließlich Menschen, die eindeutig nur eine Allergie haben (z.B. Bienengiftallergiker), sonst aber gesund sind, können es mit dieser Methode versuchen.

Und dann gibt es noch den großen Bereich der Nahrungsmittelallergien. Häufige Auslöser sind Nüsse (besonders Erdnüsse), Soja, Weizen, Kuhmilch, Hühnerei, Fisch und Krebstiere sowie einige Obstsorten, insbesondere Äpfel.

Häufig Allergien auslösende Lebensmittel sind:
Nüsse (bes. Erdnüsse), Soja, Weizen, Kuhmilch, Hühnerei, Fisch und Krebstiere sowie einige Obstsorten (bes. Äpfel, Kiwi und Zitrusfrüchte)

Das besonders Tückische an Lebensmittelallergien ist genau die oben schon beschriebene Gewöhnung und Anpassungsfähigkeit unseres Körpers. Gegen Lebensmittel, die oft gegessen werden, entwickeln allergisch veranlagte Personen besonders häufig Allergien. Doch man erkennt es nicht sofort, da der Körper versucht, irgendwie mit der Dauerbelastung fertig zu werden. Man sagt auch, er „maskiert" die Allergie. Anders als beim sofort auftretenden Heuschnupfen, weiß der Lebensmittelallergiker sehr oft gar nichts von seiner Allergie. Er wundert sich vielleicht über seine dauernde Müdigkeit bis hin zu Erschöpfung, seine Kopfschmerzen, die Übelkeit mit oder ohne Erbrechen, Durchfälle, ständig verstopfte Nase, seltsam unbegründeter Husten, Räusperzwang oder andere Symptome. Würden Sie dabei an eine Lebensmittelallergie denken? Wahrscheinlich nicht. Dennoch verschwinden alle diese Symptome, wenn das verursachende Lebensmittel gefunden wurde und konsequent gemieden wird (sogenannte Karenz, über drei bis sechs Monate notwendig, dann kann das Lebensmittel meist wieder in geringen Mengen genossen werden). Das Auffinden der Auslöser gleicht allerdings einer Detektiv-Arbeit. Die Liste mit möglichen Symptomen soll ein Hinweisgeber sein, bei welchen Symptomen man an eine Nahrungsmittelallergie denken sollte.

Mögliche Symptome bei Nahrungsmittelallergien
(ohne Anspruch auf Vollständigkeit)

Augen – Bindehautentzündung, Schwellungen der Augenlider, starke Tränensäcke, dunkle Ringe unter den Augen, dauerhaft entzündete Augenlider, extreme Lichtempfindlichkeit, Veränderung der Sehschärfe, Änderung des Augeninnendrucks

Ohren – Jucken im Gehörgang, Ekzeme in den Ohren, wiederkehrende Mittelohrentzündungen, Schwindelanfälle, Ohrensausen

Atmungsorgane – chronischer Schnupfen, chronisch verstopfte Nase, chronische Bronchitis, Dauerhusten, spastische Bronchitis, Lungenemphysem kann verstärkt werden, Asthma bronchiale, Räusperzwang, Mandelentzündungen, Nasennebenhöhlenentzündungen, Heiserkeit, Schwierigkeiten mit der Stimme

Haut – Juckreiz, Hautausschläge, Entzündungen, Neurodermitis, Schuppenflechte, Akne, Cellulite, unangenehmer Körpergeruch trotz normaler Hygiene

Verdauungstrakt – Bläschen auf der Zunge, den Lippen, der Mundschleimhaut, Neigung zu Lippen-Herpes, Schluckauf, Sodbrennen, Mundgeruch, Hämorrhoiden, Bauchschmerzen, Völlegefühl, Blähungen, chronische Verstopfung, Durchfälle, Magen- und Zwölffingerdarmgeschwüre, entzündliche Darmerkrankungen (Morbus Crohn, Colitis ulcerosa)

Herz-Kreislauf-System – Puls zu schnell oder zu langsam, besonders zeitnah nach dem Essen; Herzrhythmusstörungen (Herzstolpern, Gefühl, als ob in der Brust etwas herunterfällt), Blutdruck zu hoch oder zu niedrig, Schmerzen in der Brust, Neigung zu Venenentzündungen, Übertemperatur oder Untertemperatur

Bewegungsapparat – Muskelschmerzen, Gelenkschmerzen und Schwellungen, Fibromyalgie, Arthritis

Harn- und Geschlechtsorgane – Häufiges Wasserlassen, Blasenentzündungen, Bettnässen, Menstruationsbeschwerden

Hormondrüsen – Unter- und Überfunktion der Schilddrüse

Nervensystem – Krampfanfälle bis hin zur Epilepsie, Nervenentzündungen, Kopfschmerzen, Migräne, Trigeminusneuralgie

Doch was tun, wenn Sie solche Symptome bei sich entdecken? Haben Sie vielleicht einen Verdacht, welches Nahrungsmittel dahinterstecken könnte? Beobachten Sie sich nach dem Essen immer ganz genau: Werden Sie vielleicht nach bestimmten Gerichten immer müde und träge? Wenn Sie keine solchen Hinweise bei sich finden können, dann schauen Sie sich Ihren Speiseplan an, ob die oben genannten häufigen Allergene darin zu finden sind oder ob Sie andere Lebensmittel häufig verzehren. Um sicher herauszufinden, ob ein bestimmtes Lebensmittel bei Ihnen eine Allergie auslöst, sollten Sie es für mindestens vier Tage konsequent von Ihrem Teller verbannen. Wenn Sie es dann wieder zu sich nehmen, werden Sie genau wissen, ob dieses Nahrungsmittel allergische Reaktionen auslöst, denn die Reaktion wird deutlicher ausfallen als vor dem Weglassen. Machen Sie den Test des erneuten Essens daher am besten an einem freien Tag oder Wochenende, damit die eventuell auftretenden Symptome Sie nicht in Bedrängnis bringen.

Für alle Allergien gilt, dass sie Ihren Körper belasten und Ihr Immunsystem unsinnig in Alarmbereitschaft versetzen. Dadurch können Allergien jede andere Erkrankung verstärken. Bei COPD und Raucherhusten ist der Zusammenhang bei den Allergien, die die Atemwege betreffen, sofort ersichtlich und meist auch spürbar. Bei Nahrungsmittelallergien besteht dieser Zusammenhang jedoch genauso, auch wenn Sie es nicht direkt erkennen. Wenn Sie nun also Allergien bei sich entdeckt haben, dann sollten Sie eine der im Folgenden beschriebenen Möglichkeiten nutzen, um sie auszuschalten:

1. Bei Nahrungsmittelallergien ist es dringend notwendig, die betreffenden Lebensmittel über einen Zeitraum von drei bis sechs Monate (selten länger) sehr konsequent nicht zu sich

zu nehmen, sogenanntes Karenzhalten. Wenn es möglich ist, dann verbannen Sie das betreffende Lebensmittel sogar komplett aus Ihrer Küche, um jeden Kontakt damit zu meiden. Nach dieser Zeit müssen Sie allerdings weiter vorsichtig mit diesem Lebensmittel umgehen. Sie sollten es nicht in großen Mengen und keinesfalls täglich, sondern höchstens nur alle vier Tage essen. Es empfiehlt sich, eine Art Rotationsdiät zu halten (siehe Kasten).

2. Allergie-Löschung: Ja, Sie haben richtig gelesen, Allergien können gelöscht werden. Dies kann durch Bioresonanztherapie oder durch Kinesiologie erreicht werden. Für beide Therapiemöglichkeiten brauchen Sie einen versierten Therapeuten. Inzwischen ist das Problem so bekannt, dass derartige Therapiemöglichkeiten auch in der Nähe Ihres Wohnortes zu finden sein werden.

> **Rotationsdiät – am Beispiel Weizen**
>
> Sie haben eine Allergie gegen Weizen und dieses Getreide konsequent für einige Zeit gemieden? Beginnen Sie dann mit Ihrer Rotationsdiät: Essen Sie beispielsweise an einem Montag Weizen, dann essen Sie am Dienstag Gerste, am Mittwoch Roggen, am Donnerstag Reis und am Freitag Quinoa. Am Samstag Amaranth und am Sonntag Hafer. Am Montag ist dann wieder Weizen „dran". So stellen Sie sicher, dass Ihr Körper nicht wieder ganz schnell die Allergie zurückentwickelt.
>
> Wer nicht so viel wechseln kann, bei dem können auch vier Tage Abstand zwischen dem wiederholten Essen des ehemaligen Allergens ausreichend sein. Allerdings gilt: Je länger der zeitliche Abstand sein kann, desto besser!

Die Bioresonanztherapie ist eine rein physikalische Lösch-Methode. Sie nutzt dabei die Schwingungen (Frequenzen), die ein Allergen oder ein Mensch aussendet. Mit einem Bioresonanzgerät können diese Schwingungen aufgenommen, umgekehrt und an den Patienten zurückgesendet werden. Was dann passiert, das kann man sich vorstellen wie bei Wellen im Wasser. Haben Sie schon einmal zwei Steine in etwas Entfernung zueinander in einen See geworfen? Die Wellen, die diese beiden Steine auslösen, entfernen sich kreisförmig von der Stelle, wo der Stein ins Wasser eintauchte. Dort, wo die Wellen der zwei Steine aufeinandertreffen, verschwinden sie plötzlich. Sie löschen sich gegenseitig aus. So ähnlich läuft es auch bei der Bioresonanz ab: Die Allergenschwingung wird im Gerät umgekehrt und zum Patienten gegeben und „löscht" dort die Allergie gegen das Allergen. Je nach Gerät können ein bis mehrere Löschvorgänge nötig sein, bis die Allergie verschwindet.

Die Kinesiologie kann ebenso zur Allergielöschung genutzt werden. Sie wurde durch den amerikanischen Chiropraktiker Dr. George Goodheart entwickelt. Ziel einer kinesiologischen Behandlung ist es immer, das energetische Körpergleichgewicht wiederherzustellen oder präventiv zu erhalten. Diese Methode stützt sich auf das Meridiansystem der traditionellen chinesischen Medizin und deren „Energiepunkte" (= Akupunkturtpunkte). Diese werden bei einer kinesiologischen Behandlung mit den Fingern beklopft und helfen so, den Energiefluss wieder ins Gleichgewicht zu bringen und die Heilung anzuregen. Auch der schon sehr bekannte Muskeltest kommt aus dieser Therapierichtung. Dafür muss der Patient seinen Arm seitlich in Schulterhöhe gerade vom Körper weggestreckt halten, und der Therapeut versucht, den Arm mit sanftem Druck nach unten zu bewegen. Wird dem Getesteten dabei eines seiner Allergene gegeben (in die Hand und vor den Bauch gehalten), wird der Muskel schwach und lässt sich leicht herunterdrücken. Bekommt er eine für ihn positive Substanz in die Hand, dann bleibt der Arm stark und lässt sich nicht aus seiner Position bringen. Mit ein bisschen Übung kann jeder Mensch diesen Test durchführen und auch das sinnvolle Klopfen kann leicht in entsprechenden Seminaren erlernt werden. Beide Lösch-Methoden werden von der konventionellen Medizin nicht anerkannt. Aber die Erfolge sprechen für sich. Bedenken Sie jedoch nach einer Allergie-Löschung, dass es sich sehr empfiehlt, mit dem gelöschten Allergen in der Zeit danach vorsichtig umzugehen und einen häufigen und vor allem täglichen Kontakt damit zu meiden, denn leider kommen Allergien gerne mal wieder.

3. Es gibt noch zwei weitere Therapieformen, die häufig mit Erfolg gegen Allergien angewendet werden: Akupunktur und Eigenblutbehandlungen. Bei der Akupunktur handelt es sich um eine Methode der traditionellen chinesischen Medizin. Entsprechend geschulte Therapeuten stechen dafür mit feinen Nadeln in bestimmte Punkte auf Ihren Meridianen und regen so den Energiefluss darin und damit Ihre Heilung an. Bei der Eigenblutbehandlung dagegen wird Ihnen etwas Blut abgenommen und direkt, mit Medikamenten vermischt oder homöopathisch aufbereitet, wieder gespritzt oder Ihnen als Flüssigkeit zum Einnehmen mitgegeben. Diese Methode „harmonisiert" das Immunsystem und kann dessen überschießende Reaktion bei Allergien beruhigen. Für beide Behandlungsmethoden ist es nötig, dass Sie sich einen Therapeuten suchen, der sich mit der jeweiligen Methode gut auskennt und Sie während der Dauer der Therapie, die mehrere Wochen beträgt, betreuen kann.

Doch was sind die Ursachen für Allergien? Hier kann leider keine eindeutige Antwort gegeben werden. Sicherlich ist eine entsprechende Disposition des Betroffenen immer vorhanden, doch es kommen weitere Faktoren hinzu. Ein Grundübel bei

Allergien ist meist ein kranker Darm. Was es damit genau auf sich hat, erfahren Sie im nächsten Kapitel. Weitere Ursachen der allergischen Neigung können erlittene Traumata oder eine falsche Ernährungsweise sein. Beide Themen werden auf den folgenden Seiten ebenso noch genauer erläutert. Bei den Nahrungsmittelallergien stehen bestimmte Verarbeitungsschritte der Lebensmittelindustrie in Verdacht, sie zu fördern, und auch die Nahrungsmittel-Intoleranzen (Milchzucker-Unverträglichkeit, Fruchtzucker-Unverträglichkeit, Sorbit-Unverträglichkeit) sind vermutlich Wegbereiter, die den Darm angreifen und normale Lebensmittel plötzlich zu Allergenen werden lassen.

Die Darmflora

Wussten Sie, dass es 20-mal mehr Bakterien als Zellen in Ihrem Körper gibt? Sie haben sogar mehr Bakterien in Ihrem Körper, als Menschen auf diesem Planeten leben! Wenn Sie also das nächste Mal auf die Waage steigen, gehen Sie davon aus, dass ungefähr zwei Kilogramm Ihres Gewichts diesen Bakterien zuzurechnen sind. Das klingt alarmierend, ist aber völlig in Ordnung, denn die allermeisten dieser Organismen sind positiv und hilfreich für Ihre Gesundheit. Die Rede ist natürlich von der sogenannten Darmflora, dem Bakterienbewuchs vor allem im letzten Abschnitt unseres Verdauungstraktes, dem Dickdarm. Wenn Sie erst einmal die vielfältigen Aufgaben Ihrer Darmflora kennenlernen, werden Sie sofort verstehen, warum Sie ein besonderes Augenmerk darauf legen sollten, dass in Ihrem Darm die richtigen Bakterien leben!

Über Jahrtausende hinweg haben wir für beide Seiten (Mensch und Bakterien) eine vorteilhafte gegenseitige Beziehung zu unserer

Darmflora entwickelt. Solange wir „unseren guten Bakterien"
eine gastfreundliche Umgebung bieten, sind die immer bereit, uns
zu helfen. Sie unterstützen eine gute Verdauung, beteiligen sich
an Stoffwechselvorgängen und Entgiftungen, helfen, potenzielle
Allergene in Schach zu halten, und nicht zuletzt bewahren sie
uns davor, dass krankmachende Bakterien in unserem Darm das
Regiment übernehmen können.

Alles das schafft die Darmflora dadurch, dass sie zuerst einmal die Schleimhaut des Darms verstärkt. So wird es für krankmachende Angreifer schwieriger, unseren Körper zu „entern",
außerdem werden auf diese Weise Giftstoffe und mögliche Allergene aus dem Körper ferngehalten. Weiterhin bildet unsere
Darmflora Stoffe, die Fremdbakterien nicht mögen oder sogar
schädigen – ein weiterer Punkt, warum diese uns bei gesunder
Darmflora viel weniger anhaben können. Tatsächlich spricht man
davon, dass circa 80% der Arbeit unseres Abwehrsystems an der
Darmflora stattfindet. Folglich kann ein Großteil unserer Erkrankungen auf eine nicht intakte Darmflora zurückgeführt werden.

Bei einer intakten Darmflora können Sie sich die Darmschleim-
häute vorstellen wie ein gesundes Ökosystem. Eine Wiese, auf der
Pflanzen und Blumen wachsen und über die Vögel und Schmet-
terlinge fliegen. Es ist einfach alles da, damit sich dieses System
versorgen kann. Nur wenn dieses fein aufeinander abgestimmte
System massiv außer Kontrolle gerät, haben schlechte Einflüsse
eine Chance, sich durchzusetzen.

Bei einer Fehlfunktion der Darmflora ähneln die Schleimhäute nämlich einem Rasen, der zum Beispiel durch zu viel Sonne
völlig ausgetrocknet ist und dadurch nicht mehr wachsen kann.
Die Folge ist, dass dort keine Pflanzen und Blumen mehr gedeihen
und keine Vögel oder andere Tiere leben können. Das System ist

gestört. Kommt nun ein Krankheitserreger, hat er leichtes Spiel, sich anzusiedeln. Und nicht nur das. Reiz- und Giftstoffe gelangen direkt in das System hinein und können ungebremst Schaden anrichten. Krankheiten vieler Art werden so Tür und Tor geöffnet.

Die Aufgaben einer intakten Darmflora

▨ Schutz vor Krankheitserregern

▨ Erhalt des richtigen Darmmilieus (pH-Wert)

▨ Verdrängung falscher Bakterienbesiedlung

▨ Ernährung der inneren Oberflächenzellen des Darms (Darmepithel, durch spezielle Fettsäuren)

▨ Schutz vor Gift- und Reizstoffen (Krebserreger, Hormone, Arzneistoffe, Allergene etc.)

▨ Produktion von Vitaminen (Ob diese dem Menschen wirklich zur Verfügung stehen, ist umstritten.)

Für Lungengeschwächte ist es wichtig zu wissen, dass die Bronchialschleimhaut in direkter Beziehung zur Darmflora steht. Je intakter die Darmflora ist, umso widerstandsfähiger sind die Lunge und die Schleimhaut der Bronchien. Wenn Sie jetzt erfahren, dass es viele Menschen gibt, deren Darmschleimhaut löchrig ist wie ein Schweizer Käse, wird verständlich, warum so viele Menschen auch Probleme mit den Lungen und dem Atemtrakt haben. Und Sie verstehen auch, dass hier absoluter Handlungsbedarf für Sie als COPD-Betroffener, Raucher oder ehemaliger Raucher besteht. Hat Ihr (Lungenfach-) Arzt je mit Ihnen darüber gesprochen? Oder haben Sie ihn darauf angesprochen und er hat es als völligen Nonsens abgetan? Lassen Sie sich nicht entmutigen, im Darm liegt ein großes Potenzial für eine bessere Gesundheit für Sie!

Schon die alten Chinesen wussten, ...

... dass Dickdarm und Lunge energetisch eng zusammengehören. In der traditionellen chinesischen Medizin sind die beiden Organe einander zugeordnet. So beeinflussen sie sich gegenseitig, positiv wie negativ.

Wie kommt es dazu, dass eine gesunde Darmflora gestört wird? Es gibt eine Reihe von Faktoren, die das Gleichgewicht der Mikroorganismen im Darm in Unordnung bringen können. Die wichtigsten Faktoren sind der häufige Einsatz von Antibiotika, schlechte Essgewohnheiten (viel Zucker, wenig Ballaststoffe), chloriertes Trinkwasser, Hormoneinnahmen (Antibabypille) und andere, insbesondere Immunsuppressiva wie Steroide (zum Beispiel Cortison, auch als nebenwirkungsarm gepriesene Sprays!), Hormonungleichgewicht zwischen Östrogen und Progesteron, Diäten, Alkohol, Stress, Zuckerkrankheit (Diabetes mellitus) und Schilddrüsenunterfunktion (Hypothyreose). Der wohl wichtigste aller eben aufgezählten Faktoren ist die Anwendung von Breitband-Antibiotika. Diese Medikamente können nicht zwischen freundlichen und krankmachenden Bakterien unterscheiden. Das bedeutet, dass jedes Mal, wenn Sie ein solches Medikament einnehmen, auch eine große Anzahl Ihrer guten Darmflora-Bakterien abgetötet werden. Das wäre ungefähr so, als würde die gut gewachsene Wiese nicht gemäht, sondern stattdessen mit einem scharfen Werkzeug tiefe und breite Rillen in den Boden eingekerbt würden. Sie können sich vorstellen, wie viel gesunder grüner Rasen dann noch übrig bleibt. Etwa so sieht es nach einer Antibiotika-Behandlung bei Ihrer Darmflora auch aus.

Die Folgen für den Körper bei einer langfristig gestörten Darmflora sind vielfältig: Verdauungsprobleme, häufige Darminfektionen, Nahrungsmittelunverträglichkeiten mit der Folge von Nahrungsmittelallergien (s. o.), viele Infekte auch in anderen Körperregionen (Atemwege, Harnwege, Mundschleimhaut), Hautprobleme, Kopfschmerzen und Migräne, prämenstruelles Syndrom, Wechseljahrsbeschwerden, Gelenkprobleme, Asthma und vieles mehr – zum Beispiel auch eine höhere Exazerbationsgefahr bei COPD und ein größeres Risiko, als Raucher eine COPD zu entwickeln.

Wenn Sie wissen wollen, ob Ihre Darmflora gestört ist, können Sie das anhand eines ganz typischen Kennzeichens feststellen: Beobachten Sie Ihren Bauch! Ist er morgens rank und schlank, abends jedoch dick wie eine Tonne, dann ist es sehr wahrscheinlich, dass mit Ihrer Darmflora etwas nicht stimmt. Dieses Dicke-Bauch-Symptom entsteht durch Gärung und Fäulnis der falschen Bakterien im Darm. Denn diese Bakterien produzieren Gase und die treiben den Bauch auf. Vielleicht wissen Sie ja auch so schon, dass Sie viel mit Blähungen und Gasabgang zu kämpfen haben (tatsächlich merken nicht alle Menschen, dass sie Gas in ihrem dicken Bauch haben). Das können Menschen mit Lungenproblemen aber gar nicht gebrauchen. Denn durch die vielen Gase im Darm wölbt sich das Organ nicht nur nach außen – was wir sehen können –, sondern auch nach oben. Und dort sitzen die Lunge und das Herz. Diese beiden Organe geraten dadurch in Bedrängnis. Das kann heftige Reaktionen wie Luftknappheit, Schweißausbrüche, Angstzustände und sogar Herzrhythmusstörungen hervorrufen. Medizinisch wird dieser Zustand als das Roemheld-Syndrom bezeichnet. Leider führt es in der konventionellen Medizin ein absolutes Schattendasein. Dabei hat es schon viele Menschen nachts in die Notaufnahme geführt. Entweder weil sie dachten, sie bekämen einen Herzinfarkt oder bald gar keine Luft mehr. COPD'ler und Menschen mit Raucherhusten, die sowieso eine Einschränkung ihrer Luftreserve haben, leiden besonders unter diesem Syndrom. Sie sollten es halten wie Luther: Was raus muss, muss raus! Bitte das Gas nicht aufhalten, wenn es raus will. Ein stilles Örtchen, ein Gang auf den Balkon, vor die Tür oder in einen leeren Raum oder auch nur eine Decke über dem Bauch und Sie können sich vielleicht besser „erleichtern". Falls das alles nicht möglich ist, lassen Sie es trotzdem raus! Sie und die anderen werden es überleben.

Die räumliche Enge im Bauch-Brustraum ist nicht das einzige Problem der ungesunden Gase im Bauch. Es geht noch weiter: Durch die Enge wird außerdem der sogenannte Nervus vagus gereizt, ein sehr wichtiger Nerv, der unter anderem den Brustraum versorgt. Durch diese Reizung kommt es verstärkt zu Beklommenheitsgefühlen in der Brust, quälendem Husten und Stauungsempfinden im Hals. Eine „chronische latente Hyperventilation" ist die unangenehme Folge mit beschleunigtem, aber unvollständigem Atmen, sogenannter „Seufzeratmung", Reizhusten, Aufstoßen, Blähungen, Schluckstörungen, häufigem Gähnen, Müdigkeit, Vergesslichkeit, Konzentrationsschwäche, Reizbarkeit und vielem mehr.

Veränderungen im Oberbauch, wie Entzündungen des querverlaufenden Dickdarms, der Bauchspeicheldrüse und des Magens, können ebenso direkt auf das Brustfell übertragen werden und entsprechend die Lunge negativ beeinflussen.

Ein weiterer Aspekt sind die Gefäßverengungen, die maßgeblich durch die entstandenen Darmgifte ausgelöst werden und zu einem Lungenstau und damit zu einer deutlichen Einschränkung aller Lungenleistungen führen können. Sie sind sogar in der Lage, intaktes Lungengewebe dauerhaft zu schädigen und eine permanente Schleimhautreizung des gesamten Atemtrakts hervorzurufen.

Kommt die ungesunde Darmflora in Verbindung mit einer chronischen Verstopfung daher, kommt es obendrein noch zu einer Verstärkung aller genannten Symptome. Alle diese Zusammenhänge zeigen deutlich, dass eine Sanierung der Darmflora zu einer wesentlichen Besserung und Stabilisierung einer COPD beitragen kann.

Ein Pilz, der bei gestörter Darmflora eine große Rolle spielt, ist Candida albicans. Es handelt sich hierbei um einen Hefepilz, der in jedem Menschen vorkommt, von einer intakten Darmflora jedoch gut in Schach gehalten wird und dann keinen Schaden anrichtet. Die Besiedelung mit Pilzen der Gattung Candida bezeichnet man auch als Candidiasis. Sie ist die „stille Epidemie" des 21. Jahrhunderts – vor allem bedingt durch unsere Ernährung und Lebensweise. Jeder Mensch, dessen Darmflora in Unordnung geraten ist, ist gefährdet, eine Candidiasis zu entwickeln. Und dieser Pilz kann ausufernd wachsen. Aus dem Dickdarm kommend siedelt er sich gerne im Dünndarm, den Harnwegen und der Vaginalschleimhaut an. Wenn er den gesamten Körper befällt, fühlt er sich in den Bronchien und den Nasennebenhöhlen besonders wohl.

Wenn sich Candida albicans in Ihrem Darm drastisch erhöht, kann das unschöne Folgen haben. Als Hefe ist sie in der Lage, nicht nur Alkohol (Ethanol) in großen Mengen, sondern auch Acetaldehyd zu produzieren. Acetaldehyd ist die giftige Substanz, die die Symptome eines „Katers" produziert. Bei einer gestörten Darmflora können diese beiden Stoffe leicht in die Blutbahn

Candida – der Pilz und seine Folgen:

- Müdigkeit und Schwäche
- Muskel- und Gelenkschmerzen
- Kopfschmerzen
- Augenringe
- Schmerzen im Brustkorb
- Herzrhythmusstörungen
- Durchfall, Verstopfung, Übelkeit, Blähungen nach dem Essen
- Reizdarmsyndrom
- Unverträglichkeit von Kohlenhydraten
- Psychische Störungen (Depressionen, Angst, Reizbarkeit, Stimmungsschwankungen)
- Schlechtes Gedächtnis, mangelnde Konzentrationsfähigkeit
- Wiederkehrende Entzündungen der weiblichen Geschlechtsorgane
- Menstruationsstörungen und Unfruchtbarkeit
- Wiederkehrende Harnwegsinfekte
- Brennen beim Wasserlassen
- Allergien
- Nasennebenhöhlenentzündung (Sinusitis)

übergehen und dann die Leber als zuständiges Entgiftungsorgan belasten – ohnehin ein meist sehr stark beanspruchtes Organ bei COPD'lern. Durch diese dauernde Belastung können sich Menschen, die mit einer Candida-Überwucherung zu tun haben, so fühlen, als ob sie einen Schwips hätten. Das kann bis zu ernsten Zerstörungen in der Leber gehen und die Leberwerte im Blut deutlich ansteigen lassen. Da hilft das Beteuern gegenüber Ihrem Arzt nichts, dass Sie keinen oder nur wenig Alkohol trinken. Er wird es Ihnen nicht glauben, denn diese Laborwerte lügen nicht! Zusätzlich zur COPD stempelt man Sie so unter Umständen noch als Trinker ab. Und ganz nebenbei steigt auch noch Ihr Cholesterinwert, unter Umständen in astronomische Höhen. Wie Sie sich wahrscheinlich vorstellen können, wird der ganze Körper nach und nach vergiftet. Ein übermäßiges Wachstum von Candida kann viele Symptome produzieren, die sich auf den gesamten Körper auswirken können.

- Wiederkehrende Atemwegsinfekte (Bronchitis)
- Husten, der auf konventionelle Therapien nicht oder kaum anspricht
- Hautirritationen / Hautausschläge / Akne
- Nesselsucht (Urtikaria)
- Wiederkehrende Hals- und Ohrinfektionen
- Häufige Unterzuckerungen
- Schnarchen aufgrund übermäßiger Schleimbildung im Hals, der Lunge und den Nasennebenhöhlen
- Schlecht kontrollierbare Schlafmuster
- Starkes Jucken im Analbereich bei Bettwärme
- Entzündung der Vorsteherdrüse (Prostatitis)

Unglücklicherweise wirken Cortison-Einnahmen wachstumsfördernd auf diesen Pilz. Für COPD'ler heißt das, dass zeitgleich zur Einnahme des Cortisons ein Aufbau bzw. Schutz der Darmflora stattfinden sollte. Leider sind die meisten Ärzte nicht geneigt, sich diesem Thema zu widmen. Dabei gibt es schon seit einigen Jahren verschiedene wissenschaftliche Untersuchungen, die zeigen, dass es Zusammenhänge gibt zwischen Antibiotika-Therapie, Candida-Befall und der folgenden Empfindlichkeit der Atemwege, insbesondere auch der Neigung, Allergien zu entwickeln[1].

---

1 Katharina Brandl (Sloan-Kettering Institute, New York) et al.: Nature, Online-Vorabveröffentlichung, DOI:10.1038/nature07250, PNAS, September 2010

Aus Sicht der Naturheilkunde ist es ein grober Fehler, die Maßnahme einer Darmsanierung zu vernachlässigen. Gerade für COPD-Patienten und Menschen in Vorstadien kann eine stabile und intakte Darmflora von allergrößtem Nutzen sein. Wie eine solche Darmsanierung abläuft und was die gesunde Darmflora unterstützt, dazu steht im nächsten großen Kapitel ab Seite 187 alles Wissenswerte.

Bakterien, Viren und Pilze – Feinde, die sich keiner wünscht

Die COPD (und auch ihr Vorstadium, der Raucherhusten) ist gekennzeichnet durch eine Behinderung des Luftstroms und einer anormalen Entzündungsreaktion in der Lunge. Der starke Fokus der meisten Behandler auf die Lunge lässt sie gleichzeitig die anatomischen Verbindungen zwischen den oberen und unteren Atemwegen ignorieren. Tatsache ist jedoch, dass beide als Teile eines gemeinsamen Ganzen gesehen werden müssen. Und diese beiden Teile können sich gegenseitig beeinflussen.

Wechselwirkungen zwischen den oberen und den unteren Atemwegen sind bei Asthmatikern hinreichend untersucht und auch bestätigt worden. In Fachkreisen heißt dies „Cross-Talk". Im Gegensatz dazu ist über einen möglichen Cross-Talk bei COPD und seinen Vorstadien wenig bekannt. Alle sehen ausschließlich das Rauchen als Ursache an, doch das ist nicht genug. In einer Studie[2] an englischen COPD-Patienten zeigte sich zum Beispiel, dass bestimmte entzündungsfördernde Substanzen in den oberen und den unteren Atemwegen immer in der gleichen

2   Hurst, J. R.; Wilkinson, T. M.; Perera, W. R.; Donaldson, G. C.; Wedzicha, J. A.: „Relationships among bacteria, upper airway, lower airway, and systemic inflammation in COPD", Academic Unit of Respiratory Medicine, Dominion House, St. Bartholomew's Hospital, London, EC1A 7BE, UK

Konzentration auftraten. Kam es bei einem der COPD-Patienten zu einer Verschlechterung der Symptomatik, stiegen die Entzündungswerte im gesamten Atemtrakt an. Wenn man nun annimmt, dass COPD immer den gesamten Atemtrakt betrifft, erklärt das, warum eine Therapie über die Nase (z. B. die Nasenspülung, siehe Seite 36 ff.) bei COPD so günstige Auswirkungen hat. Daher spielen jegliche Erreger im Atemtrakt eine große Rolle beim Kampf gegen die COPD und ihren Exazerbationen sowie bei Verschlechterungen des Raucherhustens in Richtung COPD und genauso bei einer allgemeinen Anfälligkeit der Lunge. Hier gilt es vorzubeugen, um den Körper bestmöglich erregerfrei und gesund zu erhalten. Dazu gehört, das Immunsystem zu stärken (gesunde Ernährung, frische Luft, Bewegung etc.) und Keimen bestmöglich aus dem Weg zu gehen (häufiges Händewaschen, siehe Seite 34 f.) sowie Berührungen der eigenen Hände im Gesicht (Mund, Nase) zu vermeiden (siehe Seite 33 ff.). Wenn es dennoch zu einer Infektion gekommen ist, sollte diese wegen der Gefahr einer Exazerbation unbedingt vom Lungenfacharzt mit behandelt werden.

In den folgenden Tabellen finden Sie die häufigsten Erreger, die Probleme bereiten können, und einige Informationen dazu.

Bakterien

Infektionen durch Bakterien werden in der konventionellen Schulmedizin meist mit Antibiotika behandelt. Doch diese Waffe wurde mit den Jahren immer stumpfer. Inzwischen gibt es einige Keime, die gegen die gängigen Antibiotika resistent sind. Dies macht die Bakterien wieder gefährlicher. In der Naturheilkunde gilt es, zuerst den Körper und sein Immunsystem präventiv zu stärken und eine vorhandene (oder auch vergangene) Infektion mit speziellen Nosoden zu behandeln (mehr Informationen zu Nosoden ab Seite 214 f.).

Name(n)	Bedeutung	weitere Informationen	Symptome/Krankheiten
Branhamella catarrhalis (Moraxella catarrhalis)	häufig mitverantwortlich für akute Verschlechterungen einer COPD	Resistenzen gegen Penicillin vorhanden	Entzündungen der Nasennebenhöhlen, der Ohren, des Kehlkopfs, der Luftröhre und der Bronchien
Pseudomonas aeruginosa	kann Rolle bei Verschlechterung der COPD spielen, greift besonders immungeschwächte Menschen an	sog. Krankenhauskeim, weltweit verbreitet	Harnwegsinfekte, Entzündungen der Lunge, des Darms, der Hirnhaut und des äußeren Ohrs
Chlamydia pneumoniae	Nach Übergang in ein chronisches Stadium ist die Gefahr von anhaltenden entzündlichen Erkrankungen im Bereich der Atemwege erheblich.	Da dieser Erreger verschiedene Lebenszyklen durchläuft, ist er oft nicht dauerhaft mit Antibiotika auszumerzen.	kann an vielen Erkrankungen des Körpers beteiligt sein, z.B. Entzündungen des Rachens, der Nasennebenhöhlen, der Bronchien und der Lunge, Zusammenhang mit Asthmaentstehung sowie Beteiligung an Herzinfarkten
Mycoplasma pneumoniae	hochansteckend, siedelt hauptsächlich auf den Schleimhäuten der Atemwege	Erste Infektionen verlaufen meist in der Kindheit und werden häufig nicht richtig diagnostiziert.	Entzündungen der Lunge, der Luftröhre mit Bronchien, des Kehlkopfs, des Rachens sowie des Mittelohrs und auch der Hirnhaut

Name(n)	Bedeutung	weitere Informationen	Symptome/Krankheiten
Klebsiella pneumoniae	bei immunge-schwächten Menschen Krank-heitserreger	Bestandteil der menschlichen Darmflora und bei gesunden Menschen harmlos	Harnwegsinfekte, Ent-zündungen der Lungen und des Rippenfells, der Bronchien der Lunge selbst sowie der Nasennebenhöhlen und der Hirnhaut, Eiteran-sammlung in der Lunge (Lungenabszess), spezi-elle Lungenentzündung (Friedländer-Pneumonie)
Haemo-philus influenzae	besiedelt vorwie-gend den oberen Atemtrakt	zunehmende Resistenzent-wicklung gegen-über Antibiotika	Kehldeckelentzündung (hierbei kann es zu starker Atemnot kom-men, umgehend Arzt aufsuchen), Entzündung der Bronchien, der Nasennebenhöhlen und der Lungen
Pneumo-kokken	häufigster Erreger einer Lungenentzün-dung, Infektions-häufigkeit abhängig von Lebensalter und Zustand des Immunsystems, Ansteckung über Tröpfchen-infektion	präventiv Impfung möglich, zunehmende Resistenzent-wicklung gegenüber Antibiotika	rasch ansteigendes Fieber und Schüttelfrost, zunächst trockener Husten, später (eitriger) Auswurf sowie Atem-not, Abgeschlagenheit, Schmerzen beim Einat-men, eventuell „rasseln-der" Atem; je älter der Patient, umso weniger charakteristisch können die Symptome sein: schleppender Krank-heitsbeginn ohne typi-sche Anzeichen, lediglich leicht erhöhte Körper-temperatur, leichter Husten mit spärlichem Auswurf, Herzrasen und Kurzatmigkeit

Viren

Eine virenspezifische Therapie gibt es in der Schulmedizin nicht. Es werden lediglich die Symptome und eventuelle Komplikationen (z. B. zusätzliche bakterielle Infektionen) behandelt. Die Naturheilkunde setzt auch bei diesen Erregern auf eine präventive Stärkung des Immunsystems des Patienten sowie auf virenspezifische Nosoden (mehr Informationen zu Nosoden ab Seite 214 f.).

Name(n)	Bedeutung	weitere Informationen	Symptome/Krankheiten
Adenoviren	kann monatelang im menschlichen Körper still existieren, um bei einer Schwächung des Körpers (Stress, andere Erkrankungen etc.) erneut auszubrechen	infizieren sowohl Menschen als auch Tiere	Erkältung, Schnupfen, grippale Infekte, Entzündung der Bronchien und der Lunge, Atemnot-Syndrom beim Erwachsenen (Acute Respiratory Distress Syndrome, kurz ARDS)
Coronaviren	besonders infektiös in Frühling, Herbst und Winter	für etwa 30 % aller normalen Schnupfen- und Atemwegserkrankungen verantwortlich, häufige ReInfektionen	Erkältung (Fieber, Husten, Schnupfen), Atemnot, Entzündung der Bronchien und ihrer kleinen Verästelungen, der Lungen, der Nasennebenhöhlen und des Mittelohrs, schweres akutes respiratorisches Syndrom (Severe Acute Respiratory Syndrome, SARS)
Influenzaviren	klassische Grippeviren	präventiv Grippe-Impfung möglich	Fieber, Frösteln, Schüttelfrost, Abgeschlagenheit, Anorexie, Kopfschmerzen, Muskelschmerzen, Gelenkschmerzen, Husten, Halsschmerzen, Lungen- und Luftröhrenentzündung; immer sehr schneller Krankheitsbeginn, der sofort ins Bett zwingt

Name(n)	Bedeutung	weitere Informationen	Symptome/Krankheiten
Para-influenza-viren	besiedeln Schleimhäute des Nasen-Rachen-Raums, können sich jedoch auf den gesamten Atemtrakt ausbreiten, Konstitution und Disposition entscheidend für Krankheitsverlauf	häufig bei Kindern und in der kalten Jahreszeit	Fieber, Schnupfen, Entzündung der Bronchien, des Kehlkopfs, der Lungen, bei Kindern häufig Verursacher für Pseudo-Krupp
RS-Virus (Respiratory-syncytial-Virus)	eine der Hauptursachen für Infektionen der unteren Atemwege bei Säuglingen und Kleinkinder	vorwiegend in der kalten Jahreszeit aktiv, häufige Re-Infektionen auch des oberen Atemtrakts	Entzündung der kleinen Äste der Bronchien, der Luftröhre und gleichzeitig der Bronchien sowie der Lunge; bei Kindern häufig Verursacher für Pseudokrupp
Rhinoviren	verantwortlich für den „banalen" Schnupfen, vor allem im Frühjahr und Spätsommer	Man geht davon aus, dass jeder Mensch sich mehrmals pro Jahr mit verschiedenen Rhinoviren infiziert.	Kratzen im Hals, Schluckbeschwerden, Husten und Schnupfen, Fieber, Kopf - und Gliederschmerzen liegt eine Abwehrschwäche vor, können auftreten: Entzündung der Bronchien und der Lungen

Pilze

Pilze sind in erster Linie nicht Krankheitserreger, sondern für den Verderb oder den natürlichen Abbau von organischem Material (auch Lebensmittel) in Ökosystemen zuständig. Sie breiten sich hauptsächlich als Sporen über die Luft aus. Werden Sporen eingeatmet, kann der jeweilige Pilz auch menschliches Gewebe besiedeln und Krankheitssymptome erzeugen. Gesunden Menschen können Pilze seltener etwas anhaben. Wer eine Vorerkrankung hat, insbesondere der Atemwege, ist stärker gefährdet, durch Pilze zusätzlich zu erkranken. Die Schulmedizin behandelt mit speziellen Antipilzmitteln (z.B. Amphotericin B, Itraconazol, Voriconazol, Caspofungin). In der Naturheilkunde wird wiederum auf ein starkes Immunsystem gesetzt und im akuten und nachakuten Fall mit Nosoden gearbeitet (mehr Informationen zu Nosoden ab Seite 214 f.).

Name(n)	Bedeutung	weitere Informationen	Symptome/ Krankheiten
Aspergillen	tolerieren Wärme sehr gut und können sich deshalb im menschlichen Körper gut verbreiten	Oberbegriff für Schimmelpilze, über 100 verschiedene Arten, einige davon für den Menschen krankheitserregend	werden vor allem über die Atemwege eingeschleppt und können diese besiedeln und mit ihren Stoffwechselprodukten belasten
Alternaria alternata	häufig	Schimmelpilz in der Natur (Pflanzen, Laub) und auf Lebensmitteln (Mehl, Obst, Gemüse) und im Wohnbereich (Textilien, Tapeten)	Fließschnupfen, Husten und Niesanfälle, Nesselfieber, Asthma
Aspergillus fumigatus	Eintrittspforte meist die Atemwege, aber auch Verletzungen der Haut	lebt in besonders feuchten Umgebungen (z.B. Biotonne, Komposthaufen, Blumenerde, Bäder, Matratze, Sitzmöbel etc.)	allergische Reaktionen des Atemtrakts bis hin zu Asthmaanfällen, trockener Husten, Atemnot, Brustschmerzen, gleichzeitige Entzündung der Luftröhre und der Bronchien, Entzündung der Nasennebenhöhlen, chronische Lungenentzündung mit Zerstörung von Lungengewebe

Name(n)	Bedeutung	weitere Informationen	Symptome/ Krankheiten
Aspergillus niger, Schwarzschimmel	in der Lebensmitteltechnik zur Herstellung von Zitronensäure genutzt	häufiger Schimmel auf verdorbenen Lebensmitteln, Obst und Gemüse wie z. B. Weinbeeren, Zwiebeln oder Erdnüssen	wie Aspergillus fumigatus
Candida albicans, Hefepilz	Hefepilz, der häufig auf Schleimhäuten zu finden ist und bei abwehrgeschwächten Menschen Krankheiten verursachen kann.	sehr kontrovers diskutiert, ob und welchen Krankheitswert er hat	Infektion des Mundes (Soor), Bronchitis, Asthma, Entzündung der Magenschleimhaut, der Speiseröhre und des Darms, Entzündung der Blase, der Eichel bzw. der Vaginalschleimhaut

Folgende Pilze können darüber hinaus eine Bedeutung bei COPD/Raucherhusten-Patienten haben: Cladosporium, Cryptococcus neoformans, Curvularia, Geotrichum candidum, Mucor mucedo, Penicillium, Penicillium chrysogenum, Penicillium notatum, Pullularia pullulans.

Die Nasennebenhöhlen

Obwohl Lungenfachärzte es immer wieder unter den Tisch fallen lassen, gibt es wichtige Belege dafür, dass die Nasennebenhöhlen für COPD'ler und Patienten mit Raucherhusten eine große Bedeutung haben. Viele Patienten leiden nämlich unter chronischer Nasennebenhöhlenentzündung (chronische Sinusitis) und haben durch diese Erkrankung schlechtere Atemwerte und Heilungsmöglichkeiten. Manche von ihnen wissen es nicht einmal, dass sie unter dieser chronischen Entzündung leiden, und schon gar nicht, wie sehr sie ihnen zusätzlich das Leben schwer macht. Dabei kann sie durchaus erfolgreich bekämpft werden und so jedem Betroffenen eine Verbesserung seines Zustands bescheren.

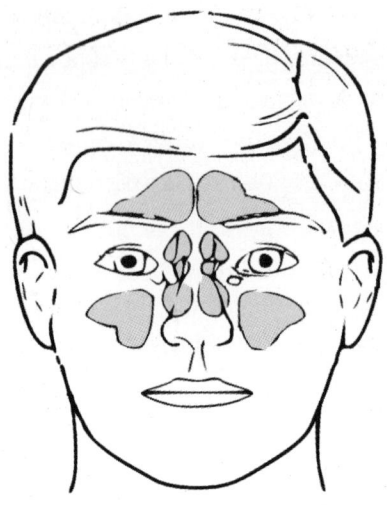

Lage der Nebenhöhlen im Kopf

Die Nasennebenhöhlen (auch einfach nur Nebenhöhlen genannt) sind Hohlräume in den Knochen des Gesichts. Sie sitzen oberhalb der Nase in der Stirn (daher werden diese Hohlräume auch als Stirnhöhlen bezeichnet) sowie rechts und links von der Nase. Alle Nebenhöhlen sind mit Schleimhaut ausgekleidet. Bei einer akuten Infektion durch Bakterien, Viren oder auch durch Pilze entwickelt sich an allen Schleimhäuten in den Atemwegen und somit also auch in den Nebenhöhlen viel Schleim. Dieser kann in den Hohlräumen stecken bleiben, denn deren Zugänge in den Nasenraum, die den Schleimabfluss ermöglichen, verstopfen leicht. Das Ergebnis ist ein „Schleimstau" in den Nasenhöhlen. Das kann zu einem unangenehmen Druckgefühl im Kopf führen bis hin zu Gesichtsschmerzen und massiven Kopfschmerzen, insbesondere, wenn der Kopf nach unten gebracht wird, wie zum Beispiel, um etwas vom Boden aufzuheben.

Doch mit diesen Beschwerden ist der Bedeutung der Nebenhöhlen noch nicht Genüge getan. Denn in ihnen können sich die
Infektionskeime leider sehr gut verstecken. Eingesetzte Antibiotika können sie dort gar nicht erreichen. Die Folge ist, dass
die Keime dort möglicherweise überdauern, später die Infektion
erneut aufflammen lassen und so für immer wiederkehrende
Nasennebenhöhleninfektionen sorgen (rezidivierende Sinusitis =
drei oder mehr Nasennebenhöhlenentzündungen pro Jahr, allerdings können diese drei oder mehr Infektionen auch auf neue
Keimbelastungen zurückzuführen sein). Häufige Infektionen
können eine langanhaltende Entzündung in den Nebenhöhlen
erzeugen. Bei besonders langer Dauer kommt es dazu, dass sich
die Symptome „verselbstständigen" und chronisch werden. Die
Patienten haben dann, obwohl sie keine akute Erkältung oder
Grippe haben, häufig eine verstopfte Nase, womöglich sogar mit
eitrigem oder manchmal blutigem Ausfluss und einer deutlichen
Abnahme ihres Geruchs- und Geschmackssinns. Oft klagen sie
auch über Mundgeruch und schlechten Geschmack im Mund,
scheinbar unbegründetem Husten, Müdigkeit, Schmerzen in
Gesicht, Kiefern und/oder Ohren und bei manchen kommt es bei
bestimmten Kopfstellungen zu Schleimabfluss in den Rachen.

Selbstverständlich ist die chronische Sinusitis eine Belastung
für den gesamten Organismus. Bei COPD- und Raucherhusten-
Patienten nimmt sie außerdem von der eh schon begrenzten Luft-
menge einen weiteren Teil weg. Das Einatmen liefert dann noch
weniger Sauerstoff. Grund genug, nach einer solchen chronischen
Sinusitis bei sich selbst zu fahnden und alles zu tun, um sie und
ihre Ursachen zu beseitigen und auch neue Infektionen zu verhindern. Hinweise dazu haben Sie bereits im vorherigen Kapitel
erhalten (siehe Seite 33 ff.). Doch die Ursachen können vielfäl-
tiger sein. So gibt es zum Beispiel immer mehr Hinweise darauf,

dass Allergien an der Entwicklung einer chronischen Sinusitis beteiligt sein können. Bei einer Allergie kann es in den oberen Atemwegen inklusive den Nebenhöhlen ebenso zu andauernden Entzündungen der Schleimhäute kommen. Als allergieauslösende Substanzen werden für diesen Fall die Lebensmittel Weizen, Zitrusfrüchte, Zucker und Milchprodukte diskutiert. Die Ergebnisse spezieller Testungen in meiner Praxis stützen diese Vermutung.

Andere Ursachen für eine chronische Sinusitis und einen erschwerten Abfluss des Schleims kann zum Beispiel eine ungewöhnliche Krümmung der Nasenscheidewand oder anderer Strukturen im Gesichtsknochen sein. In einem solchen Fall sollte, wenn andere abflussfördernde Maßnahmen nicht greifen, über eine Korrektur nachgedacht werden.

Eine verminderte Abwehrleistung öffnet einer Sinusitis Tür und Tor. Andere Erkrankungen, die sich primär nicht im Nasen-Rachen-Raum abspielen, können an der Entstehung einer Sinusitis beteiligt sein. Wer zum Beispiel unter häufigem Sodbrennen und Aufstoßen leidet, ist gefährdet. Hier führt natürlich nur eine Therapie der Grundkrankheit zum Erfolg.

Zur Selbstbehandlung der chronischen Sinusitis empfiehlt sich zuerst die tägliche Nasenspülung. Wer es verträgt, der kann auch regelmäßig Dampfbäder mit Salzwasser machen (siehe auch Seite 231). Darüber hinaus gibt es verschiedene homöopathische Komplexmittel, die – neben anderen Homöopathika – alle Kalium bichromicum in den Potenzen D4 oder D8 enthalten. Fragen Sie dazu einen naturheilkundlich versierten Therapeuten oder in einer entsprechenden Apotheke nach. Dort werden Sie die passenden Mittel bekommen.

Traumata

Traumata nennt man die Folgen von Erlebnissen, die als Bedrohung des eigenen Lebens, der eigenen Sicherheit oder Gesundheit wahrgenommen werden. Sie können jedoch auch aus der Beobachtung von derartigen Erlebnissen bei anderen Menschen herrühren. Dabei ist es egal, wie lange diese Situationen andauerten. Trauma-Folgen können dauerhafte körperliche, gefühlsmäßige und psychische Probleme sein. Ereignisse mit einem Trauma als Folge können sehr unterschiedlich aussehen. Der Tod eines nahestehenden Menschen oder auch eines geliebten Haustiers gehört auf jeden Fall dazu, auch Gewalt- und Kriegserfahrungen und jede Art von körperlichen Verletzungen und Unfällen können sich als Trauma auswirken. Ebenso kann die Trennung/Scheidung vom Lebenspartner ein Trauma auslösen sowie bei Kindern die Trennung der Eltern. Auch ein ungewollter Wohnortwechsel, die Diagnose einer lebensbedrohenden Krankheit oder Erlebnisse, bei denen ein Verlust der Selbstbestimmung erzwungen wird (z. B. Krankenhausaufenthalt, Entführung, Inhaftierung) und auch heftige Schmerzen können Traumata nach sich ziehen. Besonders bei den Gewalterfahrungen kann schon das Zuschauen, wie anderen Menschen Gewalt angetan wird oder sie Verletzungen erleiden, ein Trauma bewirken. Daher sind Personen, die im Katastrophenschutz, bei der Feuerwehr, der Polizei oder als Notfallsanitäter und -ärzte arbeiten, besonders gefährdet.

Kennzeichnend für ein Trauma ist, dass sich die betreffende Person zum Zeitpunkt des Ereignisses wie gelähmt und taub fühlt, unfähig zu Reaktionen. Das Leben fühlt sich an wie unter einer Glasglocke, die den Betroffenen von seiner Umwelt und auch von der eigenen Person abschirmt. Man kann sich selbst und auch sonst nichts mehr richtig wahrnehmen. Dieser Zustand kann über Tage und auch Wochen anhalten. Später folgen Phasen, in denen Erinnerungen an das Ereignis Gefühle der Hilflosigkeit und der Angst oder des Entsetzens auslösen können.

Möglicherweise haben Sie bei Ihrer ersten großen Atemnot ein Trauma erlitten. Oder vielleicht hat die Diagnose „COPD" zusammen mit Ihren späteren Recherchen im Internet in Ihnen ein solches „Taubheits- oder Glasglockengefühl" erzeugt? Haben Sie Ängste entwickelt, von denen Sie meinten, sie nicht mehr beherrschen zu können? Oder welche Gefühle haben Sie beschlichen? Leiden Sie vielleicht immer noch unter quälenden Fragen wie „Warum bin ich nicht eher zum Arzt gegangen?", „Wie lange werde ich noch leben?", „Werde ich irgendwann ersticken?". Erinnern Sie sich bei diesen Situationen an Stresssymptome wie Herzrasen, schnelles Atmen, Schwindel und Schwächegefühle? Oder auch Muskelverspannungen, Zittern, Schwitzen und gleichzeitiges Frieren, Magenschmerzen und Verdauungsstörungen (Kloß im Bauch, Durchfall), Reizbarkeit und später dann vielleicht Schlafstörungen, Albträume, körperliche und geistige Erschöpfung oder andere auffällige Symptome? Doch forschen Sie auch in der Vergangenheit, ob Sie schon früher für Sie dramatische Erlebnisse hatten, die solche Reaktionen auslösten. Nicht zuletzt zählt auch jedes gegen den Verstand immer weiter betriebene Suchtverhalten (Rauchen!) zu den möglichen Folgen eines Traumas.

Wenn Sie immer wieder unter den Folgen und Fragen wie die oben beschriebenen leiden oder wenn Sie das Rauchen auch nach Ihrer Diagnose immer noch nicht sein lassen können, dann ist es gut möglich, dass Sie unter einem oder mehreren Trauma/ta leiden. Sie sollten unbedingt aktiv werden und sich Hilfe holen. Denn Ängste können lähmen und eine aus Angst gelähmte

Atemmuskulatur können Sie gar nicht gebrauchen. Allein schon die Angst vor der Angst kann Atembeschwerden auslösen. Bei einem tief sitzenden Trauma kann es schon ausreichen, mit jemandem zu sprechen, der unter Atemnot leidet, und die eigene gesundheitliche Situation verschlechtert sich deutlich.

Es gibt heutzutage viele Therapieansätze, um Traumata aufzulösen und damit auch die daraus entstandenen Symptome zu beseitigen. Ich möchte ein paar Methoden, die auch in der Naturheilkunde angewandt werden und meiner Erfahrung nach hilfreich sind, weiter unten vorstellen.

Der Stellenwert einer Trauma-Löschung durch einen Therapeuten kann bei COPD und ihren Vorstadien kaum hoch genug eingeschätzt werden. Denn je größer die Angst und je stärker die dahinterstehende Emotion, umso größer der Einfluss auf die Erkrankung und umso schwieriger lässt sich diese behandeln – egal ob schulmedizinisch und/oder naturheilkundlich. Sollten Sie wissen oder vermuten, dass Sie traumatische Erlebnisse hatten, kann die erste Maßnahme nur die Auflösung des Traumas sein. Dadurch wird Ihnen eine

Trauma
Weitere mögliche Reaktionen nach einem traumaauslösenden Ereignis:
- Angst, Panik oder Wut
- emotionale Betäubung
- Änderung des Essverhaltens
- Bilder des betreffenden Ereignisses tauchen immer wieder auf
- zunehmende Ungeduld
- man hat eine Tendenz, sich zu isolieren oder zurückzuziehen
- man vermeidet vergleichbare Situationen
- Angst oder Abneigung, offen zu sprechen, Gefühle auszudrücken
- Kopfschmerzen, Bauchschmerzen, Verdauungsstörungen

Weitere mögliche langfristige Symptome durch ein Trauma:
- Depression
- Konzentrationsstörungen
- Frustration
- Probleme bei der Durchführung von Aufgaben
- Vermeidungshaltung
- Angst, allein zu sein
- Verzweiflung und Hoffnungslosigkeit

massive Dauerbelastung genommen, Sie haben nach meist relativ kurzer Zeit wieder mehr Kraft und Lebensfreude. Die mit dem Trauma in Verbindung stehenden Symptome verschwinden fast von allein. Natürlich können Sie eine solche Behandlung selbst noch unterstützen. Sorgen Sie für Regelmäßigkeit in Ihrem Alltag, ernähren Sie sich gesund und schlafen Sie ausreichend, bleiben Sie körperlich und geistig aktiv, mit Übungen und Anforderungen, bei denen Sie sich nicht übernehmen. Gleichzeitig sollten Sie jeden Tag unbedingt darauf achten, regelmäßig Pausen zu machen und Ihr Leben zu genießen. Gönnen Sie sich einen guten Feierabend mit einer passenden Entspannung ganz nach Ihrem Geschmack: Hören Sie Musik, schauen Sie einen lustigen Film, lesen Sie oder basteln Sie etwas. Tun Sie das, was Ihnen Freude bereitet – jeden Tag ein bisschen! Ganz wichtig ist es auch, Hilfe von Freunden oder Familienmitgliedern anzunehmen. Das kann das Angebot sein, über die eigene Situation und Gefühle zu sprechen, oder ganz praktische Hilfe (Einkaufen, Putzen etc.). Und nicht zuletzt: Machen Sie immer wieder Ihre positiven Visualisierungsübungen, wie sie in diesem Ratgeber schon vorgestellt wurden (siehe Seite 42 ff.).

Die psychosomatische Energetik

Die psychosomatische Energetik (PSE) ist ein alternativmedizinisches Verfahren, das von dem Arzt Dr. Reimar Banis entwickelt worden ist. Dr. Banis sieht verborgene, ungelöste seelische Konflikte als Ursache von Krankheiten an. Insgesamt hat er 28 verschiedene Konfliktthemen gefunden, die er bestimmten Energiebereichen innerhalb des Körpers, den sogenannten Chakren, zuordnet. Damit diese Konflikte sichtbar gemacht werden können, hat er ein Testgerät entwickeln lassen, mit dem ein zertifizierter Therapeut unter Zuhilfenahme kinesiologischer Testmethoden (siehe auch Seite 81 f.) die Stärke eines Konflikts messen kann. Nach

Ermittlung des Konflikts werden entsprechende homöopathische Komplexmittel verordnet, die regelmäßig über einen langen Zeitraum eingenommen, die emotionalen Konflikte auflösen sollen. Typische Konfliktthemen können zum Beispiel sein: Ängstlichkeit, Mangel an Selbstvertrauen, Minderwertigkeitsgefühle, übermäßige Strenge mit sich selbst, nicht geäußerte Wut, Misstrauen und andere. Man kann sich die Konflikte wie kleine bösartige Vampire vorstellen, die Ihnen Ihre Lebensenergie absaugen. Das wirklich Spannende daran ist: Je schlechter es Ihnen auf der körperlichen Ebene geht, umso besser geht es diesen gemeinen Vampiren! Ziel der PSE ist es, den wichtigsten Konflikt, den sogenannten Zentralkonflikt, zu finden und aufzulösen. Dieser zeigt sich in der Regel nicht sofort, vielmehr ist dieser Behandlungsansatz mit dem Abschälen einer Zwiebel zu vergleichen. Es wird Schicht für Schicht bzw. Konflikt für Konflikt abgelöst, um letztendlich den Grund allen Übels an der Wurzel zu packen.

Vorteile der PSE: In der Hand eines versierten Therapeuten ist die PSE ein mächtiges Instrument, um Konflikte aufzulösen. Die PSE kann zusammen mit anderen Verfahren angewendet werden. Die Kosten sind überschaubar.

Nachteile der PSE: In der Regel finden sich zwischen drei bis sechs Konfliktthemen. Je nach Stärke des Konflikts kann eine Auflösung bis zu 16 Wochen dauern. Da die Konflikte nacheinander behandelt werden, kann sich eine Behandlungsdauer von mindestens zwei Monaten bis hin zu zwei Jahren ergeben.

Die chinesische Quantum-Methode

Die chinesische Quantum-Methode (CQM) ist keine Behandlungs- oder Heilungsmethode im klassischen Sinn, dennoch ist sie eine wirkungsvolle Vorgehensweise, um positive Veränderungen im Leben zu erzielen. CQM in seiner heutigen Form wurde von

Gabriele Eckert entwickelt. Ziel einer CQM-Sitzung ist es, energetische Altlasten, sowohl auf körperlicher, seelischer und/oder geistiger Ebene, aufzulösen. Insbesondere bei der Arbeit mit negativen Glaubenssätzen kann CQM sehr effektiv sein. Dabei wird mental auf das menschliche Energiefeld eingewirkt und versucht, die Schwächen im Energiesystem des Menschen in Stärken umzuwandeln. Die CQM-Anwendung erfolgt wertefrei und kann Belastungen ohne tiefer gehende „Aufarbeitung" korrigieren. Eine Anwendung mit CQM erfolgt ohne Berührungen und kann dadurch für den einen oder anderen gewöhnungsbedürftig sein.

Vorteil von CQM: Kann sehr schnell und durchgreifend sein. Gabriele Eckert bietet Fortbildungen an und ermöglicht es jedem, hieran teilzunehmen. Mit entsprechendem Training und der nötigen Übung kann CQM auch als Selbsthilfemethode erfolgversprechend eingesetzt werden. Wenn Sie neugierig auf diese Methode geworden sind, können Sie gegen eine geringe Gebühr an einem der deutschlandweit stattfindenden Erlebnisabende teilnehmen.

Nachteil von CQM: Wer nicht bereit ist, entsprechend der vorgenommenen Korrekturen an sich zu arbeiten, wird wieder in die alten Muster zurückfallen. Die Seminare, die von Gabriele Eckert angeboten werden, sind mit durchschnittlich 500 Euro nicht für jeden erschwinglich.

Somatic Experiencing

Somatic Experiencing (SE) ist ein körperorientiertes Therapieverfahren, das der amerikanische Psychologe Dr. Peter Levine in den 1970er-Jahren entwickelt hat. Es zielt speziell darauf ab, Traumata und damit deren körperliche Folgereaktionen aufzulösen. Bei der Entwicklung dieser Therapieform hat sich Dr. Levine das Verhalten von Tieren in ihrer normalen Umwelt angeschaut: Sie stehen oft durch lebensbedrohliche Situationen unter Stress (fressen und gefressen werden), schaffen es aber, diesen vollständig wieder abzubauen und somit nicht als Trauma zu speichern. Wir Menschen können das auch, blockieren jedoch durch unseren Verstand den angeborenen Ablauf und bleiben so im Trauma verhaftet und entwickeln körperliche Folgen. Genau hier setzt die SE an und ermöglicht schrittweise den fehlenden „Restablauf" der gesunden Reaktion auf die erlittene Belastung. Dabei ist es nicht notwendig, an den Inhalten des Traumas selbst zu arbeiten, sondern SE kann sich nur an die abgelaufene und noch ausstehende körperliche Reaktion wenden.

Vorteil von SE: Traumathemen nähert man sich schrittweise, um einer erneuten Traumatisierung vorzubeugen. Durch diese Vorgehensweise können auch schwer belastende Traumata sanft gelöst werden.

Nachteil von SE: Obwohl in den meisten Fällen nach der ersten Behandlung eine deutliche Erleichterung erlangt wird, sind mehrere Sitzungen nötig, um das Nervensystem dauerhaft zu stabilisieren.

EMDR

EMDR (Eye Movement Desensitization and Reprocessing) ist eine von Dr. Francine Shapiro zufällig entdeckte und dann entwickelte Traumatherapie. Zur Behandlung der posttraumatischen Belastungsstörung ist EMDR inzwischen wissenschaftlich anerkannt. EMDR-Therapeuten lassen den Patienten bei einer Sitzung an Gefühle und Bedingungen der traumatischen Situation denken und veranlassen dann eine schnelle, meist zwischen zwei Elementen wechselnde Augenbewegung oder andere rhythmische Reize, die im Gehirn die Traumalöschung bewirken. Die genaue Ursache der Löschung ist bisher unbekannt.

Vorteile von EMDR: Wirkt sehr schnell, beim posttraumatischen Belastungssyndrom liegt die Erfolgsrate bei etwa 90%. Es sind nur wenige Sitzungen nötig, um ein Trauma aufzulösen. **Nachteile von EMDR:** EMDR arbeitet bewusst mit den traumatisierenden Ereignissen. Deshalb sollten EMDR-Sitzungen nur bei erfahrenen und speziell ausgebildeten Therapeuten wahrgenommen werden. Hierbei kann es zu erheblichen Wartezeiten kommen.

Psycho-Prana

Die Behandlung mit Psycho-Prana fußt auf alten energetischen Heilprinzipien und ist eine Sondermethode der Prana-Heilung (siehe Seite 227 f.). Der Therapeut arbeitet dabei berührungsfrei im Energiefeld des Klienten, spürt Energiestauungen und -löcher auf und beseitig diese. Die Methode ist von der konventionellen Psychologie und Medizin nicht anerkannt, hat sich jedoch als wirksam bei der Entfernung von negativen Gedankenformen bewährt. Auch kann sich durch die Entfernung emotionaler Blockaden mit Psycho-Prana die allgemeine und körperliche Verfassung eines Menschen deutlich verbessern.

Vorteile von Psycho-Prana: Wenn Sie sich für diese metaphysische Heilmethode öffnen können, ist die Wahrscheinlichkeit groß, dass Ihnen geholfen werden kann. Auch ist die Ausbildung in Prana-Healing jedermann zugänglich und nimmt Rücksicht auf einen schmalen Geldbeutel.

Nachteile von Psycho-Prana: Da diese Methode unter das geistige und spirituelle Heilen fällt, ist weder eine Approbation als Arzt noch eine Zulassung als Heilpraktiker nötig, um mit dieser Methode zu arbeiten. Um auf der sicheren Seite zu sein, sollten Sie sich ausschließlich durch erfahrene und zertifizierte Prana-Anwender behandeln lassen.

Störfelder und -herde

Störfelder oder -herde sind Überbegriffe für Einflüsse auf den menschlichen Organismus, die den regulären Ablauf von Stoffwechsel- und Energiefluss behindern und damit stören. In der konventionellen Medizin gelten sie als nicht existent. Tatsächlich gibt es jedoch in der Naturheilkunde mannigfache Belege für ihr Vorhandensein. Insbesondere dann, wenn Krankheiten atypisch verlaufen oder in eine chronische Verlaufsform übergehen und/ oder nicht auf bewährte Therapieverfahren ansprechen, liegt es nahe, dass solche Störfelder im Körper vorhanden sind.

Sehr häufig entstehen solche Störfelder durch Narben. Dabei muss es sich nicht um große Operationsnarben handeln, auch kleinste Narben von Schnittwunden können stören, selbst wenn die Verletzung schon Jahre zurückliegt. Wichtig ist dabei die Lage solcher Narben. Besonders häufig stören jene Narben, die Energiebahnen (in der traditionellen chinesischen Medizin „Meridiane" genannt) durchkreuzen oder an deren Anfangs- oder Endpunkten liegen. Ebenso Narben, die „wetterfühlig" sind, jucken oder immer wieder einmal schmerzen, stehen im dringenden Verdacht, den Körper in seinem Ablauf zu stören.

Die Zähne sind ebenfalls häufige Ursache von Störfeldern, so zum Beispiel falsch wachsende Weisheitszähne oder die Narben durch deren Entfernung, wurzelbehandelte Zähne und Zahnmaterialien für Füllungen, Brücken und anderes können dem betreffenden Menschen Probleme bescheren. Nicht vergessen werden sollten in diesem Zusammenhang kleine Entzündungen, die sich kaum durch Symptome bemerkbar machen und daher laut „Schulmedizin" nicht behandlungsbedürftig sind. Tatsächlich sind sie jedoch eine dauerhafte Belastung für den Körper, schwächen und stören ihn. Zu dieser Kategorie können alle Reizungen mitgerechnet werden, die vorkommen können: an Ohren, Mandeln, Nasennebenhöhlen, aber auch im Darm (siehe Seite 84 ff.), an Galle und Blinddarm oder jedem anderen Organ. Das erklärt, warum jegliche Infektion die Entstehung eines Störfelds auslösen und unterstützen kann. Auch Traumata jeder Art (siehe Seite 103 ff.) wirken letztendlich als Störfeld im Körper.

Meine Empfehlung lautet daher: Wenn Sie immer wieder an Entzündungen leiden, viele Behandlungen durch einen Zahnarzt oder Kieferorthopäden über sich ergehen lassen mussten oder Narben haben, dann wenden Sie sich an einen Arzt oder Heilpraktiker, der die Neuraltherapie nach Huneke ausübt. Bei dieser Behandlung werden nach exakter Bestimmung der Störherde diese mit einem Betäubungsmittel unterspritzt und damit ausgeschaltet. Dabei kann es passieren, dass schon direkt bei der Behandlung die mit dem Störfeld in Verbindung stehenden Symptome verschwinden. Fachleute nennen diese Sofortwirkung das „Sekundenphänomen". Wenn Sie vermuten, dass bei Ihnen Störfelder eine Rolle spielen, probieren Sie diese Therapieform unbedingt aus. Vielleicht kommen auch Sie in den Genuss der sofortigen Erleichterung durch das Sekundenphänomen.

Tägliche Gifte

Wir leben in einer Welt voll gesundheitsschädigender Chemikalien. Viele davon finden wir in alltäglichen Produkten wie Kosmetika, Haushaltsreinigern, Duftprodukten und manchem mehr. Einige dieser Chemikalien werden mit einer Krebsentstehung in Verbindung gebracht, andere beeinträchtigen unser Immunsystem, wieder andere stehen in Verdacht, unser Nervensystem zu schädigen, und es gibt auch solche, die in unser Hormonsystem eingreifen. Tatsächlich weiß man von wissenschaftlicher Seite nur sehr wenig über die langfristigen Wirkungen der einzelnen Stoffe auf unsere Gesundheit und so gut wie gar nichts darüber, was passiert, wenn man diese Stoffe auch noch als Kombinationen zu sich nimmt, wie es ja tagtäglich geschieht.

Viele Menschen gehen davon aus, dass die zuständigen Behörden schon einschreiten, wenn etwas unsere Gesundheit gefährden könnte. Leider sieht die Realität ganz anders aus: Regierungsbehörden handeln viel zu langsam und nur dann, wenn eindeutige Belege für eine Gefährlichkeit gegeben sind. Hinweise auf eine schädliche Wirkung werden zuerst nur beobachtet und nicht unterbunden. Mitunter kann es auf diese Weise 20 bis 30 Jahre dauern, bis eine verdächtige Chemikalie wirklich aus dem Verkehr gezogen wird. Dabei spielt die Industrie, die solche Stoffe herstellt oder in ihren Produktionsabläufen benötigt, eine wichtige Rolle. Denn diese Firmen unternehmen alles, um ein Verbot zu verhindern oder wenigstens hinauszuzögern. Unsere Antwort auf solches Verhalten kann nur sein, verdächtige Produkte schon beim geringsten Zweifel an ihrer Unbedenklichkeit für unsere Gesundheit nicht mehr zu benutzen.

Alle Umweltgifte können eine nicht unerhebliche Rolle bei der Aufrechterhaltung oder Verschlimmerung von COPD und Raucherhusten spielen. Aus diesem Grund gilt es auch im Fall der Umweltgifte alles zu vermeiden, was belasten könnte. Dies insbesondere deshalb, da COPD-Patienten sich bei entsprechender Ausprägung der Erkrankung viel in Innenräumen aufhalten, wo die Konzentration an bestimmten belastenden Stoffen meist deutlich höher ist als in der Natur.

Vom Menschen bedenkenlos freigesetzte Umweltgifte haben sich überall auf der Erde verteilt, sie sind in der Atmosphäre, den Gewässern und im Boden nachweisbar. Sogar im Eis der Pole unserer Erde lassen sich Gifte nachweisen. Leider werden uns auch die als „dreckiges Dutzend" bekannten und seit 2004 verbotenen Giftstoffe aufgrund ihrer Langlebigkeit noch lange beschäftigen (Dioxine, DDT, Furane, PCB und andere). Die folgende Liste führt die häufigsten Umwelt- und Gebrauchsgifte auf, mit denen sich unser Körper auseinandersetzen muss. Meiden Sie diese Substanzen, indem Sie auf die genannten Quellen möglichst verzichten oder sicherstellen, dass in Ihrem speziellen Produkt die Substanzen nicht enthalten sind. Häufig sind Bioprodukte weniger belastet, jedoch ist dies leider nicht immer gesichert.

Gifte	Gesundheitsrisiken	Quellen
Schwermetalle (z.B. Quecksilber, Blei, Cadmium u.a.) **Arsen** (Halbmetall) **Aluminium** (Leichtmetall)	Krebs, Alzheimer, neurologische Störungen, Herzrhythmusstörungen, Verringerung der roten und weißen Blutkörperchen, chronische Müdigkeit, das Gefühl neben sich zu stehen, Konzentrationsstörungen, Schlafstörungen, Beschwerden in der Muskulatur, chronische Nasennebenhöhlenentzündungen, extreme Erschöpfungszustände, die sich nicht erklären lassen, Depressionen, starke Unruhe	Trinkwasser, Bleileitungen, Fisch, Impfstoffe, Pestizide, behandeltes Holz, Antitranspirantien, Desinfektionsmittel, Baumaterialien und Amalgamfüllungen, Medikamente (z.B. Antacida gegen zu viel Magensäure)
PCB (polychlorierte Biphenyle) gehören zum „dreckigen Dutzend", obwohl seit 2004 verboten, sind sie häufig noch nachweisbar	Krebs, Chlorakne, Haarausfall, Hyperpigmentierungen, Leberschäden, Schädigung des Immunsystems, Unfruchtbarkeit bei Männern	Kondensatoren, Weichmacher in Lacken, Dichtungsmasse, Isoliermittel und Kunststoffe

Gifte	Gesundheitsrisiken	Quellen
Pestizide Gemäß der Environmental Protection Agency (EPA) sind die überwiegende Mehrheit der Pestizide als krebsauslösende Substanzen bekannt, Rückstände von Pestiziden finden sich immer wieder bei Untersuchungen von Lebensmitteln.	Krebs, Parkinson, Nervenschädigungen, Fehlgeburten, Missbildungen	Belastung von Lebensmitteln mit Pflanzenschutzmittel-Rückständen (Gemüse, Fleisch, Paprika, Weintrauben, Erdbeeren), Insektensprays
Mykotoxine (Gifte von Schimmelpilzen)	Krebs, Asthma, Multiple Sklerose, Herzerkrankungen, Diabetes	Gebäude, Lebensmittel: Erdnüsse, Weizen, Mais und Alkohol
VOC Die englische Abkürzung VOC (Volatile Organic Compounds) bezeichnet die Gruppe der gasförmigen Stoffe organischen Ursprungs in der Luft. Dazu gehören z. B. Kohlenwasserstoffe, Alkohole, Aldehyde und organische Säuren.	Krebs, Reizungen der Augen und der Atemwege, Kopfschmerzen, Gedächtnisstörungen	Wasser, Teppichböden, ❶ **Möbel**, Klebstoffe, Reinigungsmittel, Farben und Lacke, Deodorants, ❷ **Parfüm**, Kosmetika, Reinigungs-, ❸ **Lufterfrischer**, Mottenkugeln, ❹ **Chemische Reinigung**

Gifte	Gesundheitsrisiken	Quellen

2 - Parfüm

Natürlich, Duftstoffe machen uns attraktiver. Jedoch kann man sich die einfache Formel merken, dass je mehr Duft und je farbiger die duftende Flüssigkeit ist, umso mehr ungesunde Chemikalien im Parfüm enthalten sind. So gibt es Düfte, die über 400 verschiedene chemische Verbindungen enthalten, deren gesundheitliche Unbedenklichkeit in manchen Fällen nicht eindeutig ist. Grundsätzlich gilt für Lungen-Patienten, dass sie möglichst selbst kein Parfüm benutzen und „Parfümwolken" jeder Art weitgehend meiden sollten, um das schon belastete Bronchialsystem nicht noch weiter zu strapazieren.

3 - Lufterfrischer

Lufterfrischer enthalten vorwiegend synthetische Duftstoffe und/oder betäuben den Geruchssinn. Die meisten Lufterfrischer werden in Aerosolform angeboten. Wie diese funktionieren, wissen COPD'ler von ihren Medikamenten: Der Wirkstoff geht leicht in die Lunge, doch genau da haben Lufterfrischer und Duftstoffe überhaupt gar nichts verloren.

1 - Sofa, Kissen und andere Möbel

Nein, Sie müssen nicht alle Ihre Kissen und Möbel aus dem Haus werfen. Die Rede ist nur von jenen, die Flammschutzmittel enthalten, meist organische Kohlenwasserstoffe mit Brom, wie z.B. Decabromdiphenylether (DecaBDE), Tetrabrombisphenol A (TBBPA) und Hexabromcyclododecan (HBCD), denn die können Haut und Schleimhäute reizen. Eitrige Entzündungen an Augen- und Nasenschleimhäuten können die Folge sein. Die unzureichende Einstufung und Kennzeichnung macht ein Erkennen sehr schwierig. Abhilfe schafft nur das genaue (und manchmal hartnäckige) Nachfragen beim Hersteller, am besten noch vor dem Kauf und mit der Bitte um schriftliche Bestätigung.

4 - Chemische Reinigung

Okay, es ist eine Dienstleistung und sicher nimmt man diesen Service gerne in Anspruch. Hier geht es auch nicht um die Dienstleistung als solche, vielmehr ist die Rede von Perchlorethylen, ein Stoff, den man gehäuft in chemischen Reinigungen findet. Sie kennen sicher das eingerahmte „P", das man als Zeichen für die chemische Reinigung in Kleidungsstücken findet, das kommt von dem Namen Perchlorethylen. Dieser Stoff mag für die Reinigung nützlich sein, beim Menschen kann er leber- und nierenschädigend sowie krebserregend wirken und einen ungeborenen Embryo schädigen. Untersuchungen[3] zeigten, dass Menschen, die aus einer chemischen Reinigung kamen, doppelt so viel Perchlorethylen in der Atemluft hatten wie Menschen, die dort nicht waren. In anderen Untersuchungen[4] konnte gemessen werden, dass der Gehalt an Perchlorethylen in Häusern, in deren Schränken frisch gereinigte Kleidung aufgehängt wurde, eine Woche lang deutlich erhöht war.

3 Roth, L., Daunderer, M.: „Giftliste – Giftige, krebserzeugende, gesundheitsschädliche und reizende Stoffe", 52. Ergänzungslieferung, Dezember 1992 und 2006, ecomed MEDIZIN, Verlagsgruppe Hüthig

Gifte	Gesundheitsrisiken	Quellen
Phthalate Der überwiegende Teil der industriell in großen Mengen erzeugten Phthalate wird als Weichmacher für Kunststoffe wie PVC, Nitrocellulose oder synthetisches Gummi verwendet.	Schäden des hormonellen Systems, Entzündung der Haut, Reizungen der Atem-, Augen- und Magen-Darm- schleimhaut, Schädigung des Ungeborenen, Nerven- schäden, Kopfschmerzen, Schwindel, Nierenschäden, Hirnfunktionsstörungen	Kosmetik, Frischhaltefolie, **5 Plastikflaschen,** Lebensmittel, Lager- behälter, Bodenbeläge, Tapeten, kunststoff- beschichtete Verpackungsmaterialien, **6 Konservendosen,** Kinderspielzeug, Lacke, Anstrich- und Beschichtungsmittel, Medizinprodukte und Arzneimittel wie Infusionsschläuche, Kapseln und Filmtabletten

6 -Konservendosen

Wahrscheinlich wundern Sie sich jetzt, Konservendosen in dieser Liste zu finden. Konservendosen sind innen mit einem sogenannten Epoxidharz aus- gekleidet. Darin finden sich meist Reste von Bisphenol A (BPA). BPA wird mit Hormonstörungen, Fettleibigkeit und Herzerkrankungen in Verbindung gebracht. Experten sind der Meinung, dass Konservendosen eine der wichtigs- ten Expositionsquellen für BPA sind.

5 - Quietscheentchen, Plastikflaschen & Co

Wieso finden Sie ein so süßes Bade-Tierchen in dieser Liste? Und die so güns- tige, weil leichte Plastikflasche? Der Grund sind die Weichmacher im Plastik. Über Speichel oder Hautkontakt können diese Substanzen aus dem Material herausgelöst werden oder durch Erhitzen oder Sonnenstrahlen werden sie freigesetzt und gelangen durch Herunterschlucken oder über die Atemwege in den Körper. Die im Plastik enthaltenen sogenannten Phthalatweichmacher sind zum Teil leber- und nierenschädigend und stehen im Verdacht, krebserzeugend zu wirken. Seit 1999 sind diese Substanzen für Kleinkinderspielzeug verboten. Ist Ihr Bade-Tier nicht als Kinderspielzeug deklariert, ist nicht sicher, wie ge- sundheitsfördernd das Material ist. Bei Plastikflaschen gibt es bisher kein Ver- bot. Warten Sie nicht darauf! Verbannen Sie Plastikflaschen und auch andere Plastikverpackungen so gut es geht aus Ihrem Haushalt.

---

4 Taskinen et al.: „Spontaneous abortions and congenital malformations among the wives of men occup- ationally exposed to organic solvents", in: Scandinavian Journal of Work, Environment and Health, 15: 349 (1989); sowie: Caress, S. M.; Steinemann, A. C.: „Prevalence of multiple chemical sensitivities: a population-based study in the southeastern United States", American Journal of Public Health, 2004, (5); 94, Seite 746–747

Gifte	Gesundheitsrisiken	Quellen

Sogar staatliche Behörden warnen vor Weichmachern

Zitat: „Der menschliche Organismus nimmt Weichmacher in höheren Mengen auf als bisher angenommen. Besonders gefährdet sind Kinder. Die weit verbreiteten Weichmacher Phthalate gelten als höchst gesundheitsgefährdend, weil sie in den Hormonhaushalt des Menschen eingreifen und die Fortpflanzung bzw. Entwicklung schädigen" – **Pressemitteilung des österreichischen Umweltbundesamtes vom 2.4.2004**, nachzulesen unter **www.umweltbundesamt.at/ aktuell/presse/lastnews/newsarchiv_2004/news040401/**

| **Chlor**

hochgiftiges Gas und chemisches Mittel mit vielfältigen Einsatzmöglichkeiten | starke Reizung der Schleimhäute, Bluthusten und Atemnot, Erstickungserscheinungen, chronische Bronchitis, Lungenödem, starke Lungenschäden | **7 Haushaltsreiniger,** Atemluft in der Nähe von Papierfabriken, Trinkwasser (kleine Mengen) |

7 - Backofen-, WC- und Abfluss-Reiniger

Alle drei gehören zur Kategorie der gefährlichsten Reinigungsmittel, weil sie die Haut, die Augen und die Schleimhäute verätzen können. Schon das Einatmen der Dämpfe ist schädlich. Chlor ist dabei nur eine der giftigen Substanzen.

| **Dioxine**

Der bekannteste Vertreter der Gruppe ist das „Seveso-Gift" TCDD. Es entsteht als Nebenprodukt bei Verbrennungsvorgängen, gehört ebenfalls zum „dreckigen Dutzend" | Krebs, Hautausschläge, Hautverfärbungen, Chlorakne (schwere Dermatitis mit Akne-Läsionen), übermäßige Körperbehaarung, milde Leberschädigung, Störungen des Immunsystems, schwere Erkrankungen der Atemwege, der Schilddrüse und des Verdauungstrakts | Müllverbrennungsanlagen, Kamine, Bleichprozesse mit Chlor in der Papierherstellung, Herstellung von Pflanzenschutzmitteln, metallurgische Prozesse (z.B. Eisen- und Stahlherstellung), Herstellung von Chlorphenolen.

Der Mensch nimmt Dioxine vor allem über tierische Nahrungsmittel (Fisch, Fleisch, Eier, Milchprodukte) auf. |

Gifte	Gesundheitsrisiken	Quellen
Asbest Obwohl die krebserzeugende Wirkung von Asbest seit Langem bekannt ist, wurde dieses Material bis in die 1970er- und 1980er-Jahre vor allem als Baumaterial häufig verwendet.	Krebs, krankhafte Vermehrung des Bindegewebes in der Lunge (Asbestose), Lungenkrebs, Tumore des Brust- oder Bauchfells (Mesotheliome) Das Risiko für asbestinduzierten Lungenkrebs wird durch Rauchen deutlich erhöht.	Brandschutzverkleidungen, Brandschutztüren, Heizkörpernischen, Fensterbrett-Untersichten, Deckplatten (abgehängte Deckenflächen), Wandplatten, Dämmung und Auskleidung von Nachtstromspeicheröfen, PVC- Bodenbeläge, Wandbeläge aus Cushion-Vinyl, Blumenkästen, -gefäße, Wannen, Tröge, Gartenmöbel, Aschenbecher, Beton-Tischtennisplatten
Chloroform Farblose Flüssigkeit mit einem leicht süßlichen Geschmack und angenehmen Geruch, wird bei der Herstellung von vielen anderen Chemikalien verwendet. Als Narkose- und Pflanzenschutzmittel darf Chloroform in der Bundesrepublik seit 1977 aufgrund unerwünschter Nebenwirkungen nicht mehr verwendet werden. Früher war Chloroform ein Rauschmittel, das häufig missbraucht wurde.	Krebs, Schläfrigkeit, Schwindel, Müdigkeit, Kopfschmerzen, Benommenheit und Beschwerden im Verdauungstrakt, Leberschäden, Nierenschäden, Herz-Kreislaufschäden, Atemdepression, verlangsamte Atmung bis hin zum Atemstillstand, eventuell Herzkammerflimmern	Industrieabwasser, Ausgangsmaterial für die Herstellung von Chlordifluormethan (FCKW), Altlasten

Unverträglichkeiten überall – MCS

MCS (Multiple Chemical Sensitivity) heißt ins Deutsche übersetzt in etwa „vielfache Chemikalienempfindlichkeit" und bezeichnet eine Vielzahl von Symptomen, die betroffene Menschen entwickeln, wenn sie bestimmten Stoffen ausgesetzt sind. Unabhängig von der Menge der vorhandenen Stoffe reagieren sie zum Beispiel auf Düfte, Zigarettenrauch, Lösungsmittel oder Abgase. Die Symptome sind sehr unterschiedlich. Sie können auf den Atemtrakt beschränkt sein (Niesen, Halsschmerzen, Probleme mit der Atmung, Asthma, Schmerzen in der Brust), die geistige Leistung beeinträchtigen (Konzentrationsschwierigkeiten, Verwirrtheit), Haut und Darm betreffen (Juckreiz, Hautausschlag, Nesselsucht, Blähungen/Durchfall), Schmerzen erzeugen (Kopfschmerzen, Ohrenschmerzen, Muskelschmerzen und/oder Steifigkeit), das Gesamtbefinden allgemein beeinflussen (Müdigkeit, Schwindel, Übelkeit, Reizbarkeit, Stimmungsschwankungen, Unverträglichkeit von Hitze oder Kälte) oder sogar den Herzrhythmus verändern.

Besonders häufig von MCS betroffen sind Menschen, die bereits einen geschwächten und empfindlichen Atemtrakt haben. Also die, die bereits unter Asthma, Allergien und Unverträglichkeiten leiden, sowie Menschen, die unter psychischem Stress stehen (posttraumatisches Belastungssyndrom, Angststörungen, psychosozialer Stress, ängstliche Disposition).

Die Krankheit MCS ist noch nicht lange anerkannt und wird daher von vielen Ärzten nicht entdeckt und diagnostiziert. Die Folge ist meist, dass die Betroffenen mit ihren vielen Symptomen nicht ernst genommen und nicht selten als psychisch krank bezeichnet werden. Daher sind leider auch keine gesicherten Zahlen bekannt, wie viele Menschen in Deutschland von MCS betroffen sind. Schätzungen zufolge könnten es zwischen 0,5 und 10% der Bevölkerung sein. Manche Fachleute gehen davon aus, dass ein Drittel aller Menschen, die in geschlossenen Gebäuden arbeiten, entsprechende Symptome aufweisen. Frauen sind dabei deutlich häufiger betroffen als Männer, wobei der Krankheitsausbruch meist zwischen dem 30. und 50. Lebensjahr liegt.

Sollten Sie von mehreren der in der Liste (siehe Kasten) genannten Produkte wissen oder vermuten, dass auch Sie darauf mit Symptomen reagieren, dann lassen Sie sich unbedingt bei einem versierten Therapeuten austesten. Und meiden Sie die bekannten Auslöser, so gut Sie können. Bitten Sie auch Ihre Familienangehörigen und Ihre Freunde in Ihrem Beisein diese Produkte oder Stoffe nicht zu benutzen. Bleiben Sie dabei aber immer sachlich und freundlich. Denn nichts hilft Ihnen weniger, als dass andere Personen meinen, dass Ihre Reaktionen „hysterisch" seien und Sie sich „anstellen" würden. Leider ist diese Sichtweise bei vielen Menschen, die derartige Probleme nicht kennen, häufig. Sie entkräften diese Vorurteile am besten, wenn Sie die anderen sachlich informieren und ruhig um Mithilfe und Rücksichtnahme bitten.

MCS-Kranke reagieren häufig sehr empfindlich auf:

- Tabakrauch
- Parfüm
- Autoabgase
- Benzindämpfe
- Nagellackentferner
- Druckerschwärze
- frisch gedruckte Bücher oder Zeitschriften
- Haarspray
- Deospray
- Raumspray u. Ä.
- Farbverdünner
- Insektenabwehrmittel
- künstliche Farbstoffe, Süßmittel und Konservierungsstoffe in Lebensmitteln
- Klebeband
- Teppichausdünstungen
- Flammschutzmittel auf Kleidung, Sofakissen und Möbeln (z. B. Matratzen)
- Filzstifte
- Chlor in Schwimmbädern
- Plastiktüten

Leider werden Sie nicht alle Giftstoffe meiden können. Allerdings gibt es ein paar Tipps, die Sie beherzigen sollten, wenn Sie unter MCS leiden: Natürlich sollten Sie besondere Vorsicht bei Haushaltschemikalien walten lassen. Benutzen Sie davon generell so wenig wie möglich. Putzen Sie Ihre Wohnung besser mit sogenannten alten Hausmitteln (Essig, Soda etc.) als mit den neusten Reinigern aus dem Supermarktregal. Denn diese enthalten oft Stoffe, die Ihnen als MCS-Patient – wörtlich genommen – „auf die Nerven gehen" können. Suchen Sie am besten nach biologischen Reinigern, die Sie vielleicht vertragen. Denken Sie außerdem beim Benutzen von Reinigern & Co (auch den biologischen) unbedingt daran, immer gut mit viel klarem Wasser nachzuspülen und zu wischen, damit der Großteil der Chemikalien wieder aus Ihrer Umgebung verschwindet. Lüften nach der Benutzung reicht nicht aus.

Besonders wichtig ist es, Chemikalien im Schlafbereich und in der Kleidung zu vermeiden, denn damit sind Sie jeden Tag über viele Stunden in direktem Kontakt. Waschen Sie neue Kleidung mindestens fünf- bis siebenmal, bevor Sie sie das erste Mal anziehen. Kaufen Sie auch hier möglichst Naturtextilien (Baumwolle, Wolle) im Biofachhandel. Wer sich das nicht leisten kann, denn diese Textilien sind teuer, der sollte sich im Second-Hand-Handel umschauen, denn die dort angebotene Kleidung ist meist vielfach gewaschen und frei von den hartnäckigen Chemikalien ihrer Herstellung. Es versteht sich von selbst, dass Sie am besten ein biologisches Waschmittel zum Waschen Ihrer Kleidung und viel Wasser zum Nachspülen benutzen und auf Weichspüler unbedingt ganz verzichten sollten.

Dieselben Regeln gelten für Bettwäsche: Neue Wäsche mehrmals waschen, bevor Sie sie in Ihr Bett lassen, Biomaterialien und -hersteller bevorzugen oder gebrauchte Wäsche kaufen!

Achten Sie außerdem darauf, dass Ihr Bett selbst keine „Giftfalle" ist. Das ideale Bett hat ein Gestell aus Metall oder unbehandeltem Massivholz. Wasserbetten aus Kunststoff können Phthalate ausgasen, besonders dann, wenn sie erwärmt werden. Auch Matratzen mit einer Schutzhülle aus Kunststoff können eine Giftquelle darstellen. Ebenso enthalten viele Matratzen Pestizide oder Flammschutzmittel. Erkundigen Sie sich beim Hersteller genau nach den enthaltenen Chemikalien! Wird eine Matratze als antibakteriell beworben, dann ist das ein recht guter Hinweis darauf, dass Pestizide bei der Herstellung eingearbeitet wurden. Gut geeignet sind schadstoffgeprüfte Kapok- oder Baumwollmatratzen sowie Futons. Da diese Matratzen sehr hart sind, kann der Liegekomfort durch das Unterlegen von Wolle (aus kontrolliert biologischem Anbau) verbessert werden. Wenn Sie trotz des hohen allergenen Potenzials auf Latexmatratzen nicht verzichten möchten, achten Sie auf eine Volldeklaration der Inhaltsstoffe, einem höchstmöglichen natürlichen Latexanteil und auf das QUL-Siegel (**Q**ualitätsverband **u**mweltverträgliche **L**atexmatratzen). Ihr Kopfkissen sollte ebenso aus biologischen Materialien wie Baumwolle oder Wolle bestehen. Wenn Sie sicher sind, dass Sie nicht allergisch auf Tierfedern- oder Schuppen reagieren, können Sie auch ein – chemisch unbehandeltes! – Federkissen benutzen.

Scheuen Sie sich nicht, kritisch zu hinterfragen, was Kleidung, Wäsche oder Möbelstücke tatsächlich enthalten. Bleiben Sie dran, bis Sie eine ausreichende Antwort erhalten haben. Kaufen Sie vorher nichts! Es ist nicht nur Ihr gutes Recht auf Information als Verbraucher, vielleicht erreicht man dadurch ja eine Sensibilisierung bei den Herstellern für dieses Thema.

Refluxösophagitis

Das medizinische Wort Refluxösophagitis bezeichnet das Aufsteigen von Magensäure in die Speiseröhre bin hin zum Rachen. Viele kennen dieses Krankheitsbild unter dem Begriff Sodbrennen oder saures Aufstoßen. Die Symptome können recht unterschiedlich sein, vom brennenden oder stechenden Schmerz von Hals bis Magen bis hin zu einem unangenehmen Druckgefühl im Brustkorb oder im Magenbereich ist alles möglich. Auch Atembeschwerden, Erbrechen, Schluckbeschwerden und Schmerzen beim Essen können vorkommen.

Da weder die Speiseröhre noch der Rachen auf Säure eingerichtet sind, kommt es durch Sodbrennen zu Reizungen der dortigen Schleimhaut. Sogar ein chronischer Husten kann davon ausgelöst werden, der oftmals mit einem Asthma verwechselt wird. Eine große Rolle spielen auch die Säuredämpfe, die durch die aufsteigende Magensäure entstehen. Denn diese werden eingeatmet und jeder Mensch kann sich vorstellen, welche Belastung das für das Atmungssystem darstellt.

Als Ursachen für das Sodbrennen kommen die Ernährung (zu fett- und/oder kohlenhydratreich), Alkoholgenuss und Zigarettenrauchen in Frage. Doch auch schon ein bestehendes Übergewicht kann Sodbrennen auslösen, da dem Magen immer weniger Platz bleibt.

Gut ist, dass jeder Mensch selbst viel dafür tun kann, sein Sodbrennen zu bekämpfen. Natürlich stehen dabei die gesunde Ernährung mit viel Gemüse und wenig Zucker und Fett an allererster Stelle. Wer sich daran hält, der wird recht bald ganz von allein überflüssige Kilos verlieren, die auf den Magen drücken. Andere Hilfen sind das Schlafen mit mehreren Kissen, sodass der Oberkörper höher liegt und das Aufsteigen der Säure behindert wird. Ebenso ist es günstig, mehrere kleinere Mahlzeiten am Tag statt wenigen großen zu essen und am besten nach 18 Uhr gar nichts mehr zu sich nehmen, auch nicht mehr viel Flüssigkeit. Einschnürende Kleidung kann das Problem auslösen und sollte daher vermieden werden. Die Verdauung muss stattdessen angeregt werden, zum Beispiel mit regelmäßiger Bewegung, höheren Ballaststoffanteilen in der Nahrung (viel Gemüse, zusätzlich Leinsamen mit viel Flüssigkeit u. Ä.), einem warmen Tee morgens nüchtern direkt nach dem Aufstehen und ähnlichen Maßnahmen. Greifen Sie jedoch keinesfalls zu Abführmitteln oder Milchzucker! Die stören und reizen den Darm und bringen langfristig mehr Probleme als Hilfe.

Belastungen durch Erdstrahlen

Bereits seit Jahrtausenden sind Erdstrahlen, die z. B. von Wasseradern ausgehen, den Menschen bestens bekannt. Noch bis vor ca. 300 Jahren wurde auch in Europa vor dem Bau eines Hauses darauf geachtet, wo sich Erdstrahlen befinden. Die schädliche Wirkung stand damals absolut außer Frage. So hat man grundsätzlich darauf geachtet, dass sich insbesondere der Schlafbereich auf störungsfreien Zonen befand. Wenn Sie in der heutigen Zeit einen Architekten darauf ansprechen, ernten Sie in der Regel Unverständnis. Genauso wie die Naturwissenschaft dieses Phänomen als „Humbug" abtut.

Nicht nur Menschen, sondern auch Tiere und Pflanzen reagieren auf die Strahlung aus der Erde. Entweder suchen sie Störzonen oder weichen ihnen aus. Es werden daher zwei Arten von Verhalten unterschieden: „Strahlenflüchter" sind bei den Tieren Hunde, Pferde, Schafe, Ziegen, Kühe und Schweine und bei den Pflanzen Apfel-, Birnen- und Nussbäume, Flieder, Johannisbeere,

Buche und Linde; „Strahlensucher" hingegen sind Katzen, Amei-
sen, Bienen sowie Insekten im Allgemeinen und Pfirsich-, Apri-
kosen-, Pflaumen- und Kirschbäume, Fichte, Tanne und Eiche.
Schauen Sie sich die Natur genau an und beobachten Sie die Tiere
und Pflanzen, sie können Ihnen eine gute Hilfe sein beim Aufdecken von Erdstrahlen.

In der Naturheilkunde werden viele Symptome mit der Belastung
durch Erdstrahlen in Verbindung gebracht. Insbesondere Schlafstörungen, Nervosität und Gereiztheit, Kopfschmerzen und Konzentrationsschwäche gehören dazu. Doch auch Hautprobleme,
Muskelverspannungen, Gelenk- und Rückenschmerzen, Herz- und
Kreislauferkrankungen und sehr schwerwiegende Erkrankungen
wie Krebs, Rheuma, veränderte
Blutwerte, Depressionen und Allergien werden hinzugerechnet.

Erdstrahlen und Gesundheit

Eine Belastung durch Erdstrahlen
führt nicht zwingend zu einer
Krankheit. Sie ist ein zusätzlicher
Risikofaktor und kann die Wirkung
anderer negativer Einflüsse auf
die Gesundheit des Betroffenen
verstärken.

Wie schon erwähnt, wurde in
der Vergangenheit besonders darauf geachtet, dass der Schlafplatz
nicht durch Erdstrahlen gestört
wird. Denn während wir schlafen,
sollten sich unsere Körperzellen ungestört regenerieren können
und nötigenfalls „kleine Reparaturarbeiten" ausführen. Ist unser
Körper jedoch einer Belastung ausgesetzt, muss er seine ganze
Energie aufwenden, um die Mechanismen der lebenswichtigen
Organe aufrechtzuerhalten. Die notwendige Erholung findet
dadurch nicht in dem Maße statt, wie es von der Natur vorge-
sehen ist.

Ob Sie in Ihrem Zuhause oder an Ihrem Arbeitsplatz einer solchen geopathischen Belastung durch Erdstrahlen ausgesetzt sind,
können Sie nur durch eine entsprechende Testung (Rutengänger)

feststellen lassen. Doch es gibt eine Reihe von Hinweisen, die solch eine Belastung wahrscheinlich machen. Zum Beispiel, wenn Sie meist morgens gerädert aufwachen, ist das ein Hinweis darauf, oder wenn Sie (schwer-)krank sind und nicht auf die üblichen Therapien reagieren. Oder wenn Sie sich immer an anderen Orten (Urlaub) besser fühlen als zuhause oder kurz nach einem Umzug krank geworden sind. Andere Hinweise sind Probleme mit Schimmelbildung im Haus und der übermäßige Wuchs von Flechten oder Moos auf dem Dach, an Wänden oder im Rasen sowie zahlreiche Ameisennester im Umfeld Ihres Hauses. Auch Risse in den Wänden Ihres Hauses oder auf Zufahrtswegen können auf geologische Verwerfungen hinweisen, die ebenfalls Erdstrahlen aussenden können. Schauen Sie sich außerdem die Bäume um Ihr Zuhause herum an: Leiden sie häufig unter Krebs? Sie können das an den knorrigen, dicken Wülsten an den Bäumen gut erkennen. Ein anderer Hinweis ist natürlich das Vorkommen von Quellen und Brunnen in der direkten Umgebung und ganz deutlich ist es, wenn auch die Menschen, die vor Ihnen in dem Haus gewohnt haben, ebenfalls krank geworden waren.

Schätzungen zufolge kann man davon ausgehen, dass 40 bis 60 % der COPD'ler auf einer geopathischen Belastung schlafen. Sollte das auch bei Ihnen der Fall sein, dann verlegen Sie so schnell es geht Ihren Schlafplatz und auch den Platz, an dem Sie sich am Tage viel aufhalten (Arbeitsplatz, Lieblingssessel etc.)

Rauchen – na klar!

Eigentlich wollte ich in diesem Ratgeber nicht über das Rauchen schreiben. Weiß ich doch, wie schwer es für Raucher ist, von ihrem „Laster" wegzukommen. Dennoch habe ich mich dafür entschieden, es zu tun, denn nicht weniger als 90 % aller COPD-Kranken sind oder waren Raucher. Und – noch viel wichtiger – wenn Sie COPD haben und weiterrauchen, dann können Ihnen alle hier vorgestellten Methoden NICHT helfen. Ein Rauchstopp ist die Grundlage für Ihre Gesundheit!

Sie selber wissen, dass nur das Aufhören Sie vor Schlimmerem bewahren kann. Sollten Sie noch rauchen, tun Sie alles, damit Sie aufhören. Sei es Hypnose, Ohrakupunktur oder die Anti-Rauch-Spritze, versuchen Sie einfach alles. Falls Sie zu den Menschen gehören, die munter weiterrauchen, unter deutlicher Atemnot leiden, anderen mitteilen, wie schlecht es Ihnen geht, vielleicht noch dabei weinen müssen, dann sollten Sie möglichst unverzüglich mit einem in diesem Ratgeber geschilderten Verfahren zur Trauma-Löschung beginnen (siehe Seite 103 ff.). Eine Ideensammlung und vielleicht auch etwas Motivation zum Aufhören finden Sie außerdem direkt am Anfang des nun folgenden Kapitels.

Ihre (Mit-)Ursachen selbst bekämpfen

Geben Sie das Rauchen auf!

Wenn Sie sich aktiv an der Gesundheit Ihrer Lunge beteiligen möchten, kommen wir an dem Thema Rauchen nicht vorbei. Egal, ob bei Ihnen bereits eine Lungenkrankheit diagnostiziert wurde oder ob Sie bisher „nur" unter Raucherhusten leiden: Jetzt ist der richtige Moment, dieses Kapitel in Ihrem Leben abzuschließen.

Treffen Sie jetzt Ihre Entscheidung!

Natürlich braucht es Mut und Entscheidungskraft, um mit dem Rauchen aufzuhören. Denn die meisten Menschen fühlen bereits im Vorfeld ihrer Nichtraucherkarriere eine Kombination von Angst und Aufregung, wenn sie nur daran denken, mit dem Rauchen aufzuhören. Diese Gefühle sind ganz normal und nichts anderes als ein Effekt der Nikotinsucht. Deshalb kann nur ein Weg richtig sein, die Schlusspunkt-Methode. Die meisten langjährigen Raucher führen eine wahre Liebe-Hass-Beziehung mit Zigaretten. Von dem Moment an, an dem der Raucher morgens erwacht, bis zu dem Moment, an dem er sich zur Nachtruhe begibt, bestimmen Zigaretten nahezu jede Aktivität seines täglichen Lebens. Da stellt sich die Frage, ob man noch länger bereit ist, sich zum Nikotinsklaven zu machen? Sprengen Sie die Ketten des Zigarettenrauchens und entscheiden Sie sich für ein Leben ohne Abhängigkeit! Werden Sie wieder ein freier Mensch!

**Vorteile für Sie, die Sie sofort nach Beginn
der Schlusspunkt-Methode genießen können:**

- Sie und Ihre Kleidung werden nicht mehr stundenlang oder gar am nächsten Morgen noch nach kaltem, abgestandenem Rauch riechen.
- Ihre Kopfschmerzen, die durch das Rauchen verursacht wurden, gehören der Vergangenheit an.
- Ihr Blutdruck hat die Chance, sich ganz von allein zu normalisieren.
- Ihre durch das Rauchen ausgelöste Mundtrockenheit bessert sich.
- Ihr nächtliches Sodbrennen verringert sich deutlich.
- Ihre Haut erholt sich.
- Das unheimliche Zittern Ihrer Finger und Hände löst sich in Wohlgefallen auf.
- Die gelblichen Verfärbungen Ihrer Finger verschwinden langsam.
- Sie sind viel entspannter, da Sie nicht dauernd für (Nikotin-) Nachschub sorgen müssen.
- Als Frau sparen Sie große Mengen Lippenstift: das Nachziehen der Lippen nach jeder Zigarette entfällt.
- Sie können beim Autofahren endlich die Fensterscheiben zulassen, wenn es regnet.
- Wenn Sie zu Bett gehen, gibt es keine kalten Füße mehr.
- Sie sparen enorme Mengen Geld.

**Vorteile für Ihre Atemwege, die bald nach
dem Schlusspunkt eintreten können**

- Der ständige, vor allem morgendliche Husten, bessert sich in kurzer Zeit.
- Ihre Stimme wird wieder klarer.
- Ihre Kurzatmigkeit bessert sich.
- Ihre Nasennebenhöhlen werden wieder frei.
- Sie können wieder besser riechen und nach einiger Zeit auch wieder besser schmecken.
- Das stechende Gefühl in den Lungen beim tiefen Einatmen verliert sich.
- Ihre Atemwege sprechen sehr viel besser auf verordnete Medikamente an.
- Ihre gesamte Lungenfunktion verbessert sich wieder. Und darüber hinaus verbessert sich auch Ihre körperliche Ausdauer merklich.

Im Folgenden möchte ich Ihnen ein paar Ratschläge geben, die Ihnen bei Ihrer Rauchentwöhnung helfen können:

Ganz wichtig ist es, mit Ihrem Arzt, Ihrem Partner, Ihrer Familie und Ihren Freunden und Bekannten über Ihren Entschluss zu sprechen. Bitten Sie alle um Hilfe und Unterstützung. Reden Sie mit Ihrem Arzt über die Möglichkeit einer Nikotinersatztherapie. Sprechen Sie mit Ihrer Familie und Ihren Freunden darüber, bitten Sie darum, dass Sie nicht in Versuchung geführt werden wollen, keine dummen Sprüche hören wollen, und fragen Sie vor allem die Freunde, die schon aufgehört haben, nach deren „Durchhaltetricks".

Nutzen Sie unbedingt die Schlusspunkt-Methode, denn weniger Zigaretten als vorher zu rauchen, ist nicht effektiv. Sie werden sehr schnell wieder auf Ihrem alten Niveau landen. Auch werden Sie die (wenigen?) Zigaretten, die Sie rauchen, tiefer inhalieren und wahrscheinlich bis zum Filter aufrauchen. Ähnliches passiert, wenn Sie sich für „Light"-Zigaretten entscheiden. Ein langsames Aufhören ist quälender und deutlich seltener von dauerhaftem Erfolg.

Vermeiden Sie in der ersten Zeit Ihrer Nichtraucherkarriere Menschenansammlungen, bei denen geraucht wird, denn die Versuchung, dort in alte Muster zurückzufallen, ist sehr groß. Tägliche Bewegung nach Ihren Möglichkeiten kann Ihnen helfen, Ihr Verlangen nach Zigaretten zu verringern. Lesen Sie dazu nochmals ab Seite 39 ff. mehr zum Thema. Sprechen Sie mit Ihrem Arzt Ihr individuelles Trainingsprogramm ab.

Unterstützen Sie Ihren Körper bei der Nikotinentgiftung durch eine ausreichende Trinkmenge (ca. 1,5 bis 2 Liter am Tag) und eine ausgewogene Ernährung (ab Seite 135 ff.). In der ersten Zeit nach der letzten Zigarette muss Ihr Körper sich damit besonders abquälen, aber er nutzt die Chance, die bisher tagtäglich immer wieder neu abgelagerten Zigarettengifte endlich beseitigen zu können.

Gönnen Sie sich eine Auszeit. Als Sie noch geraucht haben, wurde Ihr Körper mit Hunderten von Chemikalien überschwemmt. Als erfolgreicher Nichtraucher haben Sie Ihrem Körper diesen Stress abrupt genommen. Das kann Sie zuerst einmal müde machen. Wenn Sie die Müdigkeit spüren, gönnen Sie sich ein kleines Nickerchen und gehen Sie abends früher zu Bett, das wird Ihnen guttun. Auf der anderen Seite kann der Verzicht auf Zigaretten zu Schlaflosigkeit führen. Sorgen Sie vor, indem Sie zum Beispiel vor dem Schlafengehen einen kleinen Spaziergang an der frischen Luft unternehmen. Schauen Sie sich auch die Hinweise ab Seite 207 ff. an.

Achten Sie auf gesunde Zwischenmahlzeiten. Wenn Sie Hunger bekommen, kann Ihr Verlangen nach einer Zigarette stärker sein. Essen Sie etwas Leichtes, wie ein Stück Obst oder Gemüse, einen Becher Joghurt oder etwas Quark. Sie werden sich erfrischt und stärker fühlen und den frustrierenden Griff zur Zigarette sein lassen können.

Sorgen Sie bewusst für Ihre Entspannung und Belohnung. Nehmen Sie sich die Zeit, zum Beispiel um ein schönes und interessantes Buch zu lesen. Oder genießen Sie ein heißes Bad am Ende des Tages oder gehen Sie, wenn Sie mögen, in die Sauna. Vielleicht möchten Sie

Ein ganz wichtiger Tipp:
Stecken Sie das Geld, das Sie sonst jeden Tag für Zigaretten ausgegeben haben, in ein Sparschwein oder eine kleine Dose. Lassen Sie es nicht im Portemonnaie, denn dann werden Sie es einfach für andere Dinge ausgeben. Schauen Sie nach einer Woche und dann jeweils Anfang des neuen Monats hinein und zählen Sie es. Da kommt ganz schön was zusammen, Sie werden staunen! Überlegen Sie sich, was Sie sich davon gönnen können, wenn Sie ein ganzes Jahr nicht geraucht haben. Vielleicht eignet sich das Sparschein ja als Urlaubskasse für eine Reise, von der Sie schon lange träumen und die Sie jetzt, da Sie nicht mehr rauchen und wieder besser atmen können, endlich antreten können.

sich auch einmal pro Woche eine ausgedehnte Massage von einem Fachmann gönnen?

Es ist wichtig zu wissen, dass die Heilung von der Nikotinsucht auch bei der Schlusspunkt-Methode dennoch ein längerer Prozess ist. Einige Verbesserungen in Ihrem Leben werden dramatisch sein und schnell passieren, andere vollziehen sich allmählich. Nehmen Sie sich deshalb immer mal wieder ein bisschen Zeit und blicken Sie zurück auf Ihre nikotinfreie Zeit. Stellen Sie fest, was sich alles schon zum Guten verändert hat. Schreiben Sie sich vielleicht alles auf, seien Sie dankbar für die vielen positiven Veränderungen in Ihrem Leben und lesen Sie sich Ihre Veränderungsliste durch, wenn Sie von Entzugserscheinungen (siehe Kasten nächste Seite) heimgesucht werden. Diese Entzugserscheinungen sind immer nur von kurzer Dauer (3 bis 5 Minuten). Die meisten Menschen erleben nur einige von den aufgeführten Symptomen, selten alle zusammen. Lassen Sie sich dadurch nicht erschrecken, das fantastische Gefühl von Freiheit und Unabhängigkeit ist es wert, ihnen standhaft zu trotzen!

Gerade bei Menschen, die unter COPD leiden, kann es subjektiv in den ersten Tagen zu einer vermeintlichen Verschlechterung der Atmung kommen. Dies liegt an der bronchienerweiternden Wirkung der Zigaretten. In Wirklichkeit passiert jedoch etwas sehr Gutes: Die Lunge fängt an, sich zu regenerieren, und ist nun in der Lage, die Schadstoffe auszuscheiden. Sobald der Körper die Möglichkeit hat, seine Regeneration zu unterstützen, wird er seine Chance nutzen – auch wenn sich dadurch für Sie erst einmal eine eventuelle Verschlechterung der Symptomatik ergibt – mit vermehrter Schleimlösung und einem dadurch entstehenden Husten. Alternative Möglichkeiten zur Unterstützung sind

Sitzungen in einer Salzgrotte oder die Inhalationen von Bienenstockluft, um die Selbstreinigungskräfte zu unterstützen.

Wenn Sie naturheilkundliche Unterstützung für das Nichtrauchen und gegen die Entzugserscheinungen in Anspruch nehmen möchten, kann ich Ihnen zwei Verfahren empfehlen: die Hypnose und die Ohrakupunktur. Beide Methoden sind bei fachgerechter Anwendung nebenwirkungsfrei und können Sie gut unterstützen. Der ernsthafte Wille zum Nichtrauchen muss jedoch von Ihnen kommen, das kann Ihnen keine Methode dieser Welt abnehmen.

Mögliche Entzugserscheinungen

Die meisten Menschen, die Nichtraucher werden wollen, erleben nur einen Teil dieser Entzugserscheinungen, niemals alle zusammen!

- Reizbarkeit
- schlechte Laune
- Schlaflosigkeit, abwechselnd mit Müdigkeit
- zeitweilig schlechte Konzentrationsfähigkeit
- Fahrigkeit
- Kopfschmerzen
- Engegefühl in der Brust
- Blähungen und Bauchschmerzen
- Halsschmerzen und Husten

Hypnose kann Ihnen helfen, Ihre Entzugserscheinungen deutlich zu reduzieren. Ein erfahrener Hypnotiseur wendet sich während einer Hypnose, die Sie in eine tiefe Entspannung bringt, mit gezielten Suggestionen an Ihr Unterbewusstsein. Auf diese Weise kann Ihr Unterbewusstsein diese Beeinflussungen gut aufnehmen und wird sie ab diesem Zeitpunkt für Sie und Ihre Gesundheit nutzen.

Bei der Ohrakupunktur werden bestimmte Reflexzonen in den Ohren durch das Einstechen von Akupunkturnadeln stimuliert. So lassen sich die Suchtzentren sehr gut positiv beeinflussen. Es können dabei sogenannte Dauernadeln (sehr kurze Nadeln, von einem Pflaster überklebt, bleiben gesetzt, bis sie herausfallen) oder aber Nadeln gesetzt werden, die eine halbe Stunde am Ohr bleiben, dafür aber mehrmals gesetzt werden müssen.

Während ich dieses Buch geschrieben habe, ist die Diskussion über die Vor- und Nachteile der E-Zigarette in aller Munde. Dabei handelt es sich um ein meist batteriebetriebenes Gerät, welches eine Flüssigkeit verdampft, die Nikotin enthalten kann (aber nicht muss). Der Dampf wird inhaliert. In meinen Augen ist die E-Zigarette keine Möglichkeit, um mit dem Rauchen aufzuhören, da man ja weiterhin „raucht". Außerdem enthält der Dampf verschiedene Chemikalien, die den Atemwegen abträglich sein können, insbesondere, wenn sie bereits gereizt oder erkrankt sind. Und solange Nikotin in der Flüssigkeit enthalten ist, hört auch die Sucht nicht auf. Wie Sie mit dem Rauchen aufhören, ist letztendlich eine Frage Ihrer persönlichen Wahl. Die beste Methode ist die, die für Sie gut funktioniert. Ich wünsche Ihnen, dass Sie schon bald sagen können: „Ich bin giftfrei und stolz darauf, Nichtraucher zu sein!"

Die bessere Ernährung

Die Ernährung ist ein großes Thema bei Lungenkranken. Und das gleich aus mehreren Gründen: Erstens verbrauchen Menschen mit Atemproblemen bis zu zehnmal (!) mehr Kalorien als ein Gesunder, weil sie einen enormen Kraftaufwand leisten müssen, um atmen zu können. Nicht selten folgt daraus, dass die Betroffenen immer mehr abnehmen, untergewichtig sind und schließlich auch immer schwächer werden, was das Atmen zu einer immer größeren Hürde werden lässt. Außerdem verändert sich bei massivem Untergewicht schon bei sonst Gesunden die Lunge, und zwar in Richtung eines größeren Risikos, ein Lungenemphysem (siehe Seite 26 f.) auszubilden. Man kann annehmen, dass solche Veränderungen auch bei bereits Kranken auftreten und den Krankheitsverlauf weiter verschlechtern.

Weiterhin kommt bei manchen Lungenpatienten hinzu, dass ihnen das Essen schwerfällt: Sie können zum Beispiel gerade wegen ihrer Atemnot, dem Husten oder einer starken Schleimproduktion schlecht kauen und schlucken. Ihr Schmecken kann sich durch Mundatmung oder auch durch Medikamente verändern. Letztere bewirken außerdem oft eine Appetitlosigkeit oder gar Übelkeit, die das Essen verhindern. Oder durch starke Müdigkeit und Kraftlosigkeit, eine Depression oder die nicht seltene morgendliche Verwirrtheit aufgrund des nächtlichen Sauerstoffmangels wird das Essen einfach vergessen.

Daneben gibt es die COPD-Kranken und Patienten mit Raucherhusten, die deutlich übergewichtig sind und deren Atmung durch die überflüssigen Kilos zusätzlich sinnlos beeinträchtigt wird. Sie müssen dringend abnehmen, damit die Atmung freier werden kann und – was fast noch wichtiger ist – um die entzündungsfördernden Wirkungen des Übergewichts auszuschalten. Ja, Sie haben richtig gelesen: Übergewicht fördert Entzündungen! Ganz besonders die „Wampe", also das Zuviel an Bauchfett, erzeugt im Körper eine pro-entzündliche Situation.

> **Nicht nur die Lunge profitiert von der besseren Ernährung**
>
> Eine lungengerechte Ernährung, verbunden mit einer für Sie umsetzbaren körperlichen Aktivität, ist geeignet, nicht nur Ihre Muskulatur und Ihre Lunge zu kräftigen. Vielmehr kann sie daneben auch dazu beitragen, dass Ihr Herz und Ihr gesamter Körper mit allen seinen Organen und Geweben mehr Sauerstoff bekommen und so gesünder und kräftiger werden.

Wie Ihr Essen Ihnen beim Atmen helfen kann

Viele von Ihnen werden überrascht sein, dass die Lebensmittel, die Sie essen, Einfluss auf Ihre Atmung haben sollen. Doch das ist so, und zwar gleich in mehrfacher Hinsicht, wie Sie in diesem Kapitel erfahren werden.

Wie Sie vielleicht wissen, verwertet Ihr Körper Nahrung zu einem großen Teil als Energiequelle. Dafür benötigt er Sauerstoff (den Sie einatmen) und erzeugt Kohlendioxid als Abfallprodukt (das Sie ausatmen). Damit ist es für Sie als Lungenkranken von Vorteil, wenn Sie Dinge essen, die bei der Verwertung möglichst wenig Sauerstoff brauchen bzw. möglichst wenig Kohlendioxid produzieren, denn dann kommen Sie mit Ihrer reduzierten Atmung weiter, als wenn Sie Lebensmittel essen, die viel Sauerstoff verbrauchen und viel Kohlendioxid bilden. Unsere Lebensmittel enthalten drei wichtige Energiequellen: Kohlenhydrate, Eiweiße und Fette. Für Menschen mit COPD ist es besser, kohlenhydratarm und fettreich (45 bis 55 % des Essens) zu essen als viele Kohlenhydrate und wenig Fett. 2003 wurde in einer Studie[5] der Einfluss

Machen Sie sich das Essen leichter!
Wählen Sie Lebensmittel, die einfach zuzubereiten und wenig anstrengend zu essen sind.
Beispiele für die leichtere Zubereitung:
- Große glatte Gemüsesorten (z.B. Zucchini, Tomaten, Paprika, Gurken, Möhren, Fenchelknollen) müssen nicht so lange gewaschen werden wie blättrige, kleine oder sandige (z.B. alle Blattsalate, Bohnen, Radieschen, Porree). Sie müssen dann nicht so lange am Waschbecken stehen.
- Setzen Sie sich beim Schälen und Schneiden von Kartoffeln und Gemüse hin.
- Lassen Sie sich das Fleisch schon vom Metzger kleinschneiden (Sie müssen es dann aber schnell verarbeiten).
- Garen Sie öfter im Backofen, dann müssen Sie nicht am Herd stehen.
- Lassen Sie sich die Arbeit erleichtern: Kaufen Sie sich einen guten Pürierstab (oder lassen Sie sich einen schenken). Damit können Sie ohne großen Kraftaufwand Püree aus gekochtem Gemüse, Fleisch und Beilagen herstellen. (Achtung! Bei Kartoffeln produziert der Pürierstab ein sehr zähes Püree, pürieren Sie entweder nur ganz kurz oder lassen Sie sich beim Zerstampfen der Kartoffeln helfen!)

5 Cai, B.; Zhu, Y.; Ma, Y.; Xu, Z.; Zao, Y.; Wang, J.; Lin, Y.; Comer, G. M.: „Effect of supplementing a high-fat, low-carbohydrate enteral formula in COPD patients", Nutrition, 2003, 19 (3), 229 – 232

Beispiele für wenig anstrengendes Essen:

▪ Nussmus statt Nüsse

▪ weiche, mürbe statt harte, knackige Äpfel

▪ Brot mit weicher statt harter Kruste und feuchtigkeitshaltig statt hartes Knäckebrot oder Zwieback etc.

▪ Zerschneiden Sie Ihr Essen auf dem Teller in sehr kleine Stücke, dann ist das Atmen beim Essen leichter.

▪ Essen Sie ausgeruht und in einem entspannten Zustand, keinesfalls im Stehen oder während anderer Tätigkeiten.

▪ Essen Sie möglichst im Sitzen, um den Druck auf die Lunge zu lindern. Setzen Sie sich so gerade wie möglich hin, damit der Bauchraum größer wird und das Zwerchfell trotz des Essens noch beweglich ist.

▪ Wenn Sie häufig müde sind am Tag, dann essen Sie dann, wenn Sie wacher und kräftiger sind. Bei den meisten Patienten ist das in den Morgen- oder Vormittagsstunden.

▪ Essen Sie langsam und kauen Sie gründlich, um das Luftschlucken zu vermeiden und um die Verdauung zu erleichtern, denn Kauen ist die erste Zerkleinerung im Verdauungstrakt. Je besser Sie kauen, umso mehr gesunde Inhaltstoffe können Sie aus Ihrer Nahrung herausziehen und desto weniger schwer hat es später Ihr Darm mit der Nahrung.

▪ Essen Sie mehrere kleine Mahlzeiten statt der üblichen drei großen. Denn bei nur wenig gefülltem Magen kann sich Ihr Zwerchfell gut bewegen und Ihnen fällt dadurch das Atmen leichter.

▪ Trinken Sie möglichst nicht zu den Mahlzeiten. Sie sind sonst zu schnell satt, haben aber möglicherweise noch nicht genug zu sich genommen.

▪ Trinken Sie im optimalen Fall außerhalb Ihrer Mahlzeiten (bis zu einer Stunde vorher und einer danach). Müssen Sie Medikamente zu den Mahlzeiten nehmen, dann versuchen Sie das mit relativ wenig Flüssigkeit. Vergessen Sie aber nicht, später wieder mehr zu trinken (siehe Seite 28 ff.)

▪ Lassen Sie sich helfen! Bitten Sie ein Familienmitglied oder einen Freund, für Sie einzukaufen oder zu kochen, wenn Sie zu kurzatmig sind und diese Aufgaben Ihnen sehr schwerfallen.

einer solchen fettreichen, kohlenhydratarmen Ernährung bei COPD untersucht. Nach nur dreiwöchiger Diät wurden deutliche Verbesserungen sämtlicher Lungenparameter gemessen!

Auf den nächsten Seiten erhalten Sie viele Informationen über Lebensmittel, damit Sie beim Einkauf und in Küche oder Restaurant wissen, was die bessere Ernährung für Sie ist.

Kohlenhydratreiche Lebensmittel

Maximal ein Drittel sollten kohlenhydratreiche Lebensmittel pro Mahlzeit auf Ihrem Teller ausmachen, meiden Sie dabei jedoch die Lebensmittel möglichst ganz, die in den folgenden Tabellen auf der rechten Seite stehen (dunkelgrau unterlegt).

Kartoffel/Kartoffelprodukte

Die gute alte Kartoffel fristet leider immer mehr ein Schattendasein in unseren Küchen. Da Nudeln und Reis so viel schneller und einfacher zuzubereiten sind, da sie weder geschält noch gestampft werden müssen und auch meist noch schneller gar sind, hat beides der Kartoffel den Rang abgelaufen. Machen Sie das in Ihrer Küche so oft Sie können wieder rückgängig, und essen Sie Kartoffeln. Es sind gesunde Lebensmittel, die zwar Kohlenhydrate enthalten, aber im Vergleich zu Nudeln und Reis essen Sie weniger davon, um satt zu werden, und nehmen daher im Vergleich weniger Kohlenhydrate auf, bis Sie satt sind.

ESSEN	MEIDEN
Pellkartoffeln, Salzkartoffeln, Kartoffelbrei und Knödel aus selbst gekochten Kartoffeln	Pommes frites, Chips, Fertigkartoffeln, Bratkartoffeln, Kartoffelpüree und -klöße aus Fertigpackungen

Getreide und Brot

Wenn Sie Getreide(-produkte) und Brot essen wollen, dann essen Sie es sooft es geht in 100%iger Vollkornform. Getreide verliert beim Ausmahlen sehr schnell seine gesunden Inhaltsstoffe und dann bleibt nur noch die Stärke der Körner als reines Kohlenhydrat erhalten.

ESSEN	MEIDEN
alle Vollkorngetreide und Produkte daraus, Hirse, Naturreis, Amarant, ungezuckerte Fertigmüsli, Vollkorngetreideflocken, ab und zu parboiled Reis	Weißmehle und Produkte daraus (z.B. Weißbrot, helle Brötchen, Laugenbrötchen, Käsestangen etc., Weißmehlgebäck und Kuchen, Torten, Weißmehlkekse), geschälter und polierter Reis, Weißmehlnudeln, gezuckerte Fertigmüsli

Obst

Obst ist einerseits gut für Sie, denn es enthält viele Vitamine, Mineralstoffe und auch Spurenelemente. Darüber hinaus enthält Obst weitere Stoffe, die gesundheitsfördernd sind (sogenannte sekundäre Pflanzenstoffe), zum Beispiel gehören hier auch die Ballaststoffe dazu. Andererseits enthält Obst von Natur aus sehr viel Zucker. Essen Sie also Obst, aber nur in Maßen. Verzichten Sie auf „Obsttage", an denen Sie nichts anderes als Obst zu sich nehmen, und bleiben Sie auch bei Fruchtsäften bei höchstens einem Glas am Tag. Verdünnen Sie Fruchtsäfte am besten mit klarem Wasser.

Manche Menschen haben Probleme mit rohen Früchten oder mit bestimmten Obstsorten. Erdbeeren und Äpfel sind zum Beispiel dafür bekannt, dass sie häufiger als andere Sorten nicht vertragen werden. Lesen Sie auch nochmals auf Seite 75 ff. unter Allergien nach, wenn Sie meinen, dass diese Lebensmittel Ihnen Probleme bereiten. Und merken Sie sich als goldene Regel: **Essen Sie bunt!** Das geht beim Obst ganz besonders im Sommer sehr gut.

ESSEN	✕ MEIDEN
frisches, sonnengereiftes Obst (Äpfel, Birnen, Johannis-, Heidel-, Him- und sonstige Beeren, Weintrauben, Orangen, Mandarinen, Zitronen, Bananen, Ananas etc.), ungezuckertes Tiefkühlobst, ungezuckerte Obstsäfte (am besten verdünnt), wenig ungezuckertes Trockenobst (Rosinen, Korinthen, Aprikosen etc.)	unreifes Obst, eingekochtes Obst, Obstkonserven, gezuckertes Obst, gezuckertes Trockenobst, Nektare, Obstsaftgetränke, gezuckerte Obstprodukte

Gemüse

Essen Sie Gemüse so viel Sie können. Sie führen sich damit viele gesunde Vitamine, Mineralstoffe, Spurenelemente und auch sekundäre Pflanzenstoffe zu. Beim Gemüse müssen Sie nicht auf die Menge gucken, hier können Sie richtig reinhauen, auch wenn Sie abnehmen wollen. Beachten Sie jedoch: Wenn Sie bisher eher wenig bis gar kein Gemüse gegessen haben, dann fangen Sie erst mit kleinen Gemüseportionen an und steigern sie langsam, denn Ihr Verdauungstrakt muss sich erst daran gewöhnen.

Gemüse, das Sie eher meiden sollten, sind blähende Sorten, wenn Sie damit leicht Probleme bekommen. Denn Blähungen erschweren Ihre Atmung, da das Gas im Darm von unten auf das Zwerchfell und die Lungen drückt (siehe Seite 88 ff.). Zu den blähenden Lebensmitteln gehören für viele Menschen vor allem Kohlgemüse (Brokkoli, Blumenkohl, Weiß- und Rotkraut, Sauerkraut, Spitzkohl, Kohlrabi, Rosenkohl, Wirsing, Grünkohl, Chinakohl, Steckrübe und andere Rübchen sowie Pok Choi) und Hülsenfrüchte (Erbsen, Linsen, Bohnen, Sojabohnen, Kichererbsen und Lupinen). Doch bei Ihnen persönlich kann die Liste blähender Gemüsesorten ganz anders aussehen. Achten Sie auf sich nach dem Essen. Wenn Sie Blähungen bekommen, suchen

Sie nach dem entsprechenden Lebensmittel und lassen Sie es in Zukunft weg bzw. essen Sie es nur in kleinen Mengen. Gut ist, dass sich der Darm mit der Zeit anpasst und Sie „problematische" Gemüse später wieder gut vertragen können, wenn Ihr Verdauungstrakt sich erst einmal an mehr Gemüse gewöhnt hat.

ESSEN	✕ MEIDEN
Gemüse, wie z.B. Karotten, Brokkoli, Blumenkohl, Fenchelknollen, Zucchini, Kürbis, Auberginen, Tomaten, Paprika, Spargel, Gurken, Pastinaken, Blattsalate, Pilze, Petersilienwurzeln, Porree, Zwiebeln, Rettich, Sprossen und Keimlinge, ungezuckerte Gemüsesäfte (am besten verdünnt mit Wasser), Algen u.v.a.	Gemüsekonserven, Tiefkühlfertigmenüs, blähendes Gemüse, wenn Sie dadurch Verdauungsbeschwerden bekommen

Milch und Milchprodukte

Viele Menschen vertragen Milch und Produkte daraus nicht. Achten Sie besonders auf Ihre Verdauung, wenn Sie Milch oder Milchprodukte essen. Wenn auch Sie danach Bauchweh, Blähungen oder gar Durchfall bekommen oder unter Übelkeit leiden, dann meiden Sie diese Lebensmittel unbedingt. Sollten Sie „nur" den Milchzucker (Laktose) nicht vertragen, dann ist es möglich, dass Sie laktosefreie Produkte wählen oder vor jeder Mahlzeit das laktoseabbauende Enzym Laktase in Kapselform zu sich nehmen.

Wenn Sie keine Probleme mit Milch haben, essen Sie dennoch vorwiegend verarbeitete Milchprodukte und trinken Sie nur wenig Milch. Meiden Sie jedoch sehr fetten Käse und andere sehr fetthaltigen Milchprodukte (Creme fraîche, Creme double, saure und süße Sahne).

ESSEN	✕ MEIDEN
Frischmilch (wenig), Joghurt, Sauermilch, Kefir, Molke, Buttermilch, magere Käsesorten, Ziegenmilch/-käse, Schafsmilch/-käse, Stutenmilch, Kamelmilch **Achtung: Milch nur bei Verträglichkeit!**	H-Milch, Kondensmilch, alle fetten Kuhmilchkäsesorten, saure Sahne, Schlagsahne

Öle und Fette

Die Fette, die Sie essen, sind von ganz besonderer Bedeutung. Gerade weil Sie davon ja in Zukunft mehr essen sollten (siehe Seite 137) kommt es darauf an, dass Sie die richtigen Fette zu sich nehmen. Dabei geht es nicht um den Cholesterinspiegel, wie viele leider immer noch meinen, sondern um die im Fett enthaltenen Fettsäuren und die Fettqualität, die durch die Herstellung beeinflusst wird. Das klingt kompliziert, ist es aber gar nicht, wenn man bestimmte Informationen hat. Und die bekommen Sie nun hier:

Fette sind nicht nur Energieträger, sondern auch sehr wichtiges Baumaterial für unseren Körper. Jede Zelle besitzt zum Beispiel eine äußere Hülle (Zellmembran), die hauptsächlich aus Fettbestandteilen aufgebaut ist. Besonders wichtig sind diese äußeren Hüllen im Nervengewebe und im Gehirn. Dort werden diese Hüllen sehr lang und wickeln sich viele Male um die Zelle herum. So wird erreicht, dass die Nervenreize durch diese Zellen besonders schnell weitergeleitet werden können. Genauso sind die äußeren Membranhüllen auch in allen anderen Organen und Geweben unseres Körpers bedeutsam. Ihre Fettzusammensetzung bestimmt überall, wie „biegsam" und beweglich die Membranen sind und wie gut oder schlecht bestimmte Stoffe hindurch können bzw. wie gut oder schlecht Prozesse ablaufen können, die innerhalb von solch einer Membran stattfinden. Letzteres ist zum

Beispiel bei der Zellatmung wichtig: Dabei müssen sich große Teilchen (Proteinkomplexe) innerhalb der Membran bewegen können. Sie „schwimmen" sozusagen zwischen den vielen Fettbestandteilen hindurch. Können sie das gut, läuft die Zellatmung ungehindert ab. Ist die Membran fest und starr, können sich die Teilchen schlechter bewegen und der gesamte Prozess kann nicht so schnell wie möglich ablaufen und der Zelle die optimale Energiemenge bereitstellen. Ein drittes Beispiel, wie die Fette, die Sie essen, direkt auf Ihre Zellen und Ihren Körper einwirken, sind die sogenannten Gewebshormone (Prostaglandine und Leukotriene). Die werden aus Fettbestandteilen, nämlich bestimmten Fettsäuren, gebildet und beeinflussen den Verlauf von Entzündungen im Körper. Dabei gibt es solche Fettsäuren, die Entzündungen eher fördern (v. a. Arachidonsäure und Linolsäure, sogenannte Omega-6-Fettsäuren), und solche, die Entzündungen eher bremsen: alpha-Linolensäure und die vor allem in Algen und Fischöl vorkommenden Fettsäuren **DHA** (Docosahexaensäure) und **EPA** (Eicosapentaensäure), sogenannte Omega-3-Fettsäuren. Leider ist unsere Nahrung sehr reich an den entzündungsfördernden Omega-6-Fettsäuren. Daher ist es für jeden Menschen empfehlenswert – und ganz besonders für Menschen, die bei Raucherhusten und COPD sowieso schon mit vielen Entzündungsherden zu kämpfen haben –, den Anteil der Omega-6-Fettsäuren in seinem Essen zu verringern und dafür den Anteil mit entzündungshemmenden Omega-3-Fettsäuren zu erhöhen. Damit Sie das ganz leicht auf Ihrem Einkaufszettel und später auf Ihrem Teller umsetzen können, finden Sie im Anhang dieses Buchs einige Listen, die Ihnen die Gehalte an Omega-6- und Omega-3-Fettsäuren in Lebensmitteln angeben. Allerdings muss dazu noch etwas gesagt werden: Es geht nicht darum, die Arachidonsäure oder die Linolsäure vollständig zu meiden. Diese beiden Fettbestandteile sind für den Menschen lebensnotwenig (essenziell). Denn unser Körper braucht ja die Möglichkeit, Entzündungen zu bilden, um zum Beispiel bei Verletzungen langfristig eine Heilung zu ermöglichen. Es kommt aber auf das Verhältnis von Entzündungsförderern zu Entzündungshemmern an! Und das ist in unserer Nahrung leider hin zu Ersteren verschoben. Ideal ist ein Verhältnis von „Förderern" zu „Bremsern" von 5:1, dann leben wir richtig gesund. Doch quälen Sie sich nicht mit solchen Rechenaufgaben, essen Sie einfach **mehr** Omega-3-Fettsäuren und **weniger** Omega-6-Fettsäuren, dann sind Sie auf dem richtigen Weg!

Die andere Sache, auf die Sie bei Fetten unbedingt achten müssen, ist die Herstellungsart der Fette und der Umgang damit in Ihrer Küche. Pflanzliche Öle sollten Sie grundsätzlich nur als kaltgepresste kaufen. Besonders beim Leinöl, das Sie niemals (!) erwärmen sollten, müssen Sie darauf achten, dass es unbedingt kaltgepresst wurde. Besser noch ist es, wenn es beim Pressprozess gekühlt wird. Nur wenn Sie Leinöl finden, das fast ohne Geschmack ist, ist es frisches Leinöl. Schauen Sie im Reformhaus oder Bioladen in die Kühltheke (nur dort sollte frischgepresstes Leinöl aufbewahrt werden, kaufen Sie es niemals, wenn es im Laden im normalen Regal steht!) oder bestellen Sie es sich noch besser direkt bei einer Ölmühle. Und bewahren Sie es zuhause dann auch unbedingt im Kühlschrank auf.

Olivenöl sollte ebenfalls kaltgepresst sein. Bei diesem Öl ist es jedoch unnötig, es zu kühlen, im Gegenteil, im Kühlschrank wird es fest und muss dann erst wieder „aufgetaut" werden, damit man es benutzen kann. Olivenöl sollten Sie innerhalb von einem halben bis einem Jahr aufbrauchen. Wenn Sie Ihren Urlaub im mediterranen

Süden verbringen, dann bringen Sie sich doch einfach von dort ein gutes, geschmackvolles, kaltgepresstes Öl mit.

Sonnenblumenöl und Distelöl, die meistverwendeten Öle, sollten Sie bei sich zuhause gar nicht mehr benutzen. Beide haben einen hohen Anteil an Linolsäure, eine Omega-6-Fettsäure, die entzündungsfördernd wirkt. Gutes kaltgepresstes Walnussöl und Kürbiskernöl hingegen können Sie sich „gönnen". Essen Sie sie aber unbedingt, ohne sie zu erhitzen. Nutzen Sie sie als Salatöl, geben Sie das Öl erst an gekochte Speisen, wenn Sie diese schon auf dem Teller haben. Denn diese Öle mit den gesunden Fettsäuren sind gegen Hitze sehr empfindlich. Werden sie erhitzt, gehen sie kaputt und schon ist der gesunde Effekt dahin – und nicht nur das: Die Öle können beim Erhitzen sogar richtig ungesund werden. Aber davon mal abgesehen: Wer mag schon ranziges Fett? Meiden Sie das, wo Sie nur können!

Kokosfett verlangt noch ein paar erklärende Worte. Unraffiniert ist es ein sehr gesundes Fett. Obwohl es bei Zimmertemperatur fest ist und viele sogenannte „gesättigte" Fettsäuren enthält. Aber diese Fettsäuren sind anders als die der tierischen Fette. Sie sind viel kürzer und daher sehr gut verdaulich. Auch Menschen, die mit Fett Probleme haben, die vielleicht schon mit Gallensteinen zu kämpfen hatten, können dieses Fett essen. Probieren Sie es aus. Kaufen Sie es unbedingt im Bioladen oder im Reformhaus. Und verlassen Sie sich auch bei diesem Öl auf Ihren Geschmack: Wenn Sie den feinen Kokosgeschmack noch herausschmecken, dann haben Sie das richtige Kokosfett gefunden!

Die als so gesund gepriesene Margarine hingegen sollten Sie besser von Ihrem Speiseplan streichen. Weder als Streich- noch als Back- oder Bratfett ist sie wirklich gesund. Margarine wird aus pflanzlichen Ölen hergestellt, meist ist das Sonnenblumen-, Soja-

oder Distelöl, die alle drei kaum entzündungsfördernde Omega-3-Fettsäuren enthalten. Außerdem gehört es bei Margarinen zum Herstellungsprozess, dass die Fette dabei stark verändert werden (gehärtet), denn sonst könnte sie natürlich niemand streichen, sie wären ja flüssig. Und genau durch diesen Vorgang verlieren sie ihre gesunden Eigenschaften. Dass diese Streichfette cholesterinfrei sind, ist zwar richtig, aber man weiß inzwischen, dass das für eine gesunde Ernährung überhaupt nicht wichtig ist. Nehmen Sie Butter anstelle von Margarine, essen Sie davon jedoch keine großen Mengen, dann ist das Naturprodukt immer noch das Beste, was Sie sich morgens auf Ihr Brot streichen können.

ESSEN	✕ MEIDEN
kaltgepresstes Olivenöl, frisches(!) Leinöl, Kokosfett, Nussöle, Butter	raffinierte Öle, Back- und Bratfette, Schweineschmalz, Margarine

Samen und Nüsse

Nüsse und Samen sind wertvolle, fettreiche Lebensmittel. Leider gehören Nüsse jedoch zu den Lebensmitteln, die häufig Allergien auslösen. Wenn Sie sicher sind, dass Sie Nüsse und Samen vertragen, dann setzen Sie diese unbedingt auf Ihren Speiseplan, denn sie enthalten auch viele Spurenelemente und Mineralstoffe. Abwechslung ist auch bei Nüssen gut, essen Sie immer mal wieder andere Nusssorten, dann wird es nicht langweilig und Sie kommen in den Genuss der Vorteile jeder der vielen Nussarten! Achten Sie dabei darauf, dass die Nüsse immer frisch sind. Schmecken Sie muffig oder gar ranzig, dann werfen Sie sie unbedingt weg, denn dann sind es keine gesunden Lebensmittel mehr, sondern verdorbene!

ESSEN	✕ MEIDEN
Leinsamen, Sonnenblumenkerne, Walnüsse, Haselnüsse, Paranüsse, Kürbiskerne, Cashewnüsse, Macadamianüsse u. a.	keine

Fleisch, Wurstwaren und Eier

Diese Lebensmittel enthalten oft viel entzündungsfördernde Arachidonsäure. Essen Sie daher möglichst wenig davon und bevorzugen Sie helle Fleischarten (Geflügel). Innereinen sollten Sie gar nicht essen, denn die enthalten besonders viel der entzündungsfördernden Arachidonsäure (siehe Tabelle Seite 261 ff.). Eier enthalten ebenfalls recht viel Arachidonsäure, dabei ist es vor allem das Eigelb, das die Werte in die Höhe treibt. Allerdings enthält es gleichzeitig auch Omega-3-Fettsäuren, daher können sie durchaus öfter mal ein Ei essen. Tun Sie es aber nicht täglich.

ESSEN	✕ MEIDEN
Hähnchen, Pute/Truthahn Wild ist leider immer noch durch die Atomkatastrophe in Tschernobyl radioaktiv belastet (besonders in Süddeutschland), daher eher meiden; Eier, Rind- und Kalbfleisch nur selten und wenig	**keine Innereien,** Wurstwaren weitgehend meiden, besonders Schweinefleisch- und wurst, geräucherte und gepökelte Wurst und Fleischsorten

Fisch

Bei Fisch ist der fettarme Fisch erlaubt, da er wenig Arachidonsäure enthält. Bei fettem Fisch hingegen gibt es zwei Arten: die Kaltwasserfische und die anderen Fettfische. Die erstgenannten enthalten sehr viele gesunde Omega-3-Fettsäuren neben der Arachidonsäure, daher sind sie trotzdem empfehlenswert, die anderen Fettfische hingegen nicht. Wenn Sie also wissen, dass ein fetter

Fisch im Atlantik oder im Nordmeer gelebt hat, dann können Sie ihn essen. Kommt er aus dem Mittelmeer, dann lassen Sie die Finger davon.

ESSEN	✕ MEIDEN
fettarme Fische, fetthaltige Kaltwasserfische (Hering, Makrele, Sprotte, Thunfisch, Forelle, Lachs)	fette Warmwasserfische

Gewürze und Kräuter

Salz ist kein gesundes Lebensmittel. Schränken Sie daher Ihren Salzkonsum möglichst ein. Zu viel Salz führt im Körper zu Wassereinlagerungen und die können das Atmen erschweren. Verwenden Sie stattdessen mehr andere Gewürze und Kräuter, um Geschmack an Ihr Essen zu bekommen. Kaufen Sie sich Petersilie, Schnittlauch und auch andere Vertreter der Kräuter und probieren Sie aus, was Ihnen schmeckt. Vielleicht können Sie sich ja ein kleines Kräutergärtchen auf dem Fensterbrett der Küche oder auf dem Balkon anlegen? Dann haben Sie Ihre Kräuter immer ganz frisch zur Hand. Wenn das nicht geht, dann kaufen Sie sie tiefgekühlt. Leider haben die Pflanzen dann allerdings viel von ihrem Aroma eingebüßt. Genauso ist es bei den getrockneten Kräutern. Aber auch damit können Sie Ihre Speisen würzen und Salz reduzieren. Gehen Sie bei den Pulver-Gewürzen genauso vor. Probieren Sie hier und da etwas aus. Es wird Ihnen langfristig dann ganz sicher gelingen, fast vollständig auf Salz zu verzichten! Besorgen Sie sich fürs Erste Kräutersalz (ohne künstliche Zusätze, am besten aus dem Bioladen). Durch die darin enthaltenen Kräuteranteile salzen Sie weniger. Oder nutzen Sie andere Salzprodukte, bei denen ein Teil des Kochsalzes (Natriumchlorid) durch andere Salze auf Magnesium- und Kalium-Basis ersetzt sind. So essen Sie weniger Salz und bekommen noch ein paar gesunde Mineralstoffe dazu.

ESSEN	✕ MEIDEN
alle frischen Kräuter, Zitronensaft, Obstessig, Meerrettich, Knoblauch, Pfeffer, Paprikapulver, Muskatnuss, Kümmel, Fenchel, Anis, Vanille, Curry u.a.m., ungesalzene und hefefreie Gemüsebrühen, Sojasoße (wenig, enthält auch recht viel Salz), Kräutersalz (wenig) etc.	Salz reduzieren, Fertigwürzen meiden, da sie meist viel Salz und Geschmacksverstärker enthalten

Süßmittel

Reduzieren oder meiden Sie Zucker so gut es geht. Essen Sie so wenig wie möglich Süßigkeiten, Konfitüren, Gelees oder Ähnliches. Zucker ist nicht nur schlecht für die Zähne, er ist genauso schlecht für Ihre Darmflora (siehe Seite 187 ff.) und damit für den gesamten Körper. Gehen Sie auch mit anderen Süßmitteln immer vorsichtig um. Die natürlichen Süßmittel, wie zum Beispiel Honig und Ahornsirup, enthalten sehr viel Zucker, der ungesund ist. Dennoch sind sie beim Süßen dem weißen oder braunen Zucker unbedingt vorzuziehen. Meiden Sie Fruchtzucker und Sorbit als zugesetzte Süßmittel in Lebensmitteln, da diese von den meisten Menschen nicht vertragen werden (Blähungen, Bauchschmerzen, Durchfall). Künstliche Süßstoffe sind leider keine gute Alternative, da sie in den meisten Fällen ebenfalls nicht gut vertragen werden. Die besten Alternativen zu Zucker sind Stevia, das allerdings eine sehr eigenwillige, lakritzartige Süße hat, und Erythritol (Refomhaus).

ESSEN	✕ MEIDEN
WENIG(!) Birnen- und Apfeldick-saft, Ahornsirup, kaltgeschleuderter Honig, Agavendicksaft, Stevia, Erythritol	weißer Zucker, Rohrzucker, Traubenzucker, Fruchtzucker, Sorbit, Süßstoffe aller Art

Getränke

Trinken Sie viel, aber nicht zum Essen! Schränken Sie koffeinhaltige Getränke ein (Kaffee, schwarzer, grüner und weißer Tee, Cola-Getränke u. a.). Koffein kann Nervosität oder Unruhe verursachen und außerdem mit einigen Medikamenten ungesund wechselwirken.

TRINKEN	✕ MEIDEN
Mineralwasser, möglichst chlorid- und natriumarm, stilles Wasser, energetisiertes Wasser, Kräutertee, Früchtetee, ungesüßte und am besten mit Wasser verdünnte, evtl. frisch gepresste Frucht- oder Gemüsesäfte, Moste, alkoholfreies Bier, alkoholfreien Wein/Sekt	Bohnenkaffee, schwarzer, grüner und weißer Tee, Limonaden, Cola-Getränke, alkohol- und/oder kohlensäurehaltige Getränke, Alkohol (Rotwein, Sekt), Hefeweizen, hochprozentige Spirituosen

Spezielle Tipps zum Zunehmen

Wer aufgrund seiner Erkrankung sehr viel Energie schon allein für seine Atmung braucht, bei dem schwinden schnell die körperlichen Reserven. Das tägliche Essen liefert nicht genug Energie, um diesen Abwärtstrend zu stoppen. Wer vorher übergewichtig war, wird diesen Verlust an Körpergewicht zunächst begrüßen und sich über die Erleichterung bei Bewegungen und täglichen Arbeiten freuen. Dennoch ist abzusehen, dass die Gewichtsabnahme zu einem geschwächten Körper führen wird, denn es wird nicht nur überflüssiges Fett, sondern auch Muskelprotein abgebaut.

Greifen Sie daher ein, wenn Ihr Gewicht sinkt oder schon stark gesunken ist, und stellen Sie Ihre Nahrung auf mehr gehaltvolle Energieträger um. Dennoch gilt die Regel, dass Sie eher kohlenhydratarm und fett- und proteinreich essen sollten.

Das Fett, das Sie essen, sollte vorwiegend pflanzlichen Ursprungs sein: Essen Sie Nüsse und Samen, so viel Sie vertragen, essen Sie Nussmus (ungesüßt!), wenn Sie das Kauen der Nüsse zu sehr anstrengt. Ebenso sind Avocados und Oliven wertvolle Lebensmittel für Sie. Beide können auch Zutaten in Salaten sein und aus beiden kann man Muse (Guacamole und Tapenade) herstellen, die sich als Brotaufstrich, Dips und auch als Zutat in (Salat-)Soßen eignen. Jegliches Gemüse können Sie sich mit viel Olivenöl in der Pfanne, dem Grill oder dem Backofen wie die Südländer mit viel Knoblauch zubereiten. Nutzen Sie Kürbiskern- oder Nussöle für Salatsoßen, machen Sie sich Quark (Normalfettstufe) – egal ob süß oder würzig – mit Leinöl an und benutzen Sie Walnussöl oder Kürbiskernöl auf gedünstetem Gemüse.

Greifen Sie bei den Milchprodukten zu Joghurt und Quark mit 3,5 % Fett, nicht zu den entrahmten Sorten; essen Sie Butter, aber übertreiben Sie es damit wegen der enthaltenen Arachidonsäure nicht. Essen Sie außerdem Geflügel (ohne Haut) und fetten Kaltwasserfisch, damit Sie auch genug Protein für einen erneuten Muskelaufbau aus Ihrer Nahrung gewinnen können. Sollten Sie Vegetarier sein, können Sie darüber nachdenken, ein aufbauendes pflanzliches Proteinpulver einzunehmen, um Ihren Proteinbedarf sicher zu decken. Lassen Sie sich vor dem Kauf jedoch gut von versierten Ernährungsexperten beraten, denn nicht alle Pulver sind empfehlenswert.

Stellen Sie sich selbst Süßspeisen mit unraffiniertem Kokosfett her. Lassen Sie es dafür in der nur leicht erwärmten Pfanne schmelzen und rühren Sie Vanille, ungesüßten Kakao, Nüsse und vielleicht etwas Fruchtmus oder/und Trockenfrüchte hinein. Probieren Sie aus, ob Sie die Kombination von Kokos und Stevia oder Erythritol mögen, dann haben Sie eine sehr gesunde Süßigkeit hergestellt. Sie können sich auch an Mayonnaise wagen, achten Sie jedoch darauf, dass sie ungezuckert ist, und übertreiben Sie es mengenmäßig nicht, wegen der entzündungsfördernden Arachidonsäure! Machen Sie einen Laden ausfindig, der Ihnen ein schweres und weiches 100%iges Vollkornbrot verkauft. Bestreichen Sie die (dünnen) Scheiben mit viel Kokosöl oder einem von Ihnen hergestellten fettreichen Brotaufstrich. So tun Sie sich ganz sicher etwas richtig Gutes!

Trotz Ihres hohen Energiebedarfs wegen der schwereren Atmung ist es für Sie sehr wichtig, für ein bisschen Bewegung zu sorgen. Dabei geht es nicht um kräftezehrenden Sport, sondern um kleine Bewegungen für die Gelenkigkeit und den Muskelaufbau, denn ein Muskel baut sich nur auf, wenn er gebraucht wird. Bewegen Sie daher Ihre Arme im Sitzen oder Liegen, oder spannen Sie bestimmte Muskeln einfach mal so an, wenn Sie auf Ihrem Sessel sitzen oder im Bett liegen: Kneifen Sie den Po mehrfach zusammen, so fest Sie können, und entspannen Sie ihn wieder. Heben Sie die Arme und legen Sie sie wieder hin. Machen Sie abwechselnd einen geraden, dann einen krummen Rücken, wiederholen Sie diese kleinen Übungen immer mehrmals. Wenn Sie es schaffen, dann können Sie auf dem Boden in den Vierfüßlerstand gehen und Ihren Rücken mal nach unten und mal nach oben biegen, soweit es für Sie möglich ist. Diese Übung ist der sogenannte „Katzenbuckel", sie hilft bei der Stärkung des Rückens und wirkt wunderbar gegen Rückenschmerzen. Oder heben Sie Ihre Beine im Sitzen angewinkelt einzeln von der Sitzfläche an. Ziehen Sie dabei den Fuß an und strecken Sie ihn wieder. Es gibt sehr viele

Möglichkeiten, wie ein Mensch, der viel sitzt oder liegt, dennoch beweglich bleiben kann, ohne allzu viel Kraft dafür aufwenden zu müssen. Wenn Sie mit diesen kleinen Übungen einmal begonnen haben, dann fallen Ihnen sicher noch mehr Möglichkeiten ein, wie Sie sich ohne große Anstrengung ein bisschen Bewegung verschaffen können.

Und zu guter Letzt: Nutzen Sie für Ihren Muskel-, Kraft- und Körpergewichtsaufbau auch die Visualisierung. Stellen Sie sich vor, dass Sie Muskeln benutzen; stellen Sie sich vor, Sie machen Bergtouren bei strahlendem Sonnenschein und gehen – Schritt für Schritt – immer weiter nach oben auf die Höhe. Genießen Sie dort ausgiebig die Aussicht und machen Sie sich wieder auf den Rückweg.

Sie können sich auch ganz andere Vorstellungen machen: Vielleicht haben Sie Lust, gedanklich einmal ins Fitnessstudio zu gehen? Oder konzentrieren Sie sich einfach nur auf einen bestimmten Muskel und stellen Sie sich vor, dass Sie ihn benutzen und dafür anspannen oder dass Sie ein bestimmtes Gelenk beugen und strecken. Untersuchungen haben gezeigt: Schon das kann Ihnen bei Ihrer Beweglichkeit helfen.

Spezielle Tipps zum Abnehmen

Wenn Sie übergewichtig sind, kann schon allein die Reduzierung Ihres Körpergewichts dazu führen, dass Sie wieder besser atmen können. Außerdem verringern Sie dadurch „nebenbei" Ihr Risiko für Typ-2-Diabetes (ehemals Alterszucker genannt), Herzerkrankungen, Herzinfarkt, Schlaganfall, Krebs, Schlafapnoe und Gelenkerkrankungen. Und dabei ist es gar nicht so schwer abzunehmen, man muss sich nur von der Vorstellung befreien, dass es ganz schnell gehen muss. Denn man nimmt langfristig nur ab, wenn man seine Ernährungsgewohnheiten verändert, und das klappt nur langsam. Hinzu kommt, dass langsam abnehmen deutlich weniger belastend für den Körper ist als schnelle „Crash-Diäten" oder Fastenkuren, die dem Körper einiges abverlangen und in seltenen Fällen auch schlummernde Krankheiten „wecken" können.

Die ersten Maßnahmen beim Abnehmen haben Sie schon kennengelernt: viel Trinken und das Meiden von zu viel Kohlenhydraten, dabei vor allem Zucker, Süßigkeiten, Kuchen, Schokoriegel etc. sowie alles, was aus weißen Mehlen hergestellt ist. Wenn Sie diese beiden Tipps wirklich beherzigen, dann werden Sie vermutlich schon beginnen, langsam abzunehmen. Denn wer viel trinkt, gibt nicht nur seinem Körper die Möglichkeit, sich von innen heraus zu reinigen und zu „entschlacken", sondern füllt zuallererst einmal seinen Magen mit kalorienfreiem Wasser oder Tee. Der Platz für kalorienhaltige Nahrung ist dann begrenzt und man isst weniger. Hinzu kommt, dass durch das Trinken die Verdauung angeregt wird. Das gilt besonders dann, wenn Sie morgens als Erstes eine große Tasse warmen (nicht heißen!) Tee trinken und sich schon vor dem Frühstück etwas bewegen. Wenn Ihre Kraft das zulässt, könnte Ihr Darm schon allein so in Schwung kommen. Weitere Hilfen sind Ballaststoffe. Die finden sich vor allem in Gemüse. Das Gute daran ist, dass Gemüse sehr kalorienarm ist. Essen Sie so viel Gemüse, wie Sie können. Essen Sie es gekocht, gedünstet, gebraten, gebacken oder roh. Essen Sie Gemüsesorten einzeln oder als Gemisch. Meiden Sie jedoch die kalorienreichen Avocados und essen Sie nur wenige Oliven. Machen Sie sich aus allen anderen Gemüsen bunte Gemüsepfannen und Salate, essen Sie dafür andere Dinge wie Fett, Milchprodukte, Fleisch etc. weniger. Natürlich sollten Sie dabei immer Ihr Wohlbefinden im Blick behalten. Für manchen ist rohes Gemüse zu schwer verdaulich – eben wegen der vielen Ballaststoffe. Doch wenn Sie die Gemüsemenge langsam steigern und dafür immer weniger Kohlenhydrate essen, dann werden Sie Erfolg haben. Wer noch mehr für die Verdauung tun will, kann Lein- oder Flohsamen einnehmen. Wichtig ist dann allerdings, unbedingt noch besser auf die Flüssigkeitszufuhr zu achten, da diese beiden „Verdauungshelfer" viel Wasser zum Aufquellen brauchen. Fehlt es, dann erreichen Sie in Ihrem Darm eher das Gegenteil von Ihrem Ziel: Verstopfung!

Suchen Sie in Ihrem Essen nach verstecktem Zucker und meiden Sie ihn. Meiden Sie Bananen und reduzieren Sie Fruchtsäfte, denn die enthalten viele Kohlenhydrate und Kalorien, was häufig vergessen wird, denn sowohl Bananen als auch Fruchtsäfte gelten als sehr gesund. Schauen Sie sich die Zutatenlisten von Fertiglebensmitteln genau an, wenn Sie solche essen wollen. Wenn Sie darin Zucker, Stärke oder Weißmehl finden, sollten Sie sie nicht mehr kaufen.

Essen Sie Nüsse nur in kleinen Mengen, nehmen Sie gesundes pflanzliches Fett zu sich, aber in Maßen und nicht in Massen, essen Sie nur selten tierische Fette und wenn, dann am besten Kaltwasserfisch.

Essen Sie nichts, wirklich NICHTS! zwischen den Mahlzeiten, essen Sie sich bei den Mahlzeiten satt und meiden Sie jede weitere Kalorienaufnahme zwischendurch. Fragen Sie sich bei jeder Versuchung zwischen den Mahlzeiten, ob Sie das jetzt WIRKLICH essen müssen. Wenn Sie sich selbst darauf nach längerem Nachdenken eindeutig mit Ja antworten, dann müssen Sie es tun – mit der Konsequenz, dass Sie noch langsamer abnehmen werden. Können Sie mit Nein antworten und der Versuchung widerstehen, dann haben Sie eine wichtige Schlacht geschlagen, können sich auf die Schulter klopfen und auf die kommende Mahlzeit freuen.

Bewegung ist wichtig beim Abnehmen. Nicht nur, weil Bewegung den Kalorienbedarf etwas erhöht (den Sie dann NICHT durch zusätzliches Essen ausgleichen, sondern über Ihre „gespeicherten Reserven"), sie bewirkt langfristig noch viel mehr: Durch Bewegung legen die Muskeln etwas an Masse zu, sie werden aktiver und das ist sehr interessant, denn dadurch verbrauchen Sie mehr Energie, allein schon, wenn Sie ruhen oder schlafen. Sie nehmen sozusagen im Schlaf ab, wenn Ihre Muskelmasse steigt. Denken Sie immer daran und bewegen Sie sich! Immer ein bisschen, kein schweißtreibender Sport, sondern moderate Bewegung: Gehen Sie spazieren oder wandern, wenn Sie das können, fahren Sie Fahrrad, machen Sie Gymnastik, bewegen Sie Arme und Beine, benutzen Sie vielleicht sogar Hanteln oder Gewichtsmanschetten dabei oder suchen Sie sich eine für Sie passende Sportart. Die Infos auf Seite 39 ff. können Ihnen dabei helfen.

Nahrungsergänzungen

Ich bin der festen Überzeugung, dass Nahrungsergänzungen sinnvoll und notwendig in der Therapie von Lungenkrankheiten sind. Der menschliche Körper ist mit einer Vielzahl von sehr kompetenten Abwehrmechanismen ausgestattet und unsere Atemwege sind ein perfektes Beispiel dafür. Sie enthalten einige der empfindlichsten und gleichzeitig absolut lebensnotwendigen Körperstrukturen (Bronchien, Bronchiolen, Alveolen), und das Abwehrsystem schafft es, sie gut zu schützen. Dabei wird es sehr gefordert: Die allgemein vorherrschende Verunreinigung der Luft bombardiert besonders unsere Atemwege tagtäglich millionenfach mit freien Radikalen (siehe Kasten), zum Beispiel durch das Rauchen. Die Schleimhäute der Bronchien und der Lunge stehen sozusagen unter Dauerbeschuss. Selbst eine gesunde Lunge ist kaum noch in der Lage, diesen Missstand zu kompensieren. Früher oder später nimmt sie Schaden, wenn sie nicht durch ausreichend Antioxidantien (Vitamin C und E, Glutathion, Polyphenole, als notwendige Cofaktoren von Enzymen auch Mangan und Selen) geschützt wird.

Freie Radikale? Was ist das?

Mit freien Radikalen sind keine gewaltbereiten Kämpfer oder politisch extrem eingestellte Menschen gemeint. Freie Radikale benennen klitzekleine, fiese Teilchen, die alles zerstören, womit sie in Kontakt kommen. Wenn das dann unser Körper ist, geht es ihm an den Kragen. Denn ein kleines, freies Radikal erzeugt in dem Gewebe, das es angreift, ein neues Radikal und so entsteht eine Kettenreaktion, die erst dann stoppt, wenn ein antioxidativ wirkendes Vitamin o. Ä. einwirkt. Durch diese Antioxidantien ist der Körper darauf eingerichtet, sich gegen freie Radikale zu schützen. Leider kann er diese Antioxidantien nicht selbst herstellen, sondern muss sie über die Ernährung aufnehmen. Wenn ihm jedoch durch schlechte oder nicht ausreichende Nahrung die Antioxidantien fehlen, dann steigt das Risiko, dass der Körper durch Radikale geschädigt werden kann.

Freie Radikale werden auch als Reaktive Sauerstoff Spezies (ROS) oder einfach als oxidativer Stress bezeichnet.

Studien konnten eindeutig belegen, dass Krankheiten wie Asthma und COPD eine direkte Folge von freien Radikalen sind, denn die Entzündungen, die bei diesen Erkrankungen im Körper toben, produzieren fortwährend freie Radikale. Leider behandelt die moderne Medizin dieses Thema sehr stiefmütterlich. Und das, obwohl man sicher weiß, dass entsprechende Nahrungsergänzungsmittel gerade in den Anfangsstadien einer COPD einen hohen Stellenwert haben können. Stattdessen raten viele Ärzte ihren Patienten von der Einnahme dieser Naturstoffe ab, denn sie meinen, dass doch alles Lebensnotwendige in unserer Ernährung enthalten sei. Gebetsmühlenartig wird diese Meinung von bestimmten Interessenvertretern immer wieder befeuert, denn – da nicht sein kann, was nicht sein darf – in unserem hochzivilisierten Land besteht natürlich kein Mangel! Und das, was nicht da ist, muss auch nicht weiter erforscht werden. Obwohl sogar die offizielle Stelle (Deutsche Gesellschaft für Ernährung DGE) sagt, dass der Bedarf, den sie als ausreichend vorgibt und der mit Ach und Krach über eine gesunde Ernährung mit viel Frischkost und Vollkorn erreichbar ist, nur für **gesunde Personen ohne zusätzliche Belastungen** (z.B. Stress, Umweltgifte etc.) gilt. Wer jedoch zum Arzt geht, ist selten gesund.

Ganz langsam scheint sich diese vorurteilsbeladene Meinung ein klein wenig zu ändern, dennoch wird es noch einige Zeit dauern, bis Ihr Arzt Ihnen dazu raten wird, Nahrungsergänzungen einzunehmen. Werden Sie daher besser schon vorher aktiv und tun Sie selbst etwas für sich, dafür haben Sie dieses Buch ja auch in die Hände genommen.

Und nicht nur die sogenannte antioxidative Kapazität einer guten Vitamin- und Mineralstoffversorgung ist wichtig. Zum Beispiel liefert eine bessere Versorgung mit den Vitaminen der B-Gruppe die Voraussetzung für eine gute Energiebereitstellung im Körper, denn diese Vitalstoffe sind für die energieliefernden Stoffwechselwege unverzichtbar. COPD'lern bzw. Menschen mit Raucherhusten, die einen erhöhten Energiebedarf wegen ihres Hustens und der erschwerten Atmung haben, profitieren also davon. Aus allen diesen Gründen sollten Sie über die Einnahme folgender Vitalstoffe nachdenken:

Vitamine

Vitamine sind die bekanntesten Vitalstoffe. Sie stellen eine Gruppe von Stoffen dar, die unserem Körper unbedingt zugeführt werden muss, sonst wird er krank und ist langfristig nicht lebensfähig. Vitamine bekommen Sie über eine gesunde Ernährung, doch bei einem erhöhten Bedarf, wie Raucher, Ex-Raucher und Kranke ihn haben, reicht das nicht aus, da müssen zusätzliche Vitamine über Nahrungsergänzungen weiterhelfen.

Vitamin A und Beta-Carotin

Vitamin A ist das typische Schleimhautvitamin und daher für den Atemtrakt von großer Bedeutung. Außerdem ist Vitamin A unser „Sehpurpur", kommt daher in der Netzhaut im Auge in hohen Mengen vor, um uns das Sehen zu ermöglichen. Allerdings ist Vitamin A ein fettlösliches Vitamin und kann daher im Körper gespeichert und auch zu viel aufgenommen werden. Beta-Carotin, der Stoff, der die Möhre und viele andere Früchte so schön orange färbt, ist sogenanntes Provitamin A, eine Vorstufe von Vitamin A. Der Körper kann aus Beta-Carotin sein Vitamin A herstellen und er kann davon nicht zu viel aufnehmen. Wenn Sie allerdings noch immer rauchen, dann sollten Sie kein Beta-Carotin zusätzlich zu Ihrer Ernährung einnehmen, da Untersuchungen zeigen, dass Beta-Carotin durch die angriffslustigen Radikale aus dem Qualm ungünstig verändert wird und Ihnen dann eher schadet als nützt.

Wie Vitamin A Ihnen helfen kann: Richard Baybutt, Professor für Ernährung an der Kansas State University, hat bei seinen Forschungen herausgefunden, dass bestimmte Lungenerkrankungen, wie zum Beispiel das Lungenemphysem und die Lungenentzündung, mit einem Vitamin-A-Mangel in Verbindung stehen können. Er ist der Meinung, dass Benzpyren (ein krebsauslösender Stoff, der auch in Zigarettenrauch enthalten ist) einen Vitamin-A-Mangel auslösen kann. Dies könnte eine Erklärung sein, warum manche Raucher bis ins hohe Alter nie ein Emphysem entwickeln, vielleicht ist deren Ernährung sehr reich an Vitamin A. Außerdem gibt es wissenschaftliche Forschungen mit Tieren, bei denen durch die Gabe von Vitamin A geschädigtes Lungengewebe wieder regeneriert werden konnte.

Einnahmeempfehlung: 0,8 – 1,1 mg Tag (= 3.300 internationale Einheiten IE). Therapeutische Dosen betragen ein Vielfaches des

Tagesbedarfs und der hier angegebenen Dosen. Sie sollten vom behandelnden Therapeuten festgelegt werden.

Nebenwirkungen: Appetitverlust, Muskelschmerzen, Kopfschmerzen, Nasenbluten und Schlafstörungen.

Vitamin B

Die B-Vitamine, das sind B_1 (Thiamin), B_2 (Riboflavin), B_3 (Niacin), B_5 (Pantothensäure), B_6 (Pyridoxin), B_7 (Biotin), B_{12} (Cobalamin) und Folsäure (manchmal auch B_9 genannt). Sie haben einen enormen Wirkungskreis im Körper. Neben ihrer Bedeutung für den Energiestoffwechsel unterstützen sie zum Beispiel auch die Immunfunktion, die Wundheilung, die Entgiftung, die Eiweißverwertung und den Muskelaufbau, die Nerven und die Bildung von roten Blutzellen. Klinische Studien zeigen, dass insbesondere B_6 die Lungengesundheit fördert und die Symptome der Atemnot und das Engegefühl in der Brust verringern kann[6].

Einnahmeempfehlung: Am besten nimmt man diese Vitalstoffgruppe als Komplexprodukt ein, das alle B-Vitamine enthält. Viele dieser Produkte sind so zusammengestellt, dass sie den Tagesbedarf decken. Achten Sie beim Kauf auf die Angaben als % der RDA (recommended daily allowance, übersetzt etwa empfohlener Tagesbedarf). Nehmen Sie von diesem Produkt dann zwei oder drei Kapseln am Tag ein.

Nebenwirkungen: keine

Vitamin C

Im Gegensatz zu den Tieren können wir Menschen Vitamin C (Ascorbinsäure) nicht selber herstellen. Gleichzeitig ist es aber eines der wichtigsten Antioxidantien für uns. Da Vitamin C ein

---

6   Holden, S.; Hudson, K.; Tilman, J.; Wolf, D.: „The Ultimate Guide to Health from Natur", Astrological Publication, 2003

wasserlösliches Vitamin ist, kann es nicht im Körper gespeichert werden und muss täglich aufgenommen werden. Ein gesunder Mensch braucht mindestens 100 mg Vitamin C am Tag. Ein Zigarettenraucher zerstört etwa 400 mg bis 2.000 mg Vitamin C täglich durch das Rauchen. Wie soll man da gesund bleiben?

Wie Vitamin C Ihnen helfen kann: Die Vitamin-C-Spiegel sind im Blut von Rauchern und COPD'lern häufig verringert. Hochdosiertes Vitamin C kann Lungenschädigungen durch frei Radikale während der Entzündungsphase verhindern helfen. Vitamin C „recycelt" zusätzlich Vitamin E (siehe unten), welches durch die Oxidation durch freie Radikale schnell aufgebraucht wird.

Gewöhnliche Ascorbinsäure als Pulver ist nicht empfehlenswert, da es durch den Säuregehalt zu Magen- und Darmreizungen kommen kann. Suchen Sie sich ein Produkt, das die Ascorbinsäure abgepuffert enthält, am besten als Calciumascorbat oder als Ascorbylpalmitat. Optimal wäre es, wenn das Produkt außerdem noch mit sogenannten Flavonoiden (bestimmte Pflanzenstoffe) angereichert ist, denn die erhöhen die Vitamin-C-Aufnahme.

Einnahmeempfehlung: 200 bis 1.000 mg Vitamin C am Tag sollten Sie nehmen, am besten auf mehrere Portionen am Tag verteilt.

Nebenwirkungen: Werden zu schnell zu große Mengen Vitamin C genommen, kann es zu Durchfall kommen. Nehmen Sie daher zu Beginn eine Woche lang nur zweimal 100 mg täglich, steigern Sie die Menge wöchentlich, bis Sie bei 1.000 mg angekommen sind. Sollte Ihr Darm dennoch rebellieren, dann bleiben Sie länger auf einer niedrigen Dosis und steigern Sie langsamer.

Vitamin D

Die meisten Menschen assoziieren mit Vitamin D die Knochengesundheit, denn es ist wichtig für die Calciumaufnahme im Darm und den Calciumeinbau in die Knochensubstanz. Doch

Studien der letzten Jahre bescheinigen Vitamin D noch viel weitreichendere Wirkungen.

Vitamin D, ein fettlösliches Vitamin, kann unsere Haut mit Hilfe des Sonnenlichts selbst bilden, es wird aber auch durch die Ernährung in unseren Körper aufgenommen. Hier kann es gespeichert werden, bis der Körper es sich bei Bedarf „holt". Allerdings liegt meist viel zu wenig Vitamin D in unseren Körpern vor, daher ist eine Nahrungsergänzung damit sehr empfehlenswert. Dies gilt besonders bei chronisch Kranken, da sie meist kaum Zeit im Freien verbringen. So leiden aktuellen Studien zufolge gerade COPD-Patienten oft an einem Mangel an Vitamin D. Wobei noch nicht geklärt ist, ob dieser Mangel eine Folge oder eine der möglichen Ursachen der COPD ist. Als gesichert gilt, dass ein niedriger Vitamin-D-Spiegel zu gehäuftem Auftreten von Autoimmunerkrankungen führt. Die COPD steht in der Diskussion, zu dieser Gruppe von Erkrankungen zu gehören.

Wie Vitamin D Ihnen helfen kann: Ähnlich wie Quercetin (siehe unten) scheint Vitamin D in der Lage zu sein, sogenannte Metalloproteinasen (Enzyme, die zum Abbau der Lungenbläschen beitragen) zu hemmen, die einen direkten Einfluss auf die entzündlichen Prozesse in den Atemwegen haben. Auch eine hemmende Wirkung auf Zytokine (natürliche, entzündungsfördernde Botenstoffe im Körper) konnte durch Vitamin D festgestellt werden. Desweiteren stärkt Vitamin D nicht nur die Knochen, sondern auch die Muskulatur, unterstützt also auch eine schwache Brustmuskulatur. Weitere Untersuchungen deuten auf eine direkte Wirkung auf das Lungengewebe hin[7].

---

7   Janssens W. et al.: „Vitamin D deficiency is highly prevalent in COPD and correlates with variants in the vitamin D-binding gene", Thorax, 2010, 65(3), 215–220

Einnahmeempfehlung: Zur Nahrungsergänzung verwendet man Vitamin D_3, da es eine hohe Bioverfügbarkeit (gute Wirkstoffaufnahme) hat. Die Deutsche Gesellschaft für Ernährung hat im Januar 2012 ihre Referenzwerte für die Zufuhr von Vitamin D aufgrund der neuen Studienlage überarbeitet und empfiehlt nun für Gesunde eine tägliche Zufuhr von 20 μg Vitamin D (das entspricht der vierfachen Menge der bisherigen, nun veralteten Empfehlung und 800 internationalen Einheiten IE; die Angabe IE ist häufig auf Vitamin-D-Präparaten zu finden). Bei Menschen mit erhöhtem Osteoporose-Risiko (Knochenschwund) werden sogar 25 μg (1.000 IE) empfohlen. 50 μg (2.000 IE) pro Tag gelten für Erwachsene als sicher. Allerdings werden bei einem ausgiebigen Sonnenbad deutliche höhere Mengen Vitamin D im Körper erzeugt, die keine negativen Auswirkungen haben.

Nebenwirkungen: keine

Hinweis: Die Kombination von Vitamin-D-Präparaten mit Entwässerungsmitteln (Benzothiazide) kann zu einer gefährlichen Erhöhung des Calciumspiegels im Blut führen. Wenn Sie solche Medikamente einnehmen, sprechen Sie vor der Einnahme von Vitamin D unbedingt mit einem Arzt darüber und lassen Sie sich in einer Apotheke beraten.

Vitamin E

Auch Vitamin E ist ein fettlösliches Vitamin, das im Körper gespeichert werden kann. Zu Vitamin E gehören sowohl die sogenannten Tocopherole als auch die Tocotrienole. Hiervon gibt es jeweils vier Unterformen. Lange Zeit galt das Alpha-Tocopherol als Maß der Dinge. Dieser Stand ist mittlerweile überholt, denn inzwischen ist bekannt, dass jede einzelne Form unterschiedliche biologische Funktionen hat. Achten Sie beim Kauf eines Vitamin-E-Präparats darauf, dass möglichst alle acht Vitamin-E-Formen enthalten sind.

Wie Ihnen Vitamin E helfen kann: Vitamin E[8] schützt Fett und alle Strukturen, die Fett enthalten. Dazu gehören besonders die Nerven und das Gehirn. Fette sind aber auch in jeder normalen Zelle Baumaterial. Vitamin E schützt den menschlichen Körper vor dem „Ranzigwerden" seiner Fette, indem es freie Radikale abfängt und unschädlich macht. Es stärkt das Abwehrsystem und wirkt gleichzeitig entzündungshemmend. Vitamin E hemmt die Synthese von entzündungsfördernden Leukotrienen und Prostaglandinen (siehe Seite 144 f.). Wer Vitamin E einnimmt, sollte immer auch Vitamin C nehmen, denn Vitamin C „recycelt" Vitamin E und bringt es so immer wieder in seine aktive Form zurück.

Einnahmeempfehlung: bis 300 mg (~450 IE) α-Tocopherol oder seine Äquivalente

Nebenwirkungen: Bei sehr hohen Vitamin-E-Einnahmemengen kann sich die Blutgerinnungszeit verlängern und der Insulinbedarf bei Typ-1-Diabetikern sinken.

Vitaminoide

Unter Vitaminoiden versteht man vitaminähnliche Stoffe, die der Körper meist zwar selber herstellen kann, deren Bedarf in bestimmten Situationen jedoch erhöht ist oder deren hergestellte Menge nicht ausreicht, sodass zusätzliche Gaben empfehlenswert sind.

Coenzym Q_{10}

Coenzym Q_{10} ist in allen unseren Zellen vorhanden, da es bei der Energiegewinnung unerlässlich ist. Mit zunehmendem Alter kann Coenzym Q_{10} jedoch nicht mehr ausreichend gebildet werden.

---

8 Daniells, S.: „Vitamin E shows immune boosting potential: Study" Accessed 2010 from Nutraingredients-usa.com; Helwick, C.: „Long-term vitamin E use prevents COPD in women." Accessed 2010 from Medscape.com; The George Mateljan Foundation. (n.d.): „Vitamin E." Accessed 2010 from WHFoods.com; „Antioxidant therapies in COPD", Interantional Journal of Chronic Obstructive Pulmonary Diseases, 2006,1(1), 15–29, PMCID: PMC2706605. ncbi.nlm.nih.gov/pubmed/18046899

Japanische Forscher haben jetzt herausgefunden, dass bei COPD der Coenzym-Q_{10}-Spiegel zum Teil deutlich reduziert ist. Auch die unterstützende Wirkung von Coenzym Q_{10} auf die innere Atmung der Zelle wirkt sich positiv auf die Lungenfunktion aus[9].

Wie Coenzym Q_{10} Ihnen helfen kann: Coenzym Q_{10} wirkt sich positiv auf den Energiestoffwechsel und die Sauerstoffausnutzung aller Zellen aus. Besonders das Herz und die Atemmuskulatur bei COPD-Patienten können davon profitieren. Außerdem hilft Coenzym Q_{10} den Körper vor freien Radikalen zu schützen, was besonders während einer Sauerstoff-Langzeittherapie wertvoll ist.

Einnahmeempfehlung: Die Einnahme von Q_{10} sollte immer während einer Mahlzeit erfolgen, da der fettlösliche Wirkstoff dann am besten vom Körper aufgenommen wird. Eine ausreichende Dosierung liegt zwischen 100 bis 200 mg täglich.

Coenzym Q_{10} sollte mindestens über einen Zeitraum von drei Monaten eingenommen werden. Gegen eine Dauereinnahme gibt es keine Argumente, wenn es dem Betroffenen guttut.

Nebenwirkungen: Bisher sind in der Langzeittherapie mit Coenzym Q_{10} keine Nebenwirkungen beobachtet worden. Menschen, die blutverdünnende Medikamente (Vitamin-K-Antagonisten) einnehmen, sollten allerdings vor der Einnahme ihren behandelnden Arzt zurate ziehen.

Carnitin

Carnitin (auch L-Carnitin genannt) ist eine natürliche Substanz, die den Abbau von Fettsäuren zur Energiegewinnung unterstützt. Gleichzeitig hat Carnitin sehr gute antioxidative Eigenschaften. Es wird vom Körper selbst gebildet, dieses kann aber bei erhöhtem Energiebedarf (anstrengende Atmung bei

---

9 Fujimoto, S.; Kurihara, N.; Hirata, K.; Takeda, T.: „Effects of coenzyme Q_{10} administration on pulmonary function and exercise performance in patients with chronic lung diseases", Clinical Investigation, 1993, 71(8), S. 162–166

COPD!) nicht ausreichen und eine Zufuhr von außen kann dem Betroffenen guttun.

Wie Carnitin Ihnen helfen kann: In einer kürzlich durchgeführten Studie verbesserte Carnitin die körperliche Belastbarkeit und die Stärke der Atemmuskulatur bei COPD-Patienten[10].

Einnahmeempfehlung: zweimal täglich 500 mg

Nebenwirkungen: Nur bei sehr hohen Einnahmemengen kann es zu Magen-Darm-Problemen kommen, die nach dem Absetzen wieder verschwinden.

Mineralstoffe und Spurenelemente

Magnesium

Magnesium muss dem Körper täglich zugeführt werden. Es ist an unzähligen biochemischen Prozessen im Körper beteiligt und ein Mangel kann vielfältige Beschwerden hervorrufen. Um den größtmöglichen Nutzen aus der Verwendung von Magnesium zu ziehen, empfiehlt es sich, Magnesium gemeinsam mit anderen Mineralien und Spurenelementen einzunehmen.

Wie Magnesium Ihnen helfen kann: Magnesium wirkt vermutlich durch die Hemmung der kalziuminduzierten Verengung der Bronchien. In einer neueren Studie konnte mit Magnesiumgaben an Patienten mit akuter COPD eine deutliche Verbesserung der Lungenfunktion erreicht werden[11].

Einnahmeempfehlung: 300 bis 600 mg Magnesium pro Tag

Nebenwirkungen: Hohe Magnesiumdosen können Durchfall, Muskelschwäche und Magen-Darm-Krämpfe verursachen,

---

10 Borghi-Silva, A.; Baldissera, V.; Sampaio, L. M. M.; Pires-DiLorenzo, V. A.; Jamami, M.; Demonte, A.; Marchini, J. S.; Costa, D.: „L-carnitine as an ergogenic aid for patients with chronic obstructive pulmonary disease submitted to whole-body and respiratory muscle training programs", Brazilian Journal of Medical and Biological Research, 2006, 39, S. 465–474

11 Skorodin et al.: „Magnesium Sulfate in Exacerbations of Chronic Obstructive Pulmonary Disease", Archives of International Medicine, 2010, 155, S. 496

Müdigkeitserscheinungen bei hochdosierter und längerer Einnahme möglich. Personen mit Nierenfunktionsstörungen sollten Magnesium nur nach ärztlicher Rücksprache einnehmen.

Zink

Zink ist ein unentbehrliches Spurenelement, welches mit der Nahrung aufgenommen werden muss. Es erfüllt vielfältige Funktionen im Körper. So nimmt es Schlüsselrollen im Zucker-, Fett- und Eiweißstoffwechsel ein und ist beteiligt am Aufbau der Erbsubstanz sowie beim Zellwachstum. Sowohl das Immunsystem als auch viele Hormone benötigen Zink für ihre einwandfreie Funktion.

Wie Zink Ihnen helfen kann: Zink kann eine gute Möglichkeit darstellen, um die entzündlichen Prozesse in den Atemwegen zu reduzieren. COPD-Patienten weisen häufig sehr niedrige Zinkspiegel auf. Zink kann ausgleichend auf das Oxidations-Antioxidationssystem in der Lunge wirken. Insbesondere die Epithelzellen der Lunge scheinen von Zinkgaben zu profitieren.

Einnahmeempfehlung: 20 mg pro Tag sollten nicht überschritten werden.

Nebenwirkungen: Bei zu hohen Zinkgaben kann es zu Kupfermangel, Magen-Darm-Problemen, Metallgeschmack auf der Zunge, Kopfschmerzen, Müdigkeit, Übelkeit und Erbrechen kommen.

Hinweis: COPD-Patienten, die Säureblocker oder Antacida einnehmen, sollten sich generell mit Zink versorgen, da es unter diesen Medikamenten zu einem Zinkmangel kommen kann. Auch langfristige Cortisongaben können zu einem Zinkmangel führen. Wird eine Zinktherapie durchgeführt, sollte gleichzeitig ein Multivitamin-und Multimineral-Ergänzungsmittel eingenommen werden. Hierdurch vermeidet man einen Mangel an anderen Spurenelementen und Mineralstoffen.

Fettsäuren und Aminosäuren

Essentielle Fettsäuren

Essentielle Fettsäuren, zum Beispiel Omega-3-Fettsäuren, sind solche, die nicht vom Körper hergestellt werden können und deshalb zugeführt werden müssen.

Wie essentielle Fettsäuren Ihnen helfen können: Eine Ergänzung mit Omega-3-Fettsäuren kann den Sauerstofftransport bei beeinträchtigter Lungenfunktion verbessern. Omega-3-Fettsäuren wirken sich positiv auf die Atemnot aus und bremsen die entzündlichen Vorgänge in den Lungen. Japanische Forscher fanden heraus, dass bei COPD-Patienten, die Omega-3-Fettsäuren einnahmen, Entzündungsmarker deutlich gesenkt werden konnten. Ebenso verbesserten sich die körperliche Belastbarkeit und die Atemnot.

Einnahmeempfehlung: 300 bis 900 mg täglich

Nebenwirkungen: bei Überdosierung Übelkeit und Erbrechen

L-Arginin

L-Arginin ist eine Aminosäure, die sowohl vom Körper hergestellt, als auch über die Nahrung aufgenommen werden kann. Aminosäuren sind Bausteine von Proteinen (Eiweiße), die für unseren Stoffwechsel, unseren Körperaufbau und damit für unsere Gesundheit unerlässlich sind. Bekannt geworden ist L-Arginin zum einen durch seine helfende Wirkung bei Herz- und Kreislauferkrankungen und zum anderen wird es erfolgreich bei Erektionsstörungen eingesetzt, denn es erweitert die Gefäße. Wenn die Argininmenge im Körper trotz gesunder Ernährung und Eigensynthese nicht ausreicht, dann kann zusätzliches Arginin hilfreich sein.

Wie L-Arginin Ihnen helfen kann: PGP (N-Acetylprolin-Glycin-Prolin) ist eine Substanz aus anderen Aminosäuren, die bei der Entwicklung des Lungenemphysems eine wichtige Rolle spielt. L-Arginin kann sich, wenn es in ausreichender Menge im Körper vorliegt, an PGP binden und dadurch verhindern, dass es zu emphysemähnlichen Veränderungen in den Atemwegen kommt[12]. L-Arginin ist somit ein natürlicher PGP-Gegenspieler. L-Arginin fördert außerdem die Angiogenese (Gefäßneubildung) in einer chronisch mit Sauerstoff unterversorgten Lunge.

Einnahmeempfehlung: 3.000 bis 5.000 mg auf mehrere Portionen täglich verteilt. Am besten wird L-Arginin aufgenommen, wenn es **NICHT** während einer Mahlzeit eingenommen wird.

Nebenwirkungen: Selten kann es bei hohen Dosen zu Magen-Darm-Problemen kommen. Verringern Sie dann die Menge, die Sie einnehmen.

Hinweis: L-Arginin ist nicht für schwangere oder stillende Frauen oder für heranwachsende Kinder geeignet. Diabetiker sollten ihren Blutzuckerspiegel im Auge behalten, wenn sie Arginin einnehmen, da der Effekt auf den diabetischen Zustand (positiv oder negativ) nicht vorhersagbar ist. Auch wer unter Psychosen leidet, sollte Vorsicht walten lassen bei der Einnahme von Arginin. In manchen Fällen soll L-Arginin latenten Herpes reaktivieren können; vorsorglich rät man deswegen Personen, die unter Herpes leiden, von der Einnahme ab. Die blutdrucksenkenden Wirkungen von Betablockern, Kalziumantagonisten oder ACE-Hemmern können verstärkt werden. Fragen Sie in all diesen Fällen immer Ihren betreuenden Arzt oder Heilpraktiker, ob und wie viel L-Arginin Sie nehmen sollen.

---

12 van Houwelingen, A. H.; Nathaniel, M.; Weathington, V. V., Blalock, J. E.; Nijkamp F. P.; Folkerts, G.: „Induction of lung emphysema is prevented by L-arginine-threonine-arginine", The FASEB Journal, 2008, 22, S. 3403–3408 sowie Howell, K.; Costello, C. M.; Sands, M.; Dooley, I.; McLoughlin, P.: „L-Arginine promotes angiogenesis in the chronically hypoxic lung: a novel mechanism ameliorating pulmonary hypertension", Medicine and Medical Science, Conway Institute of Biomolecular and Biomedical Sciences, University College Dublin, Dublin, Ireland

N-Acetylcystein (NAC)

NAC ist ein starkes Antioxidans, das gegen einige Giftstoffe, die im Zigarettenrauch enthalten sind, schützen kann. NAC ist ein selektiver Immunsystem-Verstärker, daher kann es die Symptome der chronischen Bronchitis verbessern und Exazerbationen reduzieren. NAC können Sie sich durch Ihren Lungenfacharzt verschreiben lassen. Lassen Sie sich nicht davon irritieren, wenn er abwinkt. Einen Versuch ist es immer wert. Sie bekommen den Wirkstoff auch rezeptfrei in jeder Apotheke.

Einnahmeempfehlung und Nebenwirkungen: Bitte schauen Sie auf die Angaben des Herstellers im Beipackzettel.

Sonstige Substanzen

Bromelain

Bromelain ist eine eiweißverdauende Enzymgruppe, die in der Ananas entdeckt worden ist. Außerdem hat Bromelain entzündungshemmende Eigenschaften. Da Bromelain vorrangig in der unreifen Frucht vorkommt, lässt sich die Bromelaingabe nicht durch den Verzehr von Ananas aufnehmen. Man müsste unreife Ananas kiloweise verzehren.

Wie Bromelain Ihnen helfen kann: Bromelain kann die Exazerbationsbereitschaft reduzieren. Es reduziert die Produktion von Schleim und verflüssigt ihn zuzsätzlich. Hierdurch kommt es zu einem besseren Abhusten. Dadurch, dass Bromelain entzündliche Komplexe abräumen kann, ist es ebenfalls zur Vorbeugung geeignet[13].

Einnahmeempfehlung: Normalerweise werden 500 bis 1.500 mg gereinigtes Bromelain täglich eingenommen, aufgeteilt in drei

---

13 Bernkop-Schnürch, A. et al: „Peroral administration of enzymes: strategies to improve the galenic of dosage forms for trypsin and bromelain", Drug Development and Industrial Pharmacy, 2000, 26(2), S. 115–121

Einzeldosen. Beginnen Sie mit einer kleinen Dosis und steigern Sie diese langsam bis zur erwünschten Menge. Achten Sie darauf, dass Sie tatsächlich gereinigtes Bromelain einnehmen und nicht Ananasextrakte, die deutlich zu wenig von den Enzymen enthalten. **Nebenwirkungen:** Magen-Darm-Beschwerden wie Durchfall und Magenschmerzen, allergische Reaktionen wie Hautausschläge und asthmaartige Beschwerden können auftreten. Bei den erstgenannten Beschwerden ist die eingenommene Menge vielleicht zu hoch gewählt worden. Treten jedoch allergische und asthmatische Beschwerden auf, dann sollte das Produkt sofort wieder abgesetzt werden.

Hinweis: Personen, die allergisch auf Ananas reagieren, sollten Bromelain nicht verwenden. Nur nach sorgfältiger Nutzen-Risiko-Abwägung durch den Arzt darf Bromelain verwendet werden bei Patienten mit schweren angeborenen oder erworbenen Blutgerinnungsstörungen wie zum Beispiel der Bluterkrankheit (Hämophilie), schweren Leber- und Nierenschäden, bei Dialysepatienten und vor Operationen. Bei Überempfindlichkeit gegen Bromelain sowie bei gleichzeitiger Therapie mit Blutgerinnungshemmern oder Medikamenten gegen Thrombosen darf der Wirkstoff nicht eingesetzt werden.

Papain

Papayas sind nicht nur bunt und lecker, sie bieten daneben auch viele Vitamine (B-Gruppe und Vitamin C) und andere interessante Substanzen (Flavonoide, Carotine (Provitamin A), Spurenelemente, Kalium, Magnesium und Ballaststoffe). Diese breite Palette an Mikronährstoffen machen Papayas zu einem sehr nahrhaften und gesunden Obst. Papayas enthalten auch Enzyme, die bekannt sind für ihre antientzündlichen Eigenschaften. Das Enzym, um das es in der Papaya vorwiegend geht, ist Papain.

Wie Papain Ihnen helfen kann: Die antientzündliche Wirkung des Papain kann bei der Behandlung des Lungenemphysems, bei einer Bronchitis und bei Asthma sehr nützlich sein.

Einnahmeempfehlung: 500 bis 1.500 mg Papain täglich auf leeren Magen

Nebenwirkungen: Eine verstärkte Blutungsneigung ist bei höheren Papaingaben nicht auszuschließen. Deshalb sollten Personen, die ein gesteigertes Risiko für Magen- oder Zwölffingerdarmgeschwüre haben, von der Papain-Einnahme Abstand nehmen. Auch allergische Reaktionen sind möglich.

Hinweis: Da die reife Frucht nur noch wenig Papain enthält und die gehaltvollere unreife Frucht nicht genießbar ist, empfiehlt es sich, Papain als Nahrungsergänzungsmittel einzunehmen. Damit Papain nicht verdauungsunterstützend wirkt, nimmt man Papain auf leeren Magen ein. So wird die volle entzündungshemmende Wirkung erreicht.

MSM

Methyl-Sulfonyl-Methan (MSM) ist eine natürlich vorkommende Schwefelverbindung. Diese hat nichts mit dem für uns gefährlichen Schwefeldioxid zu tun und ist als Nahrungsergänzungsmittel von unschätzbarem Wert.

Wie MSM Ihnen helfen kann: MSM hemmt die Histaminbildung und hilft, allergische Reaktionen zu beherrschen. Im englischsprachigen Raum hat sich MSM empirisch bei Lungenkrankheiten wie COPD, Atemnot und Zystenbildung der Lunge hervorgetan. MSM kann als Lungenreiniger par excellence gesehen werden.

Einnahmeempfehlung: 1.000 mg werden als tägliche Nahrungsergänzung empfohlen. Um optimal wirken zu können, muss MSM täglich und über einen längeren Zeitraum regelmäßig eingenommen werden. Empfohlen wird eine gleichzeitige Einnahme von Vitamin C oder Multivitaminpräparaten, da dann die gewünschten Effekte schneller eintreten. Die ersten positiven Resultate sollten innerhalb von drei Wochen zu bemerken sein. Wenn man hohe Dosen MSM zu sich nimmt, sollte man es über den Tag verteilt einnehmen, etwa viermal 500 mg/Tag.

Nebenwirkungen: MSM ist nicht toxisch und verträgt sich mit allen anderen Medikamenten. Es wird seit vielen Jahren als Nahrungsergänzungsmittel eingesetzt, ohne dass irgendwelche Unverträglichkeitsreaktionen bekannt geworden wären. MSM hat eine leicht blutverdünnende Wirkung, was zu berücksichtigen ist, wenn Blutverdünner eingenommen werden.

Quercetin

Quercetin gehört zur Gruppe der sekundären Pflanzenstoffe. Innerhalb dieser großen Gruppe zählt es zu den Flavonoiden. Untersuchungen dieser sekundären Pflanzenstoffe zeigen vielfältige positive Eigenschaften für den menschlichen Körper auf.

Wie Quercetin Ihnen helfen kann: Quercetin agiert wie ein Antihistaminikum und hat antiallergische und antientzündliche Eigenschaften. Durch seine Wirkung kann es Entzündungen in den Atemwegen und Lungen verringern und allergische Reaktionen verhindern helfen[14]. Forscher in den Vereinigten Staaten haben die Wirkung des Quercetins beim Lungenemphysem getestet. Die Ergebnisse sind durchaus ermutigend. Die Herausforderung bei der COPD ist die chronisch voranschreitende Entzündung

---

14 Ganesan, S.; Chattoraj, S.; Faris, N. A.; Comstock, A.; Sajjan,U.: „The Inhibitory Effect Of The Plant Kalanchoe Pinnata And Its Flavonoid Quercetin On Airway Hyperresposiveness", American Thoracic Society, 2010 annual International Conference in New Orleans und „Quercetin prevents progression of disease in elastase/LPS-exposed mice by negatively regulating MMP expression", Respiratory Research, 2010 und „Quercetin Inhibits rhinovirus replication and subsequent chemokine response in Airway Epithelial Cells", Annual Arbor, MI/US

der Atemwege, durch die es zu einem Funktionsverlust im Lungengewebe kommt. Speziell bei Rauchern und ehemaligen Rauchern wird in den Lungenbläschen ein schädliches Enzym gebildet (MMP12 = Metalloproteinase 12), das die Entzündung vorantreibt. Die Forscher haben festgestellt, das Quercetin in der Lage ist, die Wirkung des MMP12 nahezu aufzuheben. Hierdurch kann das Fortschreiten des Lungenemphysems verhindert werden.

Außerdem soll Quercetin in der Lage sein, die sogenannte neutrophile Elastase zu hemmen, ein Enzym, das unsere Lunge vor Fremdeinflüssen schützen soll. Sie kann aber auch selbst das Lungengewebe angreifen. Im Normalfall wird die neutrophile Elastase durch ein anderes Enzym (Alpha1-Antitrypsin) rechtzeitig gestoppt, damit sie nicht gesundes Lungengewebe angreift. Wenn dieses „Stopper-Enzym" nicht in ausreichenden Mengen vorliegt, dann spricht man von einem Alpha1-Antitrypsin-Mangel. Hierbei kommt es dann unweigerlich zur Zerstörung von Lungengewebe, besonders in den Lungenbläschen und den kleinen Bronchien. Quercetin kann also dem Stopper-Enzym helfend zur Seite stehen, um die neutrophile Elastase in ihre Schranken zu weisen.

Einnahmeempfehlung: 500 bis 1.500 mg täglich. Quercetin sollte zusammen mit Vitamin C eingenommen werden. Beide unterstützen sich gegenseitig bei ihrer Aufnahme im Darm sowie in ihren Wirkungen.

Nebenwirkungen: keine, die Anwendung von Quercetin in der Schwangerschaft wird nicht empfohlen!

Hinweis: Folgende Lebensmittel enthalten Quercetin: Äpfel, Brombeeren, Buchweizen, Grünkohl, Zwiebeln, Schnittlauch, Preiselbeeren, schwarze Johannisbeeren, Zitrusfrüchte (Orangen, Zitronen). Auch hin und wieder abends ein Glas guter Rotwein versorgt Sie mit Quercetin.

Serrapeptase

Serrapeptase ist ein eiweißabbauendes Enzym, das durch die Bakterie Serratia, die im Darm der Seidenraupe lebt, produziert wird. Die Serrapeptase verdaut abgestorbenes Gewebe. Auf diese Weise befreit sich die Seidenraupe aus ihrem Kokon.

Wie Serrapeptase Ihnen helfen kann: Die Serrapeptase wird seit mehr als 30 Jahren erfolgreich in Europa und Asien zur Linderung von Schmerzen, Entzündungen und überschüssigen Schleimausscheidungen verwendet. Die Serrapeptase besitzt entzündungshemmende Eigenschaften, die denen von Salicylaten, Ibuprofen und nicht steroidalen Schmerzmitteln (NSAR) ähnlich sind. Sie wird erfolgreich bei der Behandlung von Entzündungskrankheiten der Nase, der Ohren und des Halses verwendet. Studien haben ihr besonders bei der Behandlung von chronischer Sinusitis Interessantes hervorgebracht. Demnach baut die Serrapeptase den Schleim in den Nebenhöhlen ab und stoppt so den krankmachenden Prozess. Eine nicht repräsentative Studie in Japan untersuchte die Wirkung von Serrapeptase bei Patienten mit COPD (30 mg Serrapeptase täglich). Im Vergleich zu den unbehandelten Patienten reduzierte sich sowohl der Husten als auch die Schleimproduktion deutlich[15].

Einnahmeempfehlung: 5 bis 30 mg Serrapeptase täglich, kann auf bis zu sechsmal 20 mg täglich gesteigert werden, immer auf leeren Magen einnehmen

Nebenwirkungen: Bei Einnahmebeginn kann es vorrübergehend zu Entgiftungserscheinungen wie Kopfschmerzen, Müdigkeit, Magenbeschwerden und Durchfall kommen. Es wird dann empfohlen, die eingenommene Dosierung zu reduzieren, bis der Körper von unerwünschten Giftstoffen, die durch Serrapeptase

---

15 Nakamura, S.; Hashimoto, Y.; Mikami, M.; Yamanaka, E.; Soma, T.; Hino, M.; Azuma, A.; Kudoh, S.: „Effect of the proteolytic enzyme serrapeptase in patients with chronic airway disease", Respirology, 2003, 8, S. 316–320

ausgeräumt werden, befreit ist. Diese Entgiftung kann in extremen Fällen bis zu 14 Tage andauern. Sie unterstützen den Entgiftungsprozess durch reichliches Trinken (Wasser oder Kräutertees). **Hinweis:** Serrapeptase darf nicht von schwangeren Frauen eingenommen werden. Bei Patienten, die einen Blutverdünner einnehmen, müssen regelmäßig die Quick/INR-Werte überprüft werden, da Serrapeptase auch hier Einfluss nehmen kann.

Sulforaphan

Bei Sulforaphan handelt es sich um eine Substanz aus Kohlgewächsen (Brokkoli, Weißkohl, Senf und andere). Die Substanz wird vor allem als guter Hemmer von Tumorwachstum untersucht.

Wie Sulforaphan Ihnen helfen kann: Wissenschaftler der Johns Hopkins Universität, Baltimore, USA, haben festgestellt, dass die Aktivität des sogenannten NRF2-Signalwegs im Lungengewebe von Rauchern mit fortgeschrittener COPD deutlich geringer ist als bei gesunden Nichtrauchern[16]. Dieser Signalweg ist in hohem Maße verantwortlich für Reparaturarbeiten in der Lunge. Die Gabe von Sulforaphan hemmt den Abbau des NRF-2-Signalwegs, sodass dieser wieder bessere Reparaturvorgänge in der Lunge möglichmachen kann.

Einnahmeempfehlung: 5 bis 15 mg Sulforaphan täglich, kann bis 30 mg täglich gesteigert werden

Nebenwirkungen: Blähungen, reduzieren Sie dann die Dosierung und steigern Sie sie später wieder langsam.

Hinweis: Sulforaphan ist nicht preiswert. Begrenzen Sie die Einnahme daher auf drei Monate und ziehen Sie danach eine

---

16 Malhotra, D. et al: „Decline in NRF2-regulated Antioxidants in Chronic Obstructive Pulmonary Disease Lungs Due to Loss of Its Positive Regulator", DJ-1, American Journal of Respiratory and Critical Care Medicine, 2008 (178), S. 592 – 604 und Harvey, C. J. et al: „Targeting Nrf2 Signaling Improves Bacterial Clearance by Alveolar Macrophages in Patients with COPD and in a Mouse Model" Science Translation Medicine, 2011, 3, S. 78ra32

Bilanz. In diesem Zeitraum müssen Sie eine deutlich positive Reaktion bemerkt haben, sonst lohnt sich die Ausgabe nicht.

OPC

OPC ist die Abkürzung für Oligomere Pro-Cyanidine, die eine Gruppe von sogenannten Polyphenolen darstellen. Meist werden sie aus Extrakten von Traubenkernen oder aus Pinienrinde gewonnen. OPC sind mit die leistungsstärksten Antioxidantien, die die Natur uns zur Verfügung gestellt hat. Ihr genauer Wirkmechanismus ist bisher noch ungeklärt. Man weiß jedoch, dass sie die Blut-Hirn-Schranke überwinden können. Dadurch wird OPC in der Alzheimerforschung eingesetzt. Ebenso kommt diesen hochantioxidativ wirkenden Substanzen eine Rolle in der Forschung im Hinblick auf die Herz- und Blutgefäßgesundheit zu. Hier gibt es Hinweise, dass ihre positiven Wirkungen über den reinen antioxidativen Schutz hinausgehen. Eine Ernährung, die reich an antioxidativen Inhaltsstoffen ist, kann gegen das Fortschreiten der chronisch obstruktiven Lungenerkrankung (COPD) schützen und die Lungenfunktion verbessern. Zu diesem Ergebnis kamen Wissenschaftler aus Griechenland, die ihre aktuellen Studiendaten auf dem 20. Jahreskongress der ERS in Barcelona, Spanien, präsentierten[17].

Wie OPC Ihnen helfen kann: OPC ist in der Lage, gegen freie Radikale zu wirken und so die oxidativen Schäden in der Lunge zu reduzieren. Diese sind, durch viele anerkannte Studien belegt, in hoher Zahl bei COPD-Erkrankten und Rauchern vorhanden. So kommt es auch zu einer Verminderung der chronischen Entzündung und damit einer Reduktion der Schäden an den Lungenbläschen.

Einnahmeempfehlung: Zwischen 100 und 200 mg pro Tag werden empfohlen, die Dosis kann bei COPD bis auf 400 mg pro Tag gesteigert werden.

---

17 Quelle: springer-medizin.at, 27. Oktober 2010

Nebenwirkungen: OPC ist nicht giftig, selbst bei außerordentlich hohen Dosen nicht. Allerdings könnte es bei Ihnen zu häufigeren Friseurbesuchen kommen, da es das Haarwachstum anregen kann.

Pflanzenextrakte

Astragalus (Tragant)

Astragalus (Tragant), auch bekannt als Huang Qi, ist eines der wertvollsten und am häufigsten verwendeten Kräuter in der chinesischen Medizin. Astragalus gehört zu den sogenannten Adaptogenen, also zu jenigen Pflanzen, die dem Menschen helfen können, mit Stress oder anderen Belastungen besser fertig zu werden. Die adaptogene Wirkung von Astragalus kann man sich in der Therapie der COPD und auch schon bei der Vorform Raucherhusten zunutze machen.

Wie Astragalus Ihnen helfen kann: Astragalus hat antibakterielle und entzündungshemmende Eigenschaften, somit kann es sowohl eine Belastung mit freien Radikalen vermindern als auch Infektionen verhindern helfen. Darüber hinaus haben Studien gezeigt, dass Astragalus antivirale Eigenschaften besitzt und das Immunsystem stimuliert. Astragalus steigert die körpereigene Interferonproduktion.

Adaptogene

Adaptogene sind pflanzliche oder pilzliche Zubereitungen, die eine schützende Funktion auf den menschlichen Körper ausüben, indem sie die Widerstandsfähigkeit einer Person gegenüber Belastungen erhöhen. Sie unterstützen die nötigen körperlichen Erholungsphasen und können diese verkürzen. Adaptogene stellen „mit-denkende" Naturmittel dar, die helfen können, jeglichen Belastungen und Krankheiten durch eine Steigerung der Anpassungsfähigkeit und der Immunabwehr besser standzuhalten. Dabei dürfen keinerlei Nebenwirkungen auftreten. Ein Mangel an Adaptogenen im Körper kann sich durch nachlassende Konzentrationsfähigkeit, Ausdauer und Infektanfälligkeit bemerkbar machen. Das bekannteste Adaptogen ist sicherlich Ginseng.

Es kann als Immunverstärker eingesetzt werden, um Erkältungen und Grippe vorzubeugen. In Deutschland wird Astragalus unter anderem als Heuschnupfenprophylaxe angeboten. **Einnahmeempfehlung:** 500 bis 1.500 mg Astragalus-Extrakt werden als tägliche Nahrungsergänzung empfohlen.

Hinweis: Da Astragalus das Abwehrsystem stimuliert, sollte man es nicht nehmen, wenn man gleichzeitig Medikamente einnimmt, welche das Immunsystem schwächen sollen. Dies ist zum Beispiel bei Erkrankungen wie Multipler Sklerose, systemischer Lupus Erythematodes und rheumatoider Arthritis der Fall.

Cat's Claw (Katzenkralle)

Cat's Claw ist eine Pflanze aus den tropischen Regenwäldern. Verwendet werden von ihr Extrakte aus Wurzel und Stamm. Die darin enthaltenen Alkaloide haben einen stark entzündungshemmenden und auch immunstimulierenden Effekt.

Wie Cat's Claw Ihnen helfen kann: Cat's Claw ist sehr gut geeignet, um in der kalten Jahreszeit einer Exazerbation vorzubeugen. Cat's Claw hat eine deutlich immunstimulierende Wirkung, gleichzeitig wirkt es entzündungshemmend und antioxidativ.

Einnahmeempfehlung: dreimal täglich ein bis zwei Kapseln a 400 bis 500 mg zu den Mahlzeiten, wobei auch höhere Dosierungen als sicher gelten.

Nebenwirkungen: In wenigen Fällen klagten Patienten über Durchfall.

Hinweis: Menschen mit Implantaten sollten Cat's Claw nicht einnehmen, da sie das Implantat sonst abstoßen könnten. Auch in der Schwangerschaft und Stillzeit sollte Cat's Claw nicht eingenommen werden. Ebenso sollten die Patienten, die Medikamente einnehmen, die das Immunsystem hemmen (siehe Hinweis bei Astragalus) von der Einnahme Abstand nehmen. Während einer

Behandlung mit säurehemmenden Mitteln muss damit gerechnet werden, dass sich dessen Wirkung verstärkt.

Kurkuma

Die Wurzel der Kurkuma-Pflanze, auch Gelbwurz genannt, liefert den Wirkstoff Curcumin, der zum Beispiel dem Gewürz Curry seine markante gelbe Farbe gibt. Daneben ist Curcumin ein hervorragendes Antioxidans. In einer Studie mit Rauchern wurde vier Wochen lang ein Kurkuma-Extrakt verabreicht. Anschließend lagen im Urin der Versuchspersonen deutlich weniger Substanzen vor, die das genetische Material DNA schädigen können, als dies sonst bei Rauchern der Fall ist[18]. Das bedeutet, dass die krebserzeugende Kraft des Rauchens vermindert wurde.

Wie Kurkuma Ihnen helfen kann: Gelbwurz (Kurkuma) ist ein sehr wirksames Hausmittel bei Bronchitis, einem der wichtigsten Verursacher von COPD-Symptomen. Es zeigt sowohl protektive (schützende) Effekte auf die Lunge als auch antivirale, antibakterielle und pilztötende Eigenschaften. Kurkuma ist in Kapselform erhältlich.

Einnahmeempfehlung: 1.000 bis 1.500 mg Kurkuma-Extrakt täglich

Nebenwirkungen: Als unerwünschte Reaktion wurde von allergischen Hauterkrankungen berichtet. In hohen Dosen und über längere Zeit kann Curcuma Magen-Darm-Störungen hervorrufen.

Hinweis: Wer unter einer Überempfindlichkeit gegen Kurkuma leidet oder Probleme mit den Gallenwegen hat, sollte Kurkuma nicht anwenden. Bei Gallensteinen darf es nur nach ärztlicher Rücksprache angewendet werden, denn Curcumin stimuliert die Kontraktion der Gallenblase. In der Schwangerschaft, Stillzeit

---

18 Polasa, K.; Raghuram, T. C.; Krishna, T. P.; Krishnaswamy, K.: „Effect of turmeric on urinary mutagens in smokers", Mutagenesis, 1992; 7/2, S. 107–109

und bei Kindern sollte Kurkuma außer nach ärztlicher Verordnung nicht angewendet werden, da dazu noch keine verlässlichen Daten vorliegen.

Ginseng

Ginseng ist eine Pflanze asiatischen Ursprungs, die einen festen Platz in der traditionellen chinesischen Medizin hat und sich einen ebensolchen in der westlichen Medizin derzeit erobert. Präparate aus Ginseng gelten als allgemeine Stärkungsmittel (siehe Kasten Seite 179).

Wie Ginseng Ihnen helfen kann: Ein Pflanzenextrakt aus Ginseng zeigte in einer wissenschaftlichen Untersuchung, dass es die Lungenfunktion verbessern kann (höhere FEV_1) und dass die teilnehmenden Personen in der Selbstbewertung angaben, sich wohler zu fühlen und besser atmen zu können (Borg-Skala). Andere Studien belegen, dass Ginseng die Sauerstoffaufnahme erhöht und dass diese Wirkung auch nach dem Absetzen des Ginsengs erhalten blieb[19, 20].

Einnahmeempfehlung: zweimal 100 mg Ginsengextrakt täglich

Nebenwirkungen: Bei bestimmungsgemäßem Gebrauch keine bekannt, bei empfindlichen Personen können Übelkeit, Magenbeschwerden und leichter Durchfall auftreten.

Hinweis: Bei starker Überdosierung kann es zu Schlaflosigkeit, Bluthochdruck und Wassereinlagerungen kommen. Nicht einnehmen bei Zuckerkrankheit und bei der Einnahme von blutgerinnungshemmenden Mitteln.

19 Forgo, I.; Schimert, G.: „The duration of effect of the standardized ginseng extract G115® in healthy competitive athletes", Notabene Medicine, 1985, 15(9), S. 636–640

20 Pujol, P.; et al: „Effects of a ginseng extract alone and combined with other elements on free radical production and hemoglobin reoxygenation following maximal stress test", Intational Pre-Olympic Science,1996, S. 10

Schwarzkümmelöl

Schwarzkümmelöl wird aus dem echten Schwarzkümmel (Nigella sativa) gewonnen. Schwarzkümmel ist eine hiesige Kulturpflanze mit orientalischen Wurzeln und gehörte schon zu den Pflanzen eines typischen Bauerngartens. Auch Hildegard von Bingen schätzte diese Gewürz- und Heilpflanze sehr.

Wie Schwarzkümmelöl Ihnen helfen kann: Schwarzkümmelöl enthält einen hohen Anteil an mehrfach ungesättigten Fettsäuren, sowie viele ätherische Öle. Es greift regulierend in den Entzündungsverlauf mit ein, darüber hinaus wirkt es bronchialerweiternd und sekretlösend, was von vielen Lungenkranken als wohltuend empfunden wird.

Einnahmeempfehlung: täglich zwei bis drei Kapseln à 500 mg Öl oder dreimal 20 Tropfen Öl zu den Mahlzeiten

Nebenwirkungen: Zu Beginn der Einnahme von Schwarzkümmelöl kann gelegentlich leichtes Aufstoßen auftreten, dies lässt nach einigen Tagen nach.

Hinweis: Die Einnahme von Schwarzkümmelöl in flüssiger Form ist der Verwendung von Kapseln vorzuziehen, da die ätherischen Öle dann auch durch die Mundschleimhäute aufgenommen werden können.

Propolis

Propolis ist eine von Bienen hergestellte harzartige Masse mit antibiotischer und pilzhemmender Wirkung.

Wie Propolis Ihnen helfen kann: Hervorragend wirkt Propolis im Bereich der Lunge bei hartnäckigem Husten, Bronchitis und COPD. Bei Untersuchungen in Brasilien, die den grünen Propolis betrafen, wurden signifikante Verbesserungen der Lungenfunktion festgestellt. Besonderes Augenmerk ist auf die einwandfreie Qualität des verwendeten Propolis zu legen[21].

Einnahmeempfehlung: alkoholischer Auszug von Propolis: akute Beschwerden bis zu fünfmal täglich 20 bis 30 Tropfen, chronische Leiden: bis zu dreimal täglich fünf bis zehn Tropfen **Hinweis:** Propolis sollte auf keinen Fall von Allergikern angewendet werden. Ansonsten ist die Anwendung bedenkenlos. Durch grünen Propolis aus Brasilien sind bisher keine allergischen Reaktionen bekannt.

Natürlich ist die Liste der Nahrungsergänzungen und hilfreichen Pflanzen nicht vollständig. Daher hier noch ein paar allgemeine Hinweise auf weitere unterstützende Möglichkeiten.

Weitere Nahrungsergänzungen, die bei der Behandlung der COPD Verwendung finden

Cayennepfeffer: Obwohl Cayennepfeffer eher als Gewürz bekannt ist, kann es darüber hinaus einen hohen Stellenwert für die Gesundheit haben: Cayenne stimuliert die Bronchialdrüsen, so kommt es zu einer Verflüssigung des Bronchialsekrets und daher zu einem erleichterten Abhusten. Cayenne wird auch die Fähigkeit nachgesagt, den Kreislauf sanft anzuregen.

Aus folgenden Zutaten kann eine Mischung hergestellt werden, die, schluckweise über den Tag verteilt getrunken, das Abhusten erleichtern kann: 1/4 Teelöffel Cayennepfeffer mit zwei Teelöffeln Honig und einem Esslöffel Apfelessig gut vermischen, dann unter Rühren esslöffelweise eine Tasse Wasser hinzufügen.

Echinacea: Die Tinktur dieser Pflanze (Echinacea purpurea, der Rote Sonnenhut) ist bekannt als abwehrstärkendes Mittel,

21 GU, Yeun-Hwa et al.: „Lung Function Improvement and Antioxidation Effect of Two Kinds of Brazilian Propolis Products for Tobacco Smoke Injury", Medicine and Biology, 2007, 11, S. 361–366

welches gerne bei Infektionen eingesetzt wird. Echinacea kann die Schwere und die Dauer einer Infektion verkürzen helfen. Da es viele unterschiedliche Produkte mit Echinacea gibt, ist eine fachgerechte Beratung unerlässlich. Patienten mit fortschreitenden Systemerkrankungen wie Tuberkulose, Leukämie, Multipler Sklerose, Kollagenosen und anderen Autoimmunerkrankungen sowie AIDS und HIV-Infektion dürfen Echinacea nicht anwenden!

Olivenblatt-Extrakt: Der Extrakt aus Olivenblättern hat entzündungshemmende Eigenschaften und wird als natürliches Antibiotikum angesehen. Er kann die Symptome einer COPD verbessern helfen.

Ingwer: Dieses Gewürz wird in der chinesischen Medizin bereits seit Jahrtausenden zur Behandlung von Beschwerden des Magen-Darm-Trakts und der Atemwege genutzt. Ingwer (z.B. als Tee) kann bei COPD und Raucherhusten helfen, zähen Schleim zu verflüssigen. Für einen Ingwertee kann man einfach ein paar Scheiben frischen Ingwer mit einem Liter kochendem Wasser aufgießen. Ein Abseihen ist unnötig, der Tee kann beliebig lange ziehen, er wird mit der Zeit immer intensiver**Pangamsäure:** Pangamsäure (auch Dimethylglycin oder falsch Vitamin B_{15} genannt) zählen manche Fachleute zu den vitaminoiden Substanzen. Das hieße, dass der Körper es selbst herstellen kann, es aber dennoch von außen aufgenommen werden muss, wenn die Eigenherstellung nicht ausreicht. Pangamsäure soll eine verbesserte Sauerstoffverwertung in den Zellen bewirken und so die körperliche Ausdauer verbessern. Wissenschaftlich bewiesen ist das bisher nicht, allerdings zeigen die Erfahrungen, dass COPD'ler von dieser Substanz durchaus profitieren können. Pangamsäure sollte allerdings nicht bei erhöhtem Blutdruck angewendet werden.

Selen: Selen ist ein Spurenelement, das unerlässlich für eine gute Gesundheit ist, denn es ist essenziell für den Schutz unserer

Zellen vor freien Radikalen. Dennoch darf Selen nur in kleinen Mengen verzehrt werden, da es sonst schnell zu Überdosierungen kommen kann.

Alle diese Nahrungsergänzungen können Ihnen helfen, besser mit der COPD zu leben. Dies entlässt Sie jedoch nicht aus der Verpflichtung, weiterhin die vom Lungenfacharzt verordneten Medikamente einzunehmen. Sicherlich kann man bei deutlicher Beschwerdebesserung über eine Reduzierung der Medikation diskutieren. Doch vielleicht geht es Ihnen jetzt so wie mir, als ich vor einigen Jahren anfing, relevante Informationen über den Einsatz von Vitalstoffen bei COPD zusammenzustellen. Gedanken wie „Ich kann doch das nicht alles einnehmen!", sind absolut berechtigt. Sinnvoll ist im ersten Schritt eine gute Basisversorgung, die die meisten der hier vorgestellten Vitamine, Mineralien und Spurenelemente in einer Einnahme beinhaltet. Wenn Sie ein solches Produkt gefunden haben, dann haben Sie eine gute Grundlage gelegt. Darauf gilt es dann aufzubauen: Wählen Sie aus der langen Liste oben eine weitere Nahrungsergänzung aus und testen Sie einige Wochen, wie gut sie Ihnen tut. Wenn Sie eine Verbesserung Ihres Gesundheitszustands registrieren, nehmen Sie es weiter, wenn

Europa ist wertvoll für Ihre Gesundheit

Aufgrund der restriktiven und nicht nachvollziehbaren gesetzlichen Regelung in Deutschland sind hochwertige Vitalstoffe mit einer für Sie als COPD- oder Raucherhusten-Patient geeigneten Formulierung meistens hier nicht zu bekommen. Also müssen Sie über die Grenzen Deutschlands hinausschauen und im europäischen Ausland ordern. Am leichtesten funktioniert die Bestellung dann über das Internet. Dies ist innerhalb der EU ein völlig legales und auch übliches Verfahren. EU-Recht geht vor Landesrecht. Diese Maxime machen wir uns zunutze. Inzwischen haben allerdings einige der europaweit agierenden Firmen eine Zweig- und Versandstelle in Deutschland eingerichtet, sodass die Versandkosten und auch die Bezahlung der Ware innerhalb Deutschlands ablaufen und diese Kosten im Rahmen bleiben.

nicht, dann setzen Sie es ab, machen eine Woche Pause und wählen die nächste Ergänzung aus der Liste aus und testen, ob diese
Ihnen hilft.

Die Sanierung der Darmflora

Wie Sie schon wissen, sollte ein gesunder Darm mindestens
85 % freundliche Bakterien beherbergen, um die maximal 15 %
„unfreundlicher Kollegen" in Schach halten zu können. Bei den
meisten meiner Patienten ist das Verhältnis von gesunden zu krankmachenden Bakterien meist schlechter. Eine Stuhluntersuchung
kann das Missverhältnis aufdecken.

Um die Lage zu verbessern, müssen gesunde Bakterien von außen
zugeführt werden, damit die Darmschleimhaut sich wieder regenerieren kann. Leider dauert es recht
lange, bis ein Darm und die darin
wachsenden Bakterien eine neue,
gesunde Balance eingestellt haben.

Darm, Lunge und Haut
Darm, Lunge und Haut sind in
unserem Körper vergleichbare
Organe, da sie alle direkt mit unserer Umwelt in Kontakt stehen. Der
Darm ist dabei mit einer Fläche
von circa 200 m² das größte Kör-
perorgan des Menschen. Die Ober-
fläche der Lunge hat eine Größe
von etwa 50 bis 80 m² und die der
Haut von etwa 1,5 bis 2 m².

Wenn man an die Menge von etwa zwei Kilogramm Bakterien im
Darm denkt, kann man das aber verstehen (siehe Seite 84).

Vier Teilaspekte sind beim Wiederaufbau einer gesunden Darmflora zu beachten:

1. Ernährungsumstellung

Werden Sie sich des Umstands bewusst, dass Sie und Ihr Körper das Ergebnis dessen sind, was Sie mit Ihrer Nahrung zu sich
nehmen. Wenden Sie sich dann nochmals dem vorangegangenen
Kapitel zu und beherzigen Sie davon so viele Informationen wie

188 Endlich wieder frei atmen

Sie können. Besonders wichtig ist es bei der Sanierung der Darmflora, weitgehend auf Zucker, zuckerhaltige Lebensmittel (auch
Obst etc.!) und Weißmehlprodukte zu verzichten und ebenso
Fleisch zu reduzieren, insbesondere Schweinefleisch zu meiden,
sowie viel ballaststoffreiches Gemüse zu essen.

2. Pilzbefall beseitigen

Wenn die Darmflora geschädigt ist, liegt meist auch eine überstarke
Besiedelung mit Candida und /oder anderen Pilzen und Parasiten
im Darm vor. In meiner Praxis verordne ich bei einem derartigen
Befund die entsprechenden Nosoden (siehe Seite 214 f.). So wird
nicht nur der Pilz oder Parasit dezimiert, sondern auch das starke
Verlangen nach Zucker deutlich reduziert. Wenn die Fremdbe-
siedelung nicht allzu weit fortgeschritten ist, können die Pilze
und Parasiten auch allein durch die Ernährungsumstellung und
die anderen hier genannten Maßnahmen zurückgedrängt werden

3. Darmreinigung unterstützen

Der Darm ist ein wichtiges Ausscheidungsorgan für unseren Körper. Er ist daher von Natur aus darauf eingerichtet, mit „Stoff-
wechselmüll" und auch Giftstoffen umzugehen. Allerdings kann
jeder seinen Darm bei dessen Arbeit unterstützen, damit dieser
es nicht schwerer hat als nötig.

Die Darmschleimhaut hat viele Falten und Ausstülpungen
in das Darminnere hinein. Zwischen diesen Falten können sich
immer mal wieder besonders klebrige und sehr kompakte Stuhlanteile festsetzen. Sie behindern dann den weiteren Transport des
Stuhls. Besonders bei häufiger Verstopfung kann es dazu kommen. Es ist wichtig, solche versteckten Stuhlnester zu beseitigen.
Denn die können zu Fäulnis im Darm führen, Gase bilden und
insgesamt ein ungesundes Klima für die Darmflora erzeugen. Es

gibt verschiedene Möglichkeiten der Darmreinigung. Eine besonders effektive ist das mehrtägige Fasten (mindestens eine Woche)
mit vielem Trinken und sanften Darmspülungen (Einläufe mit warmem Wasser, warmem Kamillentee o. Ä.). Nicht empfehlenswert
sind starke Salzlösungen oder Seifenlaugen zur Spülung des Darms,
ebenso nicht empfehlenswert ist die Einnahme von Glaubersalz,
da der Verdauungstrakt davon stark gereizt wird. Tatsächlich ist
Fasten jedoch nur für Menschen geeignet, die einigermaßen kräftig
sind. Kranke, die stark erschöpft sind, Untergewichtige und Menschen, die unter Darmentzündungen leiden, sollten nicht fasten
und auch keine Darmspülungen vornehmen. Diesen Menschen
kann das Gemüsesaftfasten oder das Gemüsebrühefasten empfohlen werden: Dabei wird keine feste Nahrung, sondern nur mit
Wasser verdünnter Gemüsesaft oder warme Gemüsebrühe zu sich
genommen. Sollten Sie an dieser Methode Interesse haben, dann
besorgen Sie sich entsprechende Bücher, die das genaue Vorgehen
beschreiben. Und vergessen Sie keinesfalls, mit Ihrem Hausarzt
oder Heilpraktiker über Ihre Fastenpläne zu sprechen, er sollte
Ihrem Vorhaben unbedingt zustimmen! Nur er kann wirklich entscheiden, ob das Fasten eine Möglichkeit für Sie ist.

Eine andere Form der Unterstützung der Darmreinigung ist es,
regelmäßig Joghurt (Naturjoghurt, ungezuckert, nicht pasteurisiert)
zu essen. Ebenso ist es richtig und wichtig, Leinsamen, geschrotet
oder ganz, Weizenkleie oder Flohsamen zusammen mit viel Flüssigkeit zu sich zu nehmen. Diese Pflanzenprodukte besitzen viele
Schleimstoffe, die im Verdauungstrakt aufquellen und den Stuhl
weicher machen. So können auch alte, feste Stuhlanteile langfristig
aufgelöst und ausgeschieden werden. Jedoch darf **KEINESFALLS**
dabei vergessen werden, viel zu trinken, denn dann bewirken diese
Samen genau das Gegenteil, weil sie im Darm alle Flüssigkeit an

sich binden und den Stuhl noch trockener, fester und schlechter beweglich im Darm machen. Überhaupt ist Flüssigkeit für viele Menschen, die unter Verstopfung leiden, ein wahrer Segen. Bei manchen löst sich das Verdauungsproblem von selbst, wenn der Betroffene erst einmal wieder genug trinkt. Der Darm ist gewöhnt, an jedem normalen Tag insgesamt mit mindestens elf Litern Flüssigkeit (Ernährung, Getränke, Verdauungssäfte) fertigzuwerden. Und es ist bekannt, dass er auch deutlich mehr problemlos verarbeitet. Probieren Sie es aus: Trinken Sie einfach mal ein paar Tage lang einen Liter mehr als sonst. Ihr Körper steckt das klaglos weg und höchstwahrscheinlich geht es Ihnen dabei besser als sonst.

Ein weiterer Tipp zur Unterstützung der Darmreinigung ist so alt wie der Mensch selbst: Bewegung! Heutzutage sitzen wir viel zu viel, Darmträgheit und Verstopfung sind die Konsequenz. Daher: Bewegen Sie sich so viel Sie können! Damit ist nicht Sport gemeint, sondern jede Bewegung. Gerade wenn Sie schon sehr unter Ihrer COPD leiden müssen und schwach sind, sollten Sie dennoch unbedingt für moderate Bewegung sorgen. Richten Sie sich zum Beispiel in Ihrem Stuhl immer wieder auf und sinken Sie wieder zusammen. Die erste Bewegung wirkt befreiend für Ihre Lunge und Sie können besser einatmen, die andere Bewegung übt dann Druck auf den Darm aus. Wenn Sie diese Bewegungen regelmäßig machen, werden Sie dadurch zusätzlich Ihren Rücken stärken. Eine andere simple Möglichkeit ist es, einfach nur den Bauch einzuziehen und wieder zu entspannen. Das können Sie im Liegen, im Sitzen und im Stehen tun, immer dann, wenn es Ihnen gerade einfällt. Das massiert Ihren Darm und zusätzlich wird Ihre Bauchmuskulatur langfristig stärker. Wer kann, darf auch einen „Katzenbuckel" machen. Denken Sie aber immer daran, sich nicht zu überfordern, denn das rächt sich bekanntlich.

4. Aufbau der Darmflora

Die Wiederherstellung der Darmflora ist eine wesentliche Voraussetzung für die Gesundung Ihres Darms und für Ihr Wohlergehen insgesamt. Dies erreicht man durch die Einnahme von sogenannten „Probiotika" und „Präbiotika". Dabei sind Probiotika die Bakterien selbst und die Präbiotika sind Stoffe, die die Bakterien im Wachstum unterstützen, damit sie sich in Ihrem Darm wieder ansiedeln können.

Als Präbiotika werden häufig Inulin, Oligofructosen, Lactulose und Galactooligosaccharide eingesetzt. Alle sind für den Menschen unverdauliche Kohlenhydrate (und haben daher keine Kalorien), die den richtigen Bakterien im Darm Nahrung liefern. In der Natur sind diese Präbiotika vor allem in Schwarzwurzeln (Inulin) und Chicorée (Oligofructosen) zu finden. Die anderen Präbiotika kommen in der Natur nicht vor, sie werden aber aus Naturprodukten (Milch) gewonnen.

> **Wirksame Probiotika enthalten eine oder mehrere Stämme der folgenden Bakterienarten**
>
> Lactobacillus acidophilus, L. casei, L. johnsonii, L. paracasei, L. rhamnosus, L. lactis
>
> Bifidobacterium animalis, B. bifidum, B. lactis, B. longum
>
> Enterococcus faecalis
>
> Escherichia coli (Stamm NISSLE 1917)

Entgiften bei COPD

Die vielgestaltige und negative Wirkung von Giften aller Art auf den Körper kann nur durch eine entsprechende Entgiftung beseitigt werden. Dabei werden Maßnahmen ergriffen, die dafür sorgen, dass die im Körpergewebe eingelagerten Gifte gelöst und ausgeschieden werden, um so deren störende Einflüsse auf die Gesundheit zu beseitigen. Leider ist es jedoch so, dass die Entgiftung für den Körper eine Belastung ist, denn kurzzeitig werden die Gifte frei und können uns wieder schaden. Daher ist es für Sie als Betroffenen sehr wichtig, den richtigen Zeitpunkt zu bestimmen. Wenn Sie sich in einer stabilen Phase befinden und kräftig fühlen, ist die Situation günstig. Fühlen Sie sich hingegen krank, erschöpft oder haben Sie gerade eine Exazerbation hinter sich, ist von einer Entgiftung dringend abzuraten. Hier steht dann nicht die Entgiftung im Vordergrund, sondern die Stabilisierung.

Die beste Zeit für eine Entgiftung ist der Frühling oder der Herbst. In diesen Zeiten steckt der Körper sowieso in einer Umgewöhnungsphase, die sich für eine Entgiftung gut eignet. Wenn aber die eigene Gesundheit in dieser Zeit genau dagegen spricht (s. o.) dann kann man auch im Sommer oder Winter entgiften.

Bevor Sie mit der Entgiftung beginnen, sollten Sie Ihre Darmflora bereits in Ordnung gebracht haben, denn eine gut funktionierende Ausscheidung über den Darm brauchen Sie dringend dabei. Wenn Sie also einen ruhig arbeitenden Darm haben, der formbaren, aber nicht schmierigen Stuhl erzeugt, und täglich mindestens einmal Stuhlgang haben, dann ist auch diese Voraussetzung für eine Entgiftung erfüllt.

Auch die anderen Ausscheidungsarten des Körper sollten gut funktionieren: Die Nieren sollten in ihrer Arbeit durch viel Trinken gut unterstützt werden. Es empfiehlt sich, während der Ausleitung von Giftstoffen viel harnfördernde Lebensmittel (Spargel, Selleriesaft, Zwiebel, Dill und Kresse) und Tees zu sich zu nehmen (Schachtelhalm, Löwenzahn (mit Wurzel), Brennnessel, Birkenblätter, Verbene, Wacholderbeeren, Holunderblüten und Stiefmütterchen). Insgesamt darf die Trinkmenge während der Entgiftung durchaus auf drei Liter täglich ansteigen. Beachten Sie bitte: Vier Liter Flüssigkeitsaufnahme jeden Tag sind nicht anzuraten, insbesondere, wenn Sie viel im Bett liegen müssen oder sich sonst nur sehr wenig bewegen können.

Auch die Lunge ist ein Ausscheidungsorgan. Leider ist sie bei Ihnen als COPD- oder als Raucherhusten-Patient bereits angegriffen. Beginnen Sie daher schon vor Ihrer Entgiftung unbedingt mit der regelmäßigen Nasenspülung. Gönnen Sie sich außerdem während der Ausleitungszeit viel frische Luft und atmen Sie dort (oder wenigstens mehrmals am Tag am offenen Fenster) so gut und so tief Sie können ein und aus. Versuchen Sie dabei vielleicht auch eine kleine Visualisierungsübung: Atmen Sie die frische Luft ein und stellen Sie sich beim Ausatmen vor, wie Gifte, Dreck und alte Ablagerungen mit dem Ausatmen Ihre Lunge verlassen.

Und die Haut gehört ebenfalls zu den Organen, die Ausscheidung betreiben. Tatsächlich kann sie sogar die anderen Ausscheidungswege (Niere, Lunge) zu einem gewissen Teil ausgleichen. Die wichtigste Maßnahme, die die Hautausscheidung fördert, ist die Körperhygiene. Während einer Entgiftungskur ist das tägliche Duschen Pflicht, um die ausgeschiedenen Substanzen abzuwaschen. Vielleicht wird es Ihnen während Ihrer Entgiftungskur auffallen, dass Ihr Schweiß anderes riecht oder Sie viel mehr schwitzen und auch schneller verschwitzt riechen. Achten Sie darauf und duschen Sie auch zweimal täglich, um die Giftstoffe loszuwerden. Weitere Möglichkeiten, die Haut zu unterstützen, sind Saunagänge und das Bürsten der Haut zur Durchblutungsförderung.

Nicht vergessen sollten Sie in der Zeit der Entgiftung, dass es für Ihren Körper anstrengend ist. Gönnen Sie sich daher unbedingt genug Schlaf und auch tagsüber Ruhe. Schalten Sie einen Gang, zurück, reduzieren Sie Ihre Aufgaben, wenn Sie sonst aktiv sind, und gehen Sie öfter mal gemütlich spazieren und – auch sehr wichtig – lassen Sie Ihren Gedanken freien Lauf und geben Sie sich selbst Raum für die Verarbeitung von alten Dingen, die Ihnen in der Entgiftungszeit wieder in den Sinn kommen.

Es gibt verschiedene Entgiftungsverfahren, die Sie einsetzen können. Ich selber bevorzuge die Entgiftung mit spagirischen und/ oder homöopathischen Mitteln auf der Basis von Cochlearia (Löffelkraut), Echinacea (Sonnenhut) und Allium (Zwiebel) und außerdem organisch gebundenem Schwefel. Letzteren können Sie als Bärlauch-, Knoblauch- oder Zwiebeltinkturen oder als MSM (siehe Seite 173 f.) in Kapseln oder Tabletten zu sich nehmen.
Eine Entgiftung sollte sechs bis acht Wochen dauern. Denken Sie daran, dass es in der ersten Zeit der Entgiftung zu Erstverschlimmerungen und auch im weiteren Verlauf zu neuerlich auftretenden Vergiftungserscheinungen kommen kann. Die Erstverschlimmerung muss nach ein oder zwei Tagen wieder von allein abklingen. Tut sie es nicht oder tritt später erneut eine Vergiftungserscheinung auf, dann reicht Ihre Ausscheidungskraft nicht aus und Sie müssen die Einnahme der Mittel verringern sowie Ihre Ausscheidungsmöglichkeiten verbessern (mehr trinken, mehr schwitzen, mehr frische Luft, mehr Ballaststoffe für einen häufigeren Stuhlgang). Sie sollten sicherstellen, dass Sie einen naturheilkundlich orientierten und erfahrenen Therapeuten an der Hand haben, falls Sie bei einer selbst eingeleiteten Entgiftung auf Hindernisse stoßen. Nach einer solchen sechs- bis achtwöchigen Kur müssen Sie unbedingt ein halbes Jahr abwarten, bis Sie eine gegebenenfalls nötige zweite Entgiftung beginnen. Das ist dann der Fall, wenn sich nach Ende der ersten Entgiftung Ihr Befinden und Ihre Symptome nur wenig, aber nicht deutlich verbessert haben.

Naturheilkundliche Medikamente

Sie können sich frei verkäufliche Medikamente besorgen, die Ihre Gesundheit und Ihr Wohlbefinden unterstützen. Sprechen Sie dennoch mit allen Ihren Ärzten und Therapeuten über diese Medikamente, insbesondere, wenn Sie von jemandem ganzheitlich und naturheilkundlich behandelt werden.

Homöopathie

Die Homöopathie ist eine alternativmedizinische Behandlungsmethode, die auf den ab 1796 veröffentlichten Vorstellungen des deutschen Arztes Samuel Hahnemann beruht. Ihre namensgebende und wichtigste Grundannahme ist das von Hahnemann formulierte Ähnlichkeitsprinzip: „Ähnliches soll durch Ähnliches geheilt werden" (similia similibus curentur). Danach solle ein homöopathisches Arzneimittel so ausgewählt werden, dass es an Gesunden ähnliche Symptome hervorrufen könnte wie die, an denen der Kranke leidet, wobei auch der – so Hahnemann – „gemütliche und geistige Charakter" des Patienten berücksichtigt werden solle. Grundlage für die Auswahl des richtigen homöopathischen Mittels ist eine ausführliche Befragung und Beobachtung des Patienten. Ein ausgebildeter Homöopath beachtet dabei körperliche Symptome und deren

Wie homöopathische Arzneien entstehen

Die Herstellung von homöopathischen Mitteln heißt Potenzierung. Dabei wird zuerst eine Urtinktur aus den Substanzen hergestellt, die dann mehrfach im Verhältnis 1:10 oder 1:100 mit Wasser oder Alkohol gemischt und dann nach exakter Vorschrift verschüttelt wird. Die so entstandene „potenzierte Lösung" kann entweder direkt als Tropfen eingenommen werden oder sie wird auf Milchzuckerkügelchen (Globuli) aufgesprüht, um die entsprechende Darreichungsform zu erhalten. Substanzen, die sich nicht in Alkohol oder Wasser lösen lassen, werden in gleichen Mischverhältnissen und maximal fünf aufeinanderfolgenden Schritten mit Milchzucker verrieben und dann weiter mit Flüssigkeit potenziert.

Veränderbarkeit durch äußere Einflüsse (z. B. Besserung durch Kälte oder Wärme, an der frischen Luft, nach dem Essen o. Ä), allgemeine Charakterzüge der betreffenden Person sowie grundsätzliche und aktuelle psychische Besonderheiten. Diese Vielzahl von Informationen weist den Weg zum passenden Mittel. Dabei geht es nicht nur darum, eine bestimmte Krankheit zu behandeln, sondern behandelt wird der Mensch in seiner komplexen Gesamtheit und somit wird er in seiner Selbstheilung unterstützt.

Doch es gibt auch die Homöopathie, die sich ausschließlich einer Krankheit zuwendet. Dabei werden meist niedrige Potenzen (siehe Kasten) eingesetzt, die nur eine geringe Wirksamkeit auf der energetischen und psychischen Ebene haben. Für das Bestimmen des richtigen Mittels reicht dann die genaue Beschreibung der Symptome: Ist der Husten keuchend, trocken, mit Auswurf oder ein reiner Reizhusten? So lässt sich das geeignete Mittel schnell finden. In diesem Bereich der Homöopathie gibt es außerdem noch die sogenannten Komplexmittel. Die Arzneien sind Zusammenstellungen verschiedener Einzelmittel die alle gegen dieselbe Krankheit wirken, nur andere Aspekte der Erkrankung behandeln und sich so optimal ergänzen. Ihre Zusammenstellung ist über viele Jahre der Erfahrung mit homöopathischen Mitteln entwickelt worden. So kann bei Husten ein homöopathisches Arzneimittel angeboten werden, ohne dass ein versierter Homöopath eine langwierige Befragung machen muss.

Solche Komplexmittel eigenen sich auch für den Einsatz gegen die COPD und den Raucherhusten. Sind es doch ähnliche Symptome, die sich bei chronischem und akutem Geschehen in den Atemwegen zeigen: krampfartiger (Reiz-)Husten, Entzündungen der Atemwege, festsitzender Schleim und übermäßige Schleimproduktion, (chronische) Bronchitis und Verengung der Atemwege (Spasmus) sowie asthmatische Beschwerden. Daher können

Sie alle homöopathischen Komplexmitteln, die für solche Symptome zusammengestellt wurden, auch für Ihre Symptome nutzen.

Gehen Sie in eine Apotheke mit Personal, das eine homöopathische Zusatzausbildung hat, und lassen Sie sich beraten, welche Produkte zur Verfügung stehen und welches für Sie passend sein könnte. Probieren Sie es dann aus und beobachten Sie sich und Ihre Symptome dabei. Bemerken Sie eine Verbesserung oder eine Erleichterung Ihrer Atmung, dann haben Sie schon das richtige Mittel gefunden. Kommt es nach längerer Anwendung zu keiner Verbesserung, dann probieren Sie ein anderes Mittel aus. Sicherlich werden Sie schnell das richtige Komplexmittel finden.

Bei der Einnahme eines homöopathischen Mittels sollten Sie ein paar Dinge beachten, damit es richtig wirken kann:

- Es kommt bei Homöopathika auf die Regelmäßigkeit der Einnahme an. Halten Sie sich möglichst genau an die Angaben, die auf dem Beipackzettel des Mittels angegeben sind.

- Nehmen Sie Ihr homöopathisches Komplexmittel immer unverdünnt auf die Zunge; Tabletten oder Globuli lässt man langsam im Munde zergehen. Vor oder nach der Einnahme sollten Sie etwa eine halbe Stunde lang nichts essen oder trinken und auch nicht die Zähne putzen, damit Ihre Mundschleimhaut frei ist und das Mittel gut aufnehmen kann.

- Es kann in den ersten Tagen der Einnahme von homöopathischen Mitteln zu einer sogenannten Erstverschlimmerung kommen, das heißt, Ihre Symptome können kurzzeitig zuerst einmal schlechter werden. Dies bezeichnen Fachleute als eine Heilreaktion, die anzeigt, dass das richtige Mittel gefunden wurde. Eine solche Erstverschlimmerung sollte nur wenige Tage andauern. Dauert sie länger oder ist sie sehr heftig, setzen

Sie das Mittel ab und warten mit der nächsten Einnahme, bis
die Verschlimmerung abgeklungen ist.

▪ Wenn sich Ihre Krankheitssymptome deutlich bessern, sollte
das homöopathische Mittel nicht mehr eingenommen werden.

Pflanzliche Mittel

Auch pflanzliche Mittel sind oft gut geeignet, um eine bessere
Gesundheit der Atemorgane und eine leichtere Atmung zu erreichen. Allein die schleimlösende Wirkung vieler bekannter Hausmittel ist bei COPD und Raucherhusten ein Segen. Probieren Sie,
mit ätherischen Ölen oder Pflanzenzubereitungen zu inhalieren:
Stellen Sie eine hitzebeständige Schüssel auf einen Tisch, füllen
Sie heißes Wasser hinein, geben Sie den entsprechenden Extrakt
bzw. das Öl dazu, setzen Sie sich davor und halten Sie, mit einem
großen Handtuch abgedeckt, Ihren Kopf darüber. Achtung! Zu
Beginn der Inhalation kann der aufsteigende Wasserdampf noch
sehr heiß sein! Damit Sie sich Ihr Gesicht nicht verbrennen, heben
Sie zu Beginn das Handtuch noch ein bisschen über der Tisch-
platte an, damit Wasserdampf entweichen kann. Nach wenigen
Minuten ist die Gefahr jedoch vorbei und Sie können Ihre kleine
„Inhalationssauna" ganz schließen und den wohlriechenden
Dampf durch Mund und Nase einatmen, so tief Sie können. Nach
etwa zehn Minuten sollten Sie das Dampfbad beenden. Während
und nach dem Bad sollten Sie, sobald Sie können, Schleim aus
Ihren Atemwegen durch Abhusten und Naseputzen entfernen.
Eine freiere Atmung ist sofort und langfristig die Folge. Es ist
auch möglich, einen Inhalator zu kaufen. Er ermöglicht das Einatmen der Dämpfe nur durch Nase und Mund, das restliche Gesicht
kommt mit dem Dampf kaum in Berührung. Solche Geräte sind
von Vorteil, wenn man zu geplatzten Äderchen im Gesicht neigt
oder die Dämpfe in den Augen reizen.

Eine andere Art, pflanzliche Mittel zu nutzen, ist deren Einnahme. In Apotheken gibt es eine Vielzahl frei verkäuflicher Präparate, die Extrakte und ätherische Öle in Kapseln oder Tablettenform enthalten. Folgende Pflanzen als Extrakte, Tinkturen oder Einnahmepräparate haben sich für derartige Anwendungen in der Praxis von Raucherhusten und COPD bewährt: Thymiankraut, Primelwurzel, Efeublätter, Kapuzinerkresseblätter, Meerrettichwurzel und Andornkraut. Auch einzelne ätherische Öle können genutzt werden, wie zum Beispiel Cineol.

Energetische Verfahren

Es scheint, dass es irgendeine Art von „universeller Heilenergie" gibt, die Menschen für sich und andere, für Tiere und sogar für Pflanzen nutzen können. Das kommt vielen Menschen jedoch (zu) mystisch vor. Von Placebo-Effekt ist die Rede oder gar von Betrug. Jeder Mensch weiß jedoch von sich selbst, dass seine Gesundheit eng mit seiner mentalen, emotionalen und physischen Verfassung verknüpft ist. Dies wird in der konventionellen Medizin auch immer wieder bestätigt durch die Fachgebiete der Psychoneuroimmunologie (beschäftigt sich mit Zusammenhängen von Psyche, Nervensystem und Immunsystem) und der Neuroendokrinologie (beschäftigt sich mit Zusammenhängen zwischen Nerven- und Hormonsystem). In schöner Regelmäßigkeit liefern diese Medizindisziplinen immer wieder Beweise für den Einfluss der Psyche auf unser körperliches Geschehen. So wird klar, dass wir unsere Gesundheit zu einem guten Teil mit unserer Psyche und unseren Einstellungen mit beeinflussen können (und auch umgekehrt). In diesem Kapitel geht es um Methoden, mit denen Sie mit ganz einfach Mitteln beruhigend auf Ihre Psyche einwirken können. Und diese Effekte, die Sie erzeugen, wirken im Körper weiter und kommen genau da an, wo Sie sie brauchen: zur Verbesserung Ihrer Gesundheit.

Wenn Ihnen das zu abstrus erscheint, ist es natürlich Ihr gutes Recht, diese Seiten einfach zu überblättern. Ich rate Ihnen jedoch dazu, lesen Sie sie, und sei es aus purer Neugier. Nur dann erfahren Sie, was bei anderen Menschen möglich ist. Dass heißt ja noch lange nicht, dass Sie es auch bei sich anwenden müssen! Jedoch steht Ihnen genau diese Möglichkeit nach dem Lesen offen, ablehnen können Sie dann immer noch, Sie wissen aber genau, was Sie ablehnen.

Heilung durch Handauflegen

In diesem Kapitel geht es nicht darum, sich selber zu behandeln, sondern diese Art der Behandlung durch Ihren Partner zu erfahren. Sie haben sicher selber schon erfahren, wie helfend allein schon ehrlich gemeinte tröstende oder anteilnehmende Worte sein können.

Wenn ein Kind stürzt, hinfällt und sich eine Beule holt, läuft es in der Regel zur Mutter. Diese reibt den verletzten Bereich, kühlt ihn, pustet darauf und schmust mit ihrem Kind. Bald darauf ist die kleine Verletzung vergessen. Das, was zwischen Mutter und Kind so fantastisch wirkt, kann man schlicht und einfach bedingungslose Liebe und Vertrauen nennen. Es gibt kein besseres Heilmittel.

So sind jene Ärzte die erfolgreichsten, die Ihnen ungeteilte Aufmerksamkeit schenken, Sie vielleicht sogar in den Arm nehmen und bei denen Sie sich gut aufgehoben fühlen. Welchen Stellenwert mag so ein Therapeut wohl bei Ihnen haben? Werden Sie diesen Arzt jemals durch einen anderen ersetzen? Wohl kaum.

Da Sie sich nun nicht ständig bei Ihrem Arzt aufhalten können, denn letztendlich ist auch er nur der Anstoß zur Gesundung, benötigen Sie ein Verfahren, das Ihnen ähnliche Gefühle von Sicherheit und Aufgehobensein bietet und das Sie regelmäßig zuhause anwenden können.

Dafür bietet sich ein Werkzeug an, das alle Menschen zur Verfügung haben – Hände. Bitten Sie Ihren Partner, Ihnen zu helfen, indem er Ihnen die Hände auflegt. Die Behandlung mit den Händen ist einfach als ein Instrument für heilende Energien zu betrachten. Die Person, die ihre Hände auflegt, stellt sich als Kanal für die Heilenergie zur Verfügung. Diese Energie ist ohne Folgen anzapfbar, sie ist jederzeit frei verfügbar. Mit dieser universellen Heilenergie kann man in der Lage sein, Ursachen zu beheben, und man muss sich nicht damit begnügen, Symptome zu maskieren oder nur Auswirkungen zu behandeln.

Es gibt im Wesentlichen drei Schritte bei der Durchführung einer einfachen Form des Handauflegens:

1. Zentrieren

Sie und Ihr Partner, der Ihnen die Hände auflegen wird, sollten mit den Gedanken ganz konzentriert in der Situation sein. Keiner von Ihnen sollte gedanklich abschweifen und Erlebnisse des Tages, noch zu Erledigendes oder schon Vergangenes im Kopf haben. Nehmen Sie sich ausreichend Zeit, um beide innerlich „runterzufahren".

2. Absicht

Auch die Absicht bezieht sich auf beide. Hier wird besprochen, was erreicht werden soll. Definieren Sie gemeinsam Ihre Absicht. „Die Atmung ist leicht und frei", so oder ähnlich könnte Ihre Absicht vielleicht lauten. Nachdem Sie die Absicht bestimmt haben, beginnen Sie mit der Behandlung.

3. Behandlung

Die zu behandelnde Person sollte möglichst liegen und sich dabei gut entspannen können. Wenn also zum Wohlfühlen ein Kissen unter dem Kopf oder dem Oberkörper notwendig ist oder eine Decke über den Füßen oder dem gesamten Körper, dann sollten diese Dinge erst noch beschafft werden. Auch der Behandler sollte sich während des Händeauflegens wohlfühlen. Weder die Füße dürfen schmerzen oder einschlafen, noch sollte der Rücken irgendwann weh tun. Am besten setzt sich der Behandler an das Kopfende auf einen Stuhl oder eine andere geeignete Sitzgelegenheit. Wenn es für Sie praktischer ist, dann kann er auch neben dem „Patienten" sitzen.

Zu Beginn zentrieren Sie sich beide. Die behandelnde Person legt ihre Hände sanft auf die Lungen des Liegenden. Erinnern Sie sich jetzt beide an die Absicht, formulieren Sie sie in Ihren Gedanken. Als Behandler stellen Sie sich vor, dass Heilenergie durch Ihre Hände in die Lungen des anderen fließt. Auch dies können Sie als Absicht formulieren: „Ich lasse jetzt Heilenergie durch meine Hände in die Lungen meines Partners strömen." Ihrer Kreativität als Behandler sind keine Grenzen gesetzt. Natürlich kann eine weitere Absicht auch lauten: „Mein Partner ist vollkommen gesund. Sein Atemproblem ist geheilt." Sie können während einer Behandlung mehrere Absichten formulieren, Sie können aber auch bei einer bleiben, die Sie in Gedanken mehrmals wiederholen.

Wenn Sie zum ersten Mal diese Art von Unterstützung einsetzen, kann es sein, dass Sie sich fürchterlich erschrecken. Denn es ist möglich, dass Sie Veränderungen bei der Wärme Ihrer Hände wahrnehmen. Die Hände können sehr heiß werden oder auch ganz kalt, Sie können vielleicht auch ein Kribbeln in den Händen spüren, es kann sich aber auch gar nichts verändern. Ähnliche

Empfindungen kann auch der Behandelte spüren oder nicht spüren. Alles ist möglich und völlig in Ordnung.

Sie müssen nicht davon überzeugt sein, dass es funktioniert, machen Sie es einfach. Wenn Sie als Behandler Ihrem Partner helfen und ihn unterstützen wollen, dann reicht es völlig aus, wenn Sie das tun. Nicht mehr, aber auch nicht weniger. Die liebevolle Berührung ist beruhigend und ausgleichend und stärkt den Patienten.

Wenn Sie beide diese Behandlung als wohltuend empfunden haben, dann rate ich Ihnen, mindestens an drei Tagen pro Woche einmal die Hände aufzulegen. Beginnen Sie jeweils mit 15 bis 20 Minuten. Wenn Sie etwas Erfahrung gesammelt haben, werden Sie spüren, wann Sie die Behandlung beenden sollten.

Und noch etwas: Erwarten Sie nicht, dass der Behandelte nach einer Woche geheilt ist! Wir sprechen hier nicht über Wunder. Das wollen wir anderen überlassen. Geben Sie sich die Zeit, die es braucht. Das kann durchaus ein bis zwei Jahre dauern – dies allerdings bei sich stetig verbessertem Allgemeinzustand. Also, wann starten Sie?

Handauflegen – alte Heilweise wissenschaftlich neu entdeckt?

Professor Harald Walach, Psychologe an der University of Northampton, sagt zum Handauflegen: „Wir sollten dieses Phänomen ernst nehmen, auch wenn wir es nicht verstehen. Es zu ignorieren, wäre unwissenschaftlich."

Eine Gruppe von Wissenschaftlern erforscht zurzeit das Phänomen, dass Mäuse deutlich schneller aus einer Vollnarkose erwachen, wenn man ihnen heilende Gedanken sendet.

Andere Wissenschaftler haben ähnlich unerklärliche Ergebnisse. In nahezu allen Bereichen haben sie bemerkt, dass Patienten, denen die Hände aufgelegt wurden, sich deutlich schneller erholten als Patienten, bei denen dieses Verfahren nicht angewendet wurde.

Der Kardiologe Dr. Randolph Byrd vom San Francisco General Hospital stellte fest, dass Patienten, denen die Hände aufgelegt wurden, weniger Medikamente brauchten und auch Komplikationen bei diesen Patienten seltener auftraten.

Haustiere und COPD

Wenn Sie zuhause ein Haustier haben, dann können Sie sicher sofort verstehen, dass in bestimmten Situationen Tiere als Therapie eingesetzt werden. Tiere sind wunderbare Begleiter und Tröster für Menschen jeden Alters und bei vielerlei Problemen hilfreich. Kinder- und Pflegeheime, Krankenhäuser, Hospize und Reha-Zentren gehören zu den Einrichtungen, die gerne eine „tiergestützte Therapie" einsetzen.

Bei Menschen, die einsam, kontaktscheu, gestresst, depressiv oder ähnliches sind, wird vielen Menschen die Hilfe eines treuen Tieres sicher einleuchten. Doch bei COPD? Tatsächlich gibt es Hinweise darauf, dass Tiere auch bei COPD-Patienten und Menschen mit Raucherhusten einen positiven Einfluss haben können. Selbstverständlich darf bei dem Betroffenen keine Allergie gegen das gewählte Tier vorliegen, sei es nun Hund, Katze, Vogel, Fisch oder ein anderes. Ist das sichergestellt, dann können die vielen Vorteile eines Haustiers genutzt werden.

Zuerst einmal bringt ein Tier „Leben" ins Haus. Wenn man nach Hause kommt, ist es da und freut sich, dass man wieder da ist. Dann ist man gezwungen, sich ein wenig um das Tier zu kümmern. Wer Probleme mit depressiven Phasen hat, wird sofort erkennen, dass das hilfreich ist, denn allein schon morgens aus dem Bett zu kommen ist viel leichter, wenn ein geliebtes Tier da ist, das Futter haben will oder auch – bei einem Hund – unbedingt raus muss, sonst „leidet" mit großer Sicherheit der (Teppich-) Boden. Das mit dem Spazierengehen mit einem Hund bringt natürlich noch die Vorteile, dass man täglich mindestens dreimal Bewegung an der frischen Luft hat. Das verbessert langsam, aber sicher Ihre körperliche Belastbarkeit, Ihre Kurzatmigkeit und ganz allgemein Ihre Gesundheit, denn Ihr Immunsystem bedankt sich für diese Spaziergänge mit mehr Stärke. Daneben werden Sie besserer Stimmung sein und sich mit sich selbst wieder viel wohler fühlen.

Eine Katze ist vielleicht vor allem für Menschen interessant, die schon nicht mehr so richtig aus dem Haus können, da sie zu schwach sind. Doch neben den vielen guttuenden Streicheleinheiten, die man durch eine Katze im Haus bekommt, kann man auch mit diesem Tier spielen und ein bisschen mehr Kraft gewinnen: Kleine Spielzeugmäuse können geworfen werden, man kann den Ehrgeiz entwickeln, der Katze beizubringen, die Mäuschen wieder zurückzubringen, damit man sie wieder werfen kann. Oder auch eine feste Schnur, hinter der die Katze herläuft und die sie „fangen" will, hält das Tier und auch Sie fit. Andere Möglichkeiten bieten Spiele mit einem Tuch oder einer Decke, bei denen Sie einen Gegenstand unter der Decke sichtbar bewegen: Katzen finden das sehr interessant und wollen dieses „Etwas" (vielleicht ist es ja eine Maus?) fangen.

Vögeln kann man das Sprechen beibringen und ihre Intelligenz testen, indem man versucht, ihnen Kunststückchen beizubringen. Wellensittiche oder kleine Papageien sind äußerst gelehrig und machen viel Spaß, wenn sie sich erst einmal richtig eingewöhnt haben.

Auch Fische haben viele Vorteile. Mit ihnen holt man sich ein Stück Natur ins Haus, eine spezielle Unterwasserwelt, die uns normalerweise verborgen bleibt. Fische, die in einem Becken schwimmen, wirken beruhigend auf die Nerven jedes Menschen. Man kann sie stundenlang beobachten, was sie in dieser Welt tun, es wird nicht langweilig und die echte Welt wird weniger wichtig. Erholung pur!

Alle beschriebenen Tiere sind nur die, die am häufigsten als Haustiere gewählt werden. Alle können Sie gegen ein geringes Entgelt im Tierheim bekommen, wenn Sie sicherstellen können, dass Sie sie artgerecht halten werden. Damit haben Sie die Sicherheit, dass das Tier in der letzten Zeit gut gepflegt und versorgt wurde und Ihnen auch die „Eigenarten" des speziellen Tieres vermittelt werden. Sie können, bevor Sie sich entscheiden, das Tier auch öfter mal im Tierheim besuchen und sich „beschnuppern" (bei Hunden auch miteinander spazieren gehen), bevor Sie es wirklich mit nach Hause nehmen. Denken Sie einmal darüber nach, ob ein solches Lebewesen nicht auch Ihr Leben bereichern würde. Beachten Sie dabei die Anregungen, die im folgenden Kasten aufgezählt sind.

Ein Tier: ja oder nein? Und wenn ja, welches?

1. Welches Tier entspricht Ihnen? Gehen Sie in eine Zoohandlung und ein Tierheim und schauen Sie sich um. Unterhalten Sie sich mit Freunden, Nachbarn oder anderen, die Tiere haben, was es bedeutet, mit einem Hund, einer Katze oder einem anderen Tier zusammenzuleben. Denken Sie dabei auch an die Kosten für Futter, Unterbringung, Tierarzt, Medikamente etc. und ggf. die Urlaubsvertretung für Ihr zukünftiges Tier.

2. Allergien gegen Tierhaare können Ihre COPD-Symptome verschlimmern. Lassen Sie vorher am besten einen Allergietest durchführen. Grundsätzlich sollten Tiere mit wenig und kurzem Fell in die engere Wahl kommen. Sie tragen weniger Staub und Dreck in die Wohnung und belasten Sie damit weniger als langhaarige Tiere.

3. Wählen Sie bei Hunden besser ein gut erzogenes und ggf. sogar ausgebildetes Tier. Insbesondere wenn Sie noch nie einen Hund hatten, ist der Umgang mit solch einem Tier einfacher und Sie haben keine Erziehungsarbeit mehr zu leisten. Denken Sie auch daran, dass junge Tiere noch sehr verspielt sind und mehr Aufmerksamkeit erfordern als ältere Tiere, die eher ruhig sind und auch stundenlang herumliegen können.

4. Denken Sie gut über die Größe Ihres Tieres nach. Ist es groß und kräftig, überfordert es Sie womöglich; ist es klein, könnten Sie es treten oder darüber stolpern.

Wenn Sie kein eigenes Tier halten können, so ist dennoch das Tierheim eine gute Anlaufstelle für Sie, denn in vielen Heimen kann man „Patenschaften" übernehmen und kommt so in den Genuss, zumindest zeitweise ein Tier um sich zu haben. Ein Spaziergang mit einem Hund und ein paar Kuschelstunden anschließend sind dann trotzdem täglich möglich.

Guter Schlaf ist Gold wert

Müssen Sie tief seufzen beim Lesen dieser Überschrift? Guten Schlaf hätten Sie auch gerne einmal wieder? Da kann ich Ihnen nur zustimmen! Ein tiefer, erholsamer Nachtschlaf ist durch nichts zu ersetzen. Leider sieht es damit bei sehr vielen Menschen gar nicht gut aus. Nicht nur COPD'ler oder Menschen mit Raucherhusten haben oft Schlafprobleme. Doch bei ihnen ist es noch fataler, wenn es mit der nächtlichen Erholung nicht klappt, denn ein gesunder Schlaf ist eine Grundvoraussetzung für die Gesundheit. Wenn Sie also nachts eher leiden als schlafen, dann sollten Sie sich die kommenden Hinweise und Vorschläge besonders gut durchlesen.

Zuerst einmal zu den möglichen speziellen Gründen bei COPD'lern (und manche auch schon bei Menschen mit Raucherhusten) für Probleme mit dem Schlaf. Wenn Sie nachts durch Husten und Atemnot beim Schlafen gestört werden, dann sind vermutlich Ihre Medikamente für Sie nicht optimal eingestellt. Notieren Sie sich morgens genau Ihre nächtlichen Probleme und besprechen Sie das mit Ihrem behandelnden Lungenfacharzt und auch mit Ihrem Hausarzt beim nächsten Besuch dort. Schauen Sie sich vorher alle Beipackzettel Ihrer Medikamente genau an, ob bei irgendwelchen Schlafstörungen oder ein anderes Ihrer Probleme als Nebenwirkungen angegeben werden.

Wenn Sie nachts häufig zur Toilette müssen, dann kann das mehrere Gründe haben: Sie trinken abends zu viel. Versuchen Sie im Verlauf des Tages genügend Flüssigkeit zu sich zu nehmen und vermeiden Sie ein bis zwei Stunden vor Ihrer Zubettgehzeit das Trinken. Auch ein voller Darm kann auf die Blase drücken. Wenn Sie also unter Verstopfung neigen und nachts häufig zur Toilette müssen, dann sorgen Sie tagsüber durch geeignete Maßnahmen (siehe Seite 187 ff.) für einen regelmäßigen Stuhlgang. Außerdem können bestimmte Medikamente für einen verstärkten Harndrang sorgen. Besprechen Sie das mit Ihrem Therapeuten und versuchen Sie, mit ihm gemeinsam das Problem zu lösen.

Bei vielen COPD'lern und Menschen mit Raucherhusten gibt es ganz typische Atemstörungen, wenn sie schlafen wollen. Denn wenn ein Mensch einschläft, dann verlangsamt sich seine Atmung und er reagiert weniger auf Reize. Das ist ganz normal und stellt für gesunde Menschen kein Problem dar. Bei Menschen, die bereits in ihrer Atmung behindert sind, wie zum Beispiel COPD'lern, kann es das Einschlafen erheblich stören: Die Luft wird einfach zu knapp. Bis zu 15 % der COPD'ler entwickeln außerdem eine sogenannte Schlafapnoe. Das bezeichnet nächtliche Atemaussetzer, die bis zu zehn Sekunden und länger andauern können, mehrfach in der Nacht auftreten und unbedingt behandlungsbedürftig sind. Denn sie bewirken einen Sauerstoffmangel im Blut, der den Körper in absolute Alarmbereitschaft versetzt. Dass das den Nachtschlaf empfindlich stört und Erholung unmöglich macht, leuchtet sicher jedem ein. Erschwerend kommt hinzu, dass bei diesen Menschen tagsüber eine massive Schläfrigkeit und auch der gefürchtete Sekundenschlaf auftreten können. Bei Autofahrten kann das sehr gefährlich werden. Sollten Sie den Verdacht haben, dass Sie solche Atemaussetzer während Ihres Schlafs haben, sprechen Sie unbedingt mit Ihrem Therapeuten darüber und lassen Sie sich dahingehend untersuchen.

Ein weiteres „selbstgemachtes" Problem kann die Schlafposition sein. Viele Menschen, die schlecht atmen können, wählen eine halbaufrechte Schlafposition. Diese kann aber das Einschlafen nahezu unmöglich machen. Ganz natürlich bewegen wir uns im Schlaf. Sie verlassen Ihren „Kissenberg" also in der Nacht ganz sicher, viele sogar direkt schon beim Einschlafen. Das Herunterfallen von den Kissen, die Platznot, die durch die Kissen zwangsläufig im Bett entsteht, und das Liegen auf hohen Kissen in der Seiten- oder gar Bauchlage ist wenig förderlich für den guten Schlaf. Versuchen Sie, Ihre Position abzusenken. Mit den in diesem Buch beschriebenen Maßnahmen erreichen Sie sicherlich eine Verbesserung der Atmung, sodass die halbaufrechte Lage nicht mehr notwendig sein wird.

Wenn das alles nicht hilft, dann sollten Sie bei Ihrem Arzt nach einer nächtlichen Versorgung mit Sauerstoff fragen. Das kann Ihnen helfen, besser zu schlafen, auch wenn Sie nicht sauerstoffpflichtig sind. Natürlich sollten Sie auch darauf achten, dass Sie sich möglichst keine Infektionen zuziehen (siehe Seite 33 ff.) und dass Sie, wenn es Sie schon erwischt hat, damit schnellstmöglich fertig werden, denn die zusätzliche Schleimproduktion wird Ihnen das Atmen und das Schlafen weiter erschweren. Hilfreich kann es sein, wenn Sie Techniken erlernen, um Ihr überschüssiges Bronchial-Sekret zu entfernen. Eine abendliche Sekretentfernung kann Ihnen helfen, besser zu schlafen. Hierzu bieten sich Trainingsgeräte auf physikalischer Basis an, die Ihnen Ihr Lungenfacharzt verordnen kann. Fragen Sie danach.

Schätzungen zufolge leiden mehr als 50 % der COPD-Patienten unter „Reflux", saurem Aufstoßen oder Sodbrennen. Treten solche

Erscheinungen nachts auf, sind sie immer eine unangenehme Störung des Nachtschlafs. Essen Sie daher möglichst vor dem Schafengehen nichts mehr oder nur leichte Kleinigkeiten, sorgen Sie für eine insgesamt gesunde Kost (siehe Seite 135 ff.), vermeiden Sie tagsüber Kaffee (besonders Filterkaffee, Espresso wird von vielen Menschen besser vertragen), schwarzen, grünen oder weißen Tee (auch wegen der anregenden Wirkung!), essen Sie wenig Fleisch und stattdessen viel Obst und Gemüse. Bevor Sie Ihre Ernährung dementsprechend umgestellt haben, greifen Sie bei Sodbrennen zu basischen Mineraltabletten, die kurzfristig helfen. Sie bekommen sie in Drogerien, Apotheken und Reformhäusern.

Besonders ungünstig ist die Einnahme von Schlafmitteln. Viele dieser Medikamente (auch die frei verkäuflichen) beeinflussen die Atmung negativ und sind für Sie mit einer beschädigten Lunge nicht empfehlenswert. Setzen Sie sie sobald wie möglich komplett ab und suchen Sie nach den Gründen Ihrer Schlafschwierigkeiten. Dieses Kapitel hilft Ihnen dabei, sie zu finden und auch möglichst zu beseitigen. Sollten Sie von Ihrem Arzt Schlafmittel verschrieben bekommen haben, sprechen Sie mit ihm darüber, ob und wie Sie sie absetzen können und ob er Ihnen andere Möglichkeiten zur Unterstützung Ihres Schlafs anbieten kann.

Viele Patienten haben auch ganz andere Probleme, die sie um ihren wohlverdienten Schlaf bringen: Sorgen, Ängste, Depressionen oder auch wiederholter Streit mit dem Partner oder in der Familie sind nicht selten die Ursache von Einschlafproblemen und nächtlichem Wachliegen nach einer Schlafunterbrechung. Natürlich ist es dann gut, wenn Sie sich dem Problem stellen: Versuchen Sie, den Streit zu schlichten und zu beseitigen, Ängste und Sorgen rational zu durchdenken und auf das tatsächliche Maß zu begrenzen. Ist die bedrohliche Situation wirklich so akut, dass Sie in der Nacht daran denken müssen? Können Sie nicht am nächsten Tag realistischer einschätzen, was zu tun ist, und es dann auch tun? Viele Menschen neigen nachts dazu, sich in Vorstellungen und Ängste hineinzusteigern. Am nächsten Morgen sieht alles schon ganz anders aus. Sie haben das sicher auch schon erlebt. Machen Sie sich das in der Nacht bewusst und vertagen Sie Ihre Sorgen. Sie haben mehr davon, wenn Sie ein paar Stunden mehr schlafen statt ein paar Stunden mehr grübeln! Wenn alles nichts hilft, dann gehen Sie in eine Apotheke mit naturheilkundlich und homöopathisch gut ausgebildetem Fachpersonal und bitten Sie um eine Beratung. Es gibt einige gute pflanzliche und homöopathische Mittel, die in solchen Fällen hilfreich sein können. Schildern Sie in der Apotheke Ihre Gesamtsituation mit COPD, Ihren sonstigen Krankheiten und den nächtlichen Schlafproblemen. Sicher kann Ihnen ein passendes sanftes Mittel gegeben werden. Bedenken Sie jedoch, dass dieses Mittel ein bisschen Zeit braucht, bis es anschlägt. Erwarten Sie nicht, dass schon die nach der ersten Einnahme kommende Nacht eine ruhige und durchgeschlafene wird.

Es gibt noch einige Dinge mehr, wie Sie Ihren Schlaf gut unterstützen können. Denken Sie daran, dass Ihr Bett zum Schlafen da ist. Fernsehen, Computerspiele, Telefonieren (Handy aus!) oder das Lesen spannender Bücher gehören nicht zu den Tätigkeiten, die Sie im Bett tun sollten. Gegen ein Buch mit beruhigenden Inhalten ist hingegen nichts zu sagen. Allerdings sollten Sie, sobald Sie merken, dass Sie müde werden, mit dem Lesen aufhören und das Licht löschen. Apropos Licht! Licht ist ein weiterer Punkt, der Ihren Schlaf negativ beeinflussen kann: Sorgen Sie dafür, dass Ihr Schlafzimmer dunkel ist. Keine Laterne oder Nachttischlampe sollte hineinscheinen. Wenn Sie ein Orientierungslicht für die Nacht brauchen, sollte es unbedingt sehr schwach sein und keinesfalls das Bett erhellen, wenn Sie darin liegen. Das Schlafzimmer sollte außerdem nicht zu warm sein.

Natürlich dürfen Sie im Bett nicht frieren, aber bei einer warmen Decke reicht eine Zimmertemperatur von 16 bis 18° C durchaus. Und auch Geräusche können Ihren Schlaf stören. Wer keine Ruhe in sein Schlafzimmer bringen kann (Verkehrslärm, Partner schnarcht, Nachbarn o. Ä.), der sollte Ohrstöpsel ausprobieren. Vorm Schlafengehen in die Ohren gedrückt lassen sie manchen sonst Schlaflosen selig schlummern! Versuchen Sie außerdem, eine gewisse Regelmäßigkeit in Ihr Leben einziehen zu lassen. Wer immer zur etwa gleichen Zeit ins Bett geht, dessen Körper ist an diesen Rhythmus gewöhnt und das Einschlafen ist leichter. Auch wer nachmittags auf ein Nickerchen verzichtet, schläft leichter ein. Geht es nachmittags nicht ohne, dann beschränken Sie Ihr Schläfchen jedoch auf eine halbe oder eine Viertelstunde, damit Sie abends rechtzeitig müde werden. Und selbstverständlich sind Kaffee oder andere Stimulanzien (auch Alkohol!) abends keine gute Idee, wenn man gleich schlafen will. Achtung: Manche Desserts können Kaffee und/oder Alkohol enthalten! Sorgen Sie tagsüber für regelmäßige Bewegung. Das fördert einen gesunden Schlaf. Vermeiden Sie aber in den späten Abendstunden und direkt vor dem Schlafengehen Bewegung. Das macht Sie wach und behindert das Einschlafen unnötig.

Und eine goldene Regel sollten Sie unbedingt beherzigen, wenn Ihr Schlaf nachts schlecht ist: Wenn Sie nicht innerhalb von 20 Minuten eingeschlafen sind, dann stehen Sie auf und beschäftigen Sie sich mit etwas anderem, etwas, das Sie keinesfalls aufregen, sondern entspannen sollte. Und das nur so lange, bis Sie müde genug zum Einschlafen sind. Ein guter Tipp für solch einen Fall ist ein warmes Fußbad, in das Sie auch noch einen beruhigenden Zusatz, zum Beispiel Lavendelöl, hineintun können. Danach mit schön warmen Füßen ins Bett und das Einschlummern wird sehr wahrscheinlich viel besser funktionieren als vorher.

Mehr Gesundheit mit therapeutischer Hilfe

Naturheilkundliche Medikamente

Die JSO-Komplex-Heilweise nach Krauß

Die JSO-Komplex-Heilweise kann als eine besondere Fortentwicklung der Homöopathie (siehe Seite 195 ff.) betrachtet werden. Theodor Krauß, ein Arzt und Homöopath, entwickelte sie Anfang des 20. Jahrhunderts zusammen mit dem Apotheker Johannes Sonntag. Für Mittel der JSO-Komplex-Heilweise werden ausschließlich pflanzliche Materialien verwendet, die „spagirisch" aufgearbeitet werden: Die Pflanzen werden nach der Ernte einer Gärung unterzogen und danach werden das Feste und das Flüssige voneinander getrennt: Aus den festen Pflanzenanteilen wird nach der Gärung ein Extrakt mit Alkohol hergestellt und zweimal potenziert; der flüssige, vergorene Pflanzensaft wird hingegen direkt zweifach potenziert. Beide Potenzen werden wieder vereinigt und ergeben so die Urtinktur, die weiter potenziert werden kann. Hintergrund der gesamten JSO-Komplex-Heilweise ist die Überlegung, dass unsere Gesundheit von der hohen Ordnung im komplexen Miteinander unseres Stoffwechsels abhängt, die nur mit komplexen Mitteln behandelt werden kann. Als biologische Therapie will die JSO-Komplex-Heilweise die Selbstheilungskräfte des Körpers aktivieren und unterstützen sowie Stoffwechsel und Ausscheidung regulieren. Generell handelt es sich bei diesen Mitteln um Langzeittherapien, bei denen jedoch ein Wechseln der Mittel angezeigt sein kann.

Meine Erfahrung ist, dass bei JSO-Komplex-Mitteln die oft gefürchtete Erstverschlimmerung (s. o.) seltener stattfindet oder ganz ausbleibt, ihre Wirkung ist insgesamt sanfter und einschleichender als bei reinen Homöopathika.

Als Mittel kommen für COPD'ler oder bei Raucherhusten fast alle sogenannten „Brustmittel" in Frage: Br2, Br4, Br5, Br6 und Br8 sowie die Mittel Gw1 zur Unterstützung des Lungengewebes sowie Populus Fluid, wenn der Körper auf keinerlei natürliche Behandlung mehr zu reagieren scheint (Reaktionsstarre). Die Mittel gehören trotz ihrer Sanftheit in erfahrene Hände. Suchen Sie sich einen Therapeuten, der mit der JSO-Komplex-Heilweise vertraut ist. Lassen Sie sich von ihm ein für Sie geeignetes Therapieschema erstellen und während der Anwendung begleiten.

Nosoden

Nosoden sind ebenfalls homöopathisch hergestellte Mittel. Sie nutzen als Ausgangssubstanz Krankheitserreger oder krankes Gewebe. So können Viren, Pilze, Bakterien, aber auch Eiter, Blut, Zellen und anderes menschliche Material zu ihrer Herstellung verwendet werden. Natürlich werden Nosoden nur in solch geringen Potenzen verabreicht, dass sie keine krankmachenden Teilchen mehr enthalten, also keine Infektionsquelle darstellen. Dennoch tragen diese Lösungen die Information des Ursprungsmaterials noch in sich und regen den menschlichen Körper an, genau jene Krankheitserreger zu bekämpfen.

Nehmen wir an, es wurde durch die Testung ermittelt, dass Sie eine starke Belastung mit dem Pilz „Aspergillus niger" haben. Jetzt ist es die Aufgabe des Therapeuten zu ermitteln, in welcher Potenz, in welcher Dosierung und über welchen Zeitraum Sie die

Nosode „Aspergillus niger" einnehmen oder gespritzt bekommen sollten. Dies ist absolut notwendig, um eventuelle Heilreaktionen (Erstverschlimmerung) auf ein erträgliches Minimum zu beschränken. Denn Nosoden sind sehr schlagkräftige Arzneimittel.

Warum Nosoden wirken, ist noch nicht erforscht. Eine mögliche Erklärung ist, dass Ihr Abwehrsystem zwar sehr genau weiß, dass etwas in Ihrem Körper nicht in Ordnung ist. Der fiese Angreifer hat sich aber gut versteckt, sodass Ihre abwehreigene Polizei schon bereitsteht, aber nichts Konkretes unternehmen kann, weil sie nicht weiß, wo sie ihre Arbeit verrichten soll. Die Nosode liefert sozusagen den richtigen Hinweis, der zum Angreifer führt, den Steckbrief. Es ist auch denkbar, dass die Nosode den Angreifer aktiv machen und aus seinem Versteck herauslockt. Das kann dann die Erstverschlimmerung auslösen. Doch Ihre körpereigene Polizei ist ja nun gewappnet und kann den „Täter" schnell stellen. So ist eine Ausheilung möglich.

Eine korrekt ausgeführte Therapie mit Nosoden kann COPD-Patienten eine enorme Verbesserung des Befindens bringen. Allerdings ist es dafür unbedingt notwendig, einen erfahren Therapeuten als Begleiter zu haben. Von einem Selbstversuch kann ich Ihnen nur abraten, denn bei falscher Anwendung der Nosoden kann es auch zu einer Verschlechterung der COPD kommen.

Heilpilze

Pilze gelten gemeinhin als Lebensmittel mit einer gesundheitsfördernden Wirkung. Sie sind kalorienarm, enthalten wenig Fett, dafür aber nennenswerte Mengen Vitamin D, Eisen, Zink, Kalium sowie Ballaststoffe. Weil Pilze neben den Pflanzen und den Tieren eine eigene Gruppe (Reich) unter den Lebewesen bilden, enthalten Pilzen einige Substanzen, die man nur bei ihnen und sonst nirgends auf der Welt finden kann. Und genau diese speziellen Pilzsubstanzen sind es, die schon seit Tausenden von Jahren in der chinesischen Medizin eine Rolle spielen. Später prägte der bekannte Mykologe Prof. Dr. Jan Lelley dafür den Ausdruck „Mykotherapie", also eine Heilbehandlung mit Pilzen und pilzlichen Substanzen. Abgeleitet hat er den Begriff von der „Phytotherapie", der Heilbehandlung mit Pflanzen oder Substanzen daraus.

Als ich das erste Mal von Mykotherapie hörte, hatte ich Champignons und Steinpilze im Kopf. Nie hätte ich zu diesem Zeitpunkt gedacht, dass Pilze ein solch breites Therapiespektrum haben und sie eines Tages zu einem festen Bestandteil meiner Verordnungen werden würden. Allerdings eigenen sich Pilze nur bei einer Langzeittherapie. Nehmen Sie Abstand von dieser Therapieart, wenn Sie schnell Ergebnisse haben wollen, denn der zu erwartende Effekt tritt nicht so bald ein, etwas Geduld ist unbedingt vonnöten.

Viele Heilpilze gibt es heutzutage als Kapseln mit Pilzpulver oder Pilzextrakt zu kaufen. Ob das Pulver oder ein Extrakt des jeweiligen Pilzes eingenommen werden sollte, darüber gehen die Meinungen bei Experten stark auseinander. Sprechen Sie mit einem Mykotherapeuten über die Pilze, er wird Ihnen das empfehlen, womit er die besten Erfahrungen gemacht hat, und die für Sie richtige Dosierung verschreiben.

Folgende Pilze können in der Behandlung von Lungenkrankheiten eine große Rolle spielen:

Chinesischer Raupenpilz – Cordyceps sinensis

Der chinesische Raupenpilz erhöht die Fähigkeit des Körpers, Sauerstoff aufzunehmen, und kann so für eine bessere Versorgung mit diesem lebensnotwendigen Gas sorgen. Auf diese Weise setzt er Ressourcen frei, die dem COPD'ler sonst nicht zur Verfügung stehen würden. Cordyceps hilft außerdem, zähen Schleim zu verflüssigen, und kann die Lungenfunktion verbessern, indem er die Atemwege erweitert. Nebenbei steigert er die Produktion von T-Helfer-Zellen. Im asiatischen Raum sind Hunderte von Studien mit Cordyceps durchgeführt worden. Es ist der Klassiker-Heilpilz bei COPD.

Reishi – Ganoderma lucidum

Reishi wird auch „Pilz der Unsterblichkeit" genannt. Er ist wahrscheinlich der bekannteste Pilz von allen. In Asien wird er ganz selbstverständlich zur Behandlung von Atemwegserkrankungen eingesetzt. Reishi enthält immunsteigernde Substanzen mit einer stark antiviralen Wirkung. Bei der chronischen Bronchitis kann es bis zu einer 30%igen Besserung der Lungenfunktion kommen. Reishi kann regenerierend auf die Bronchialschleimhaut einwirken, die Produktion von Interleukinen steigern und eine dämpfende Wirkung auf das vegetative Nervensystem ausüben. Am besten sollte Reishi mit Vitamin C kombiniert werden, da das Vitamin den Körper bei der Aufnahme der Wirkstoffe unterstützt. Meine Erfahrungen zeigen, dass Emphysematiker am meisten von Reishi profitieren.

Schmetterlingstramete – Coriolus versicolor

Traditionell wird dieser Pilz in China seit mehreren tausend Jahren wegen seiner immunsystemstärkenden Eigenschaften eingesetzt. Erste Aufzeichnungen zu dem Pilz datieren schon aus dem 13. Jahrhundert. In den 1970er-Jahren begannen wissenschaftliche Forschungen über die Inhaltsstoffe des Coriolus. Man fand unter anderem Substanzen, denen eine immunstimulierende Wirkung nachgesagt wird. Mögliche Einsatzgebiete von Coriolus sind neben COPD auch Asthma, eine allgemeine Immunstimulation und Entzündungen der Leber. Aufgrund seiner immunstimulierenden Wirkung kann Coriolus sehr gut begleitend bei akuten Prozessen (Exazerbationen) der Atemwege eingesetzt werden.

Mandelpilz – Agaricus blazei murill (ABM)

Auch dieser Pilz stimuliert das Immunsystem. Dafür aktiviert er Fresszellen (Makrophagen) und kann gleichzeitig die Bildung von B-Lymphozyten, natürlichen Killerzellen und T-Suppressor-Zellen anregen. ABM besitzt unter den Pilzen die stärkste Wirkung auf das menschliche Immunsystem und eignet sich als Unterstützung bei akuter und chronischer Bronchitis, bei Lungenentzündung, Asthma und COPD. Seine wahre Stärke zeigt ABM allerdings beim Lungenemphysem.

Horvi-Enzym-Therapie

Die Präparate der Horvi-Enzym-Therapie gehen zurück auf den deutschen Apotheker und Chemiker Dr. Waldemar Diesing. Ihm gelang es, ein spezielles Verfahren zu entwickeln, um Enzyme aus natürlichen Giften vor allem von Schlangen, Spinnen, Kröten oder Salamandern zu gewinnen und so aufzubereiten, dass sie heilende Effekte beim Menschen erzeugten.

Aus meiner persönlichen Erfahrung kann ich sagen, dass die Horvi-Enzym-Therapie auch dann noch Erfolge produzieren kann, wenn andere Medikamente schon längst keine Wirkung mehr zeigen. Sie ist also immer einen Versuch wert. Je stärker der Defekt in der Lunge ist, umso eindrucksvoller kann das Ergebnis sein. Die meisten Menschen merken recht schnell, ob die Horvi-Enzym-Therapie anschlägt oder nicht. Eine Behandlungsdauer von drei bis vier Monaten sollte man sich geben, um dann beurteilen zu können, ob die Behandlung weiter fortgeführt wird.

Leider ist die Horvi-Therapie bei der COPD jedoch keine Heilbehandlung im eigentlichen Sinn. Sie kann zwar bei vielen Patienten eine deutliche Verbesserung der Symptome erzielen, werden die Präparate jedoch abgesetzt, stellt sich recht schnell der ursprüngliche Gesundheitszustand wieder ein. Insofern sprechen wir hier von einer lebenslangen Therapie. Im Fall der COPD verabreicht man Injektionen nach einem bestimmten Schema, um ein optimales Ergebnis zu erzielen. Die Horvi-Enzym-Therapie kann jedoch durchaus nach Absprache mit dem behandelnden Therapeuten eigenständig durchgeführt werden. Dieser wird Ihnen auch die richtigen Präparate und Dosierungen für Lungenkranke verordnen:

- Crotalus wird aus dem Gift der Klapperschlange gewonnen. Die Wirkung beruht auf einer direkten Hemmung der Entzündung in der Lunge.
- Elaps wird aus dem Gift der Korallenotter gewonnen. Es wirkt bevorzugt auf die Lungen, hier besonders auf die Schleimhäute.
- Curare wird aus dem Gift Tubocurarin gewonnen, das allerdings ein Pflanzengift ist und von bestimmten indianischen Völkern als Pfeilgift eingesetzt wurde. Es wirkt entkrampfend.
- Horvitrigon wird aus dem Gift der Buschmeisterschlange gewonnen. Es besitzt regulierende Eigenschaften und wird zur Immunmodulation eingesetzt.
- Naja wird aus dem Gift der Brillenschlange gewonnen. Es vermindert Atemnotanfälle, hemmt die übermäßige Schleimsekretion und hat auch eine antiallergische Wirkung. Naja kann zusätzlich auch als Salbe verordnet werden.

Manuelle Therapieformen

Obwohl es sich bei COPD um eine Erkrankung der Lunge handelt, kann durch die Behandlung des äußeren Körpers viel erreicht werden. Denn manuelle Therapien können Blockaden lösen, falsche Bewegungsmuster löschen helfen oder das Zwerchfell unterstützen. Alles drei kann bei chronischen Atemwegserkrankungen für Beschwerden sorgen.

Blockierungen der Wirbelsäule

Alle Organe, wie zum Beispiel das Herz, die Lunge, der Magen oder der Darm, müssen nicht nur mit Blut versorgt werden, sie müssen ebenso von Nerven erreicht werden, um richtig funktionieren zu können. Alle Nerven haben ihren Ursprung letztendlich im Rückenmark, das durch den Rückenmarkskanal innen in der Wirbelsäule verläuft. So wird das Rückenmark von den knöchernen Wirbeln vor äußeren Einflüssen geschützt. Die Nerven, die später unsere Organe erreichen sollen, treten seitlich aus den sogenannten Zwischenwirbellöchern aus. Verlagerungen der Wirbel und/oder Schäden an den Bandscheiben (Gelkissen, die zwischen den Wirbeln liegen) können diese austretenden Nerven einengen oder gar einklemmen. Dadurch wird die Fähigkeit der Nerven, Nervenreize richtig weiterzuleiten, gestört. Organe, die von derart gestörten Nerven versorgt werden sollen, werden in Mitleidenschaft gezogen und können nicht mehr optimal funktionieren: Sie verursachen Beschwerden beziehungsweise schon bestehende Symptome werden noch verstärkt.

Die Nervenversorgung der Organe kann immer einer speziellen Region der Wirbelsäule zugeordnet werden. Die Nervenpaare, die die Lunge versorgen, entspringen aus der Brustwirbelsäule. Gerade in diesem Bereich der Wirbelsäule kommt es häufig zu

Verlagerungen von Wirbelkörpern. Dies kann von harmlosen Störungen der Atmung bis hin zu ernsthaften Atemproblemen führen. Manuelle Therapien können die Wirbel in ihre richtige Position zurückbringen und damit eine schlagartige Verbesserung von Symptomen bewirken. Allerdings sollte die Frage dazu auch immer lauten: „Warum ist der Wirbel nicht in der richtigen Position?" Mangelnde oder falsche Bewegung ist da meist eine wichtige Ursache, der auf den Grund gegangen werden sollte. Ziehen Sie eine fachkundige therapeutische Hilfe zu Rate.

Beschwerden im Nackenbereich

Menschen mit chronischen Atemwegserkrankungen klagen häufig über Beschwerden im Nackenbereich. Typisch für diese Beschwerden ist der ausgeprägte Nackenschmerz, der in die Schultern, die Arme und Hände sowie den Rücken ausstrahlen kann. Der Schmerz kann so stark sein, dass der Betroffene meint, sich nicht mehr richtig bewegen zu können. Außerdem wird bei diesen Erkrankungen die Atemhilfsmuskulatur stark beansprucht, da sie das Fehlen der normalen Brustkorbbewegung kompensieren muss, um den Gasaustausch aufrechterhalten zu können. Ein Teil dieser Atemhilfsmuskulatur hat ihren Ansatz im Nackenbereich. Da die Atemmuskulatur schnell erschöpft ist, kommt es zu den genannten Beschwerden. Daher ist eine alleinige Behandlung des Nackens meistens nicht von dauerhaftem Erfolg. Vielmehr muss ganzheitlich gedacht werden und Störungen im Atemmuster sollten weitestgehend beseitigt werden. Hierfür eignen sich sanfte manuelle Therapien sehr gut.

Das Zwerchfell

Obwohl eine Reihe von Muskeln zur Atmung beitragen, ist es ohne Frage das Zwerchfell, das den größten Beitrag zur Atmungsarbeit des Körpers leistet. Das Zwerchfell ist der Muskel, der die

Brusthöhle vom Bauchraum trennt. Die abwärts verlaufende Hauptschlagader und die Speiseröhre durchqueren das Zwerchfell. Anatomisch befindet sich das Zwerchfell in direkter Nähe jedes lebenswichtigen Organs, mit Ausnahme des Gehirns. Eine Funktionsstörung des Zwerchfells kann daher weitreichende Folgen für die Gesundheit und Lebensqualität haben. Dieser Umstand wird verständlich, wenn wir uns die Größe des Zwerchfells und sein Bewegungspozential bewusst machen. Dieses Leistungsvermögen ist bei chronischen Atemwegserkrankungen, insbesondere dem Lungenemphysem, durch einen dauerhaften Zwerchfelltiefstand deutlich eingeschränkt. Zur Behandlung des Zwerchfells sind sanfte manuelle Therapien gut geeignet. Hierbei sollte insbesondere auf einen korrekten Sitz der Rippen geachtet werden, da deren Fehlstellungen schon bei geringer Bewegung zu Atemlosigkeit führen kann.

Fehlt etwas?

Alle Verfahren, von denen ich hier berichte, habe ich an mir selber oder bei meinen Patienten zum Teil schon viele Jahre erfolgreich angewendet oder anwenden lassen. Sollten Sie eine Therapie vermissen, liegt das lediglich daran, dass ich sie nicht beherrsche oder ihre Wirksamkeit bei COPD nicht kenne und deswegen auch nicht darüber schreiben kann.

Pfortader- und Organ-Reinigung

Ich möchte Ihnen ein Verfahren vorstellen, das eine Kollegin von mir entwickelt hat (Frau Therese Meier aus Bad Zwischenahn, www.hp-therese-meier-de) und das den Gesundheitszustand vieler meiner Patienten deutlich verbessern half. Dabei handelt es sich um eine Massage- und Kratztechnik, mit der alle Organe des Körpers zur Reinigung angeregt werden. Dabei beginnt die Kollegin mit der Behandlung der Pfortader und ihrer anliegenden Organe (Nieren, Milz, Bauchspeicheldrüse, Dünn- und Dickdarm sowie Magen) und wendet sich dann dem Herzen, der Lunge und den Bronchien, der Schilddrüse, dem Gehirn und dem Lymph-system zu. Durch die spezielle Massage- und Kratztechnik wer-den die behandelten Organe in die Lage versetzt, Schadstoffe in Bewegung zu bringen und über den fließenden Blutstrom weiter-zuleiten. So können diese dann über die Niere und den Darm aus-geschieden werden. Ausleitungsreaktionen wie Muskelkater und Hauterscheinungen kommen nach dieser Therapieform vor, sind jedoch flüchtiger Natur und dauern selten länger als zwei Tage. Ratsam ist mindestens eine zwei- bis dreimalige Behandlung, die mit einem Kurzurlaub am Bad Zwischenahner Meer kombiniert werden kann. Meine Kollegin berichtet, dass es bei allen Patien-ten, die sie behandelt hat, zu Verbesserungen ihrer Erkrankungen gekommen ist. Meist konnten die verordneten Medikamente nach einer Weile verringert oder sogar ganz abgesetzt werden. Folgen-des Beispiel einer Patientin mit chronischer Bronchitis hat sie mir für dieses Buch zur Verfügung gestellt:

Marie-Luise K., Nichtraucherin, litt seit Jahren an einer chroni-schen Bronchitis mit einer erhöhten Atemfrequenz sowie Atem-not. Beim Abhören der Lunge und der Bronchien war bei ihr ein „Giemen und Brummen" zu hören. Etwa jeden zweiten Monat wurde die Patientin Frau K., von Husten und Atemnot geplagt. Ihre Lebensqualität war dadurch stark eingeschränkt. Linderung erhielt sie nur durch Cortison und Antibiotika. Nachdem ihr die Nebenwirkungen dieser Medikamente zusehends Probleme berei-teten, fand sie den Weg in die Praxis meiner Kollegin.

Bereits nach drei Behandlungen spürte die Patientin eine deut-liche Verbesserung ihrer Beschwerden und nach einem halben Jahr war sie vollkommen beschwerdefrei. Seit inzwischen vier Jahren hat sie keine Bronchitis mehr bekommen, nimmt keine Medika-mente mehr und hat Blutwerte im Normbereich. Die inzwischen

70-jährige Patientin kommt etwa vierteljährlich zu vorbeugenden Behandlungen zu einer kompletten Pfortader- und Organreinigung zu meiner Kollegin, um ihren guten Gesundheitszustand zu halten.

BOWTECH®

BOWTECH® ist eine ganzheitliche Muskel- und Bindegewebsanwendung, die von Tom Bowen in Australien entwickelt wurde. Mit gezielten Griffen, Fingerdruck, sanftem Reiben oder Ziehen wird auf die Muskeln und Nerven eingewirkt und so der gesamte Körper mit einbezogen. BOWTECH-Behandlungen können im Sitzen oder Liegen durchgeführt werden und setzen sanfte Impulse, die dem Körper helfen, sich zu entspannen und zu harmonisieren. Diese positive Wirkung auf den Körper erstreckt sich weiter auf die emotionale, kognitive und geistige Ebene des Patienten. In vielen Fällen wird schon nach der ersten Behandlung eine deutliche Verbesserung der Symptome erreicht. Eine genaue Anzahl an Anwendungen lässt sich im Vorfeld nicht bestimmen, da jeder Mensch anders reagiert. Die Behandlung des Atemapparats über BOWTECH® kann äußerst effektiv sein. Mehr Informationen finden Sie unter www.bowtech.de.

Manupathie™

Die Manupathie™ ist ein auf energetischer Grundlage basierendes, alternativmedizinisches Behandlungsverfahren, das von mir entwickelt wurde. Das Ziel der Manupathie ist es, die Fehlstatik des Beckens und deren Auswirkungen auf die gesamte Körperstatik zu korrigieren. Hierzu ist es nötig, das Becken in die physiologische Geradestellung zu bringen, den ersten Halswirbel zu justieren und vorhandene Verklebungen, zum Beispiel im Brustbereich, aufzulösen. Die Korrektur wird mit den Händen vollzogen, ist sanft und bereitet keine Schmerzen. Je stärker ausgeprägt die Fehlstatik des Bewegungsapparates ist, umso eindrucksvoller kann anschließend das Ergebnis sein. Dieses Verfahren wird höchstens dreimal an einem Patienten durchgeführt. Eine ausführliche Beschreibung der Manupathie steht zum kostenlosen Download auf meiner Internetseite (www.praxis-hartmeier.de) unter dem Menüpunkt „Gratis für Sie" zur Verfügung.

Furter

Die von dem schweizerischen Arzt Dr. Michel Furter entwickelte Behandlungsmethode arbeitet mit körperlichen Leitsymptomen. Sie deckt die einzelnen Schlüsselglieder der Kettenreaktion einer Krankheit auf und behandelt diese nacheinander. Am Anfang steht die genaue Bestimmung der Lage der „Problemzone" der Erkrankung. Dabei wird mit speziellen Fragetechniken sehr intensiv mit dem Patienten zusammengearbeitet, denn nur der Patient weiß, wo die Krankheit derzeit „sitzt". Bei COPD und Raucherhusten wäre zum Beispiel die einleitende Frage zu stellen: „Wo genau spürst du deine enge Atmung?" Oder: „Wo genau sitzt der Reiz, der zu deinem Husten führt?" Daraufhin wird an jener „Problemzone" angesetzt und die darüber liegenden Hautareale, die Muskulatur und die Nerven stimuliert. Dabei wird entweder mit den Händen oder mit speziell entwickelten Hilfsmitteln gearbeitet. Niemals jedoch geht die Behandlung über die Schmerzschwelle des Patienten hinaus. Wie oft eine solche Behandlung notwendig ist, das ist individuell sehr verschieden. Die für COPD typischen Beschwerden im Brustbereich können oftmals recht schnell gelindert werden. Weitere Informationsmöglichkeiten unter www.drfurter.ch.

Weitere Verfahren

Andere Verfahren, die meiner Meinung nach hilfreich sein könnten, die ich aber noch nicht hinreichend in meiner eigenen Praxis ausgetestet habe, sind die Sensomotorische Körpertherapie nach Dr. Pohl® und die Osteopathie. Wenn Ihnen also die oben beschriebenen Hinweise und Methoden nicht ausreichen oder nicht zusagen, könnte die Beschäftigung mit diesen Methoden Sie vielleicht in Ihrer Genesung weiterbringen.

Energetische Therapien

Sie haben schon in den vorangegangenen Kapiteln von energetischen Heilmethoden gehört: So können das Visualisieren und auch das Handauflegen, welche ich bereits beschrieben habe, zu diesen Verfahren gezählt werden. Die beiden folgenden Methoden sind nicht ganz ohne fremde Begleitung durchzuführen. Suchen Sie sich einen entsprechend ausgebildeten Therapeuten, das Internet kann Ihnen dabei hilfreiche Informationen liefern.

Healers Who Share

Healers Who Share ist die Bezeichnung für eine Gruppe von Therapeuten unter der Federführung des Amerikaners David Alan Slater. Diese Therapeuten beherrschen eine spezielle Art der Energiefeldanalyse am Menschen. Aufgrund dieser Analyse werden sogenannte radionische Tropfen ermittelt, die ganz individuell für den Untersuchten passen und die ursächlich an seiner Krankheit ansetzen sollen. Da die Energiefeldanalyse mit einer einfachen Speichelprobe durchgeführt werden kann, ist die persönliche Anwesenheit der zu testenden Person nicht zwingend erforderlich. Nach meiner Erfahrung können Patienten, die auf dieses Verfahren ansprechen, deutlich davon profitieren.

Prana Heilung

Prana ist ein Wort aus dem Sanskrit und bedeutet Lebensatem oder Lebenshauch. Im Hinduismus wird Prana mit dem Leben und der Lebensenergie gleichgesetzt, etwa vergleichbar mit dem Chi aus der traditionellen chinesischen Medizin. Prana-Heilung ist ein Verfahren, das im Energiekörper des Menschen, der sogenannten Aura, arbeitet. Erfahrene Prana-Heiler können am Energiekörper Gesundheit oder Krankheit ihres Patienten ablesen. Hierbei wird der Patient nicht berührt, sondern mit über die Aura gehaltenen Händen „abgescannt" und so auf Unregelmäßigkeiten hin untersucht. Die gefundenen Auffälligkeiten werden dann in mehreren Schritten bearbeitet, wobei ebenfalls keine Berührung mit dem Körper stattfindet. Energie-Löcher oder -Stauungen in der Aura können von Geübten durch geeignete Bewegungen der Hände und Energieübertragungen ausgeglichen werden und so zur Heilung anregen.

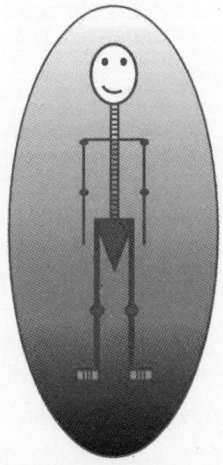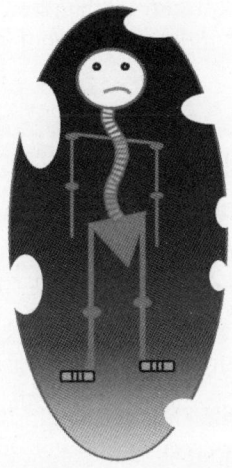

Patient mit intaktem Energiefeld (links) bzw. mit nicht intaktem Energiefeld (rechts)

Prana-Heilung ist nicht irgendeine Wischiwaschi-Esoterik-Geschichte, sondern produziert in schöner Regelmäßigkeit enorme Heilerfolge. Prana-Heilung steht jedem Interessierten offen und kann von jedem erlernt werden. Ein gutes Vorgehen wäre es, sich zuerst von einem geschulten Therapeuten mit Prana-Heilung behandeln zu lassen und dann zu entscheiden, ob man es selbst lernen möchte.

Geräte, die Ihnen helfen können

Bei Geräten, die Hilfen anbieten für COPD- und Raucherhusten-Patienten, stellt der meist hohe Anschaffungspreis ein Hindernis dar. Wenn jedoch die Wirkungsweise von durchschlagendem Erfolg ist und die Lebensqualität des Betroffenen sich deutlich verbessern lässt, ist das Geld in der Regel nur zweitrangig. Mit den hier beschriebenen Geräten habe ich selbst sehr gute Erfahrungen gemacht und auch vielfach positive Entwicklungen bei meinen Patienten beobachten können. Daher habe ich beschlossen, Ihnen in diesem Buch diese Geräte vorzustellen.

Airnergy®

Vor etwa zehn Jahren habe ich das Airnergy®-Gerät kennengelernt. Meine anfängliche Skepsis wich sehr schnell meiner Begeisterung. Es ist für mich bei der Behandlung von Lungenerkrankungen ein unverzichtbarer Bestandteil meiner Therapien geworden.

Im Airnergy®-Gerät wird Raumluft angesaugt, gefiltert und durch eine spezielle Lichtbehandlung «energetisiert». Dies läuft laut Aussage des Herstellers ähnlich dem Vorgang ab, mit dem Pflanzen Sonnenlicht nutzen (Photosynthese). Die derart energetisierte Luft wird danach durch ein Wasserbad geleitet, und gelangt danach wiederum zur Energetisierung. Durch das mehrfache Anregen mit

Licht und die Feuchtigkeit in der Luft wird die Energetisierung auf die Wassermoleküle übertragen. Die feuchte, energetisierte Luft wird über eine Atembrille in die Nase des Anwenders geleitet.

Nicht nur meine Patienten und ich sind begeistert von dem Gerät. Es gibt auch andere, zum Teil sehr hochrangige Experten, die die Wirkung dieser Anwendung gerade bei Lungenkranken bestätigen. Namentlich erwähnen möchte ich Prof. Dr. med. Klaus Jung von der Universität Mainz. Er ist Internist und Arzt für Naturheilverfahren und leitete bis zu seiner Emeritierung 2007 die Abteilung für Sportmedizin, Rehabilitation und Prävention. Seit 2006 beschäftigt er sich intensiv mit der Behandlung mit Sauerstofftherapien vor allem bei Schlafstörungen, Burn-out-Syndrom und Lungenerkrankungen wie COPD. Er hat bereits mehrere Artikel zum Airnergy-Verfahren veröffentlicht und viele Patientenbeispiele beschrieben, die Linderung durch das Gerät erfahren haben.

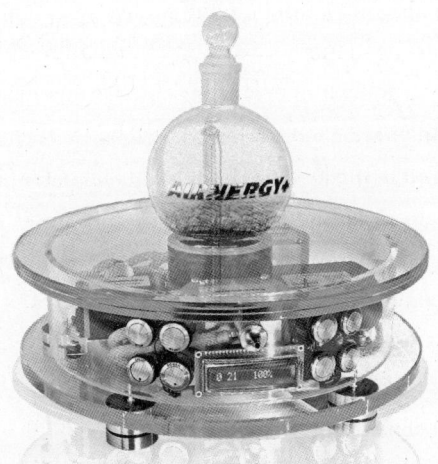

So sieht das Airnergy-Gerät aus. (Bild vom Hersteller zur Verfügung gestellt)

Der Preis für das Airnergy liegt bei circa 5.000 Euro. Angenehm ist, dass der Hersteller jedem Interessierten die Möglichkeit einräumt, ein Airnergy-Gerät zu festgelegten Konditionen zu mieten. Ich bin mir sicher, dass Sie nach drei bis vier Wochen spüren werden, was Airnergy für Sie tun kann. Weitere Informationsmöglichkeiten unter www.airnergy.de sowie über die Suche nach Prof. Klaus Jung im Internet (Artikel, Videos und anderes).

Magnetfeldtherapie

In unserem Körper spielen elektromagnetische Felder eine große Rolle. Einerseits produzieren wir sie ständig selbst, andererseits sind wir auf die Aufnahme von außen (z. B. Sonnenlicht) angewiesen. Diesen Umstand macht sich die Magnetfeldtherapie zunutze, indem sie gezielt Magnetfelder einsetzt, um dadurch den menschlichen Körper positiv zu beeinflussen.

Bei der COPD kann die Magnetfeldtherapie unter anderem deshalb hilfreich sein, weil sie den Organismus zur Selbstheilung anregt. Gerade die ausgleichende Wirkung auf das vegetative Nervensystem ist für Menschen mit Atemwegserkrankungen von großer Bedeutung, denn der Körper kann dadurch eine spürbare Kräftigung und Stärkung erfahren, eine verbesserte Entgiftung und Ausleitung erreichen und wird gegebenenfalls auch wieder aufnahmebereiter für lebenserhaltende Nährstoffe aus der Nahrung. Ein weiterer von mir häufig beobachteter Effekt nach der Magnetfeldtherapie ist eine verbesserte Ansprechbarkeit der Patienten auf die medikamentöse Therapie der COPD.

Die Wirkung der Magnetfeldtherapie ist seit vielen Jahren intensiv erforscht worden. Leider wird sie von der konventionellen Medizin so gut wie nicht wahrgenommen. Dennoch kann diese Therapieform nach meiner täglichen Erfahrung mit Lungenkranken ein wesentlicher Bestandteil des Therapiekonzepts bei COPD darstellen. Generell ist dabei an eine Langzeittherapie zu denken, kurzfristige Einsätze sind wirkungslos. Geräte der neueren Generation können auch bei Implantaten und Herzschrittmachern unbedenklich eingesetzt werden. Wenn Sie sich im Internet über Magnetfeldtherapie informieren wollen, werden Sie aufgrund der vielen Angebote fast erschlagen. Geben Sie nicht auf, klicken Sie sich durch, bis Sie in der Lage sind, seriöse von weniger seriösen Angeboten zu unterscheiden. Suchen Sie sich im Zweifelsfall einen oder mehrere Therapeuten, die Sie über die Geräte und die Methode umfassend informieren können.

Salzaerosole

Viele von Ihnen kennen sicher den angenehmen Effekt eines Spaziergangs am Meer oder die wohltuende Wirkung einer Sitzung in der Salzgrotte. Dies hat man sich zunutze gemacht und Geräte entwickelt, die die Inhalation wesentlich erleichtert. Entgegen der oben geschilderten Schüssel-Handtuch-Methode werden große Geräte für die Rauminhalation oder kleine Geräte mit Mundstück für die direkte Inhalation angeboten. Die Geräte erzeugen Salzaerosole, die bis in die tiefer liegenden Atemwege vordringen und sie befeuchten. Das salzhaltige Mikroklima entfaltet dort eine schleimlösende, durchblutungsfördernde und entzündungshemmende Wirkung.

Die großen Geräte haben den Vorteil, dass man die wohltuende Wirkung ganz „nebenbei" während des Schlafens unabhängig von einer speziellen Atem- oder Inhalationstechnik und ohne sonstige Hilfsmittel haben kann. Die tägliche Inhalation von Sole zur Vorbeugung und Pflege der Atemwege wird auch immer häufiger von Lungenfachärzten empfohlen.

Spezielles Wissen über COPD

Begleiterkrankungen bei Raucherlunge

COPD mit all seinen Facetten ist generell mehr als „nur" eine chronische Atemwegsverengung. Sie hat auch tiefgreifende Auswirkungen auf das Herz, und unter dem durch die Erkrankung bedingten reduzierten Gasaustausch leidet der gesamte Körper. Außerdem können die chronisch entzündlichen Prozesse in der Lunge zum Beispiel auch zu Veränderungen an der Skelettmuskulatur oder zum Abmagern und allgemeinem „Auszehren" des Körpers führen (Kachexie). Auch können sich schon bestehende Krankheiten durch die allgemeine „Entzündungslage" verschlimmern oder neue in Gang gesetzt werden, wie Erkrankungen der Blutgefäße am Herzen, Herzinsuffizienz (Herzschwäche), Osteoporose (Knochenschwund), Anämie (Blutarmut) oder auch Polyzythämie (Vermehrung aller Blutzellen über das normale Maß hinaus), Lungenkrebs, Depression und Zuckerkrankheit (Diabetes). Die COPD ist ebenso ein wichtiger Risikofaktor für Arteriosklerose, die gefürchtete Blutgefäßverkalkung, daher sollte bei Ihnen regelmäßig ein- bis zweimal pro Jahr ein Herz-Kreislauf-Screening durchgeführt werden. Treten Begleiterkrankungen auf, so nennt man dies in der Medizin „Komorbiditäten". Es ist leider eher die Regel als die Ausnahme, dass Menschen, die eine schwere Erkrankung haben, noch zusätzlich weitere entwickeln. Je mehr Krankheiten auftreten, desto schwieriger wird die Behandlung jeder einzelnen, da sich Therapien und Medikamente gegenseitig ausschließen können. Die Therapie von komorbiden Patienten wird dadurch manchmal sogar unmöglich, obwohl der Patient Hilfe benötigen würde. Positiv kann dazu aber gesagt werden, dass eine erfolgreiche Behandlung der COPD (durch Medikamente und andere Maßnahmen, wie sie hier im Buch vorgestellt wurden) gleichzeitig die Komorbiditäten positiv beeinflussen kann.

Das Herz leidet mit

Herz und Lunge arbeiten im Körper eng zusammen. In Kooperation sorgen sie dafür, dass frischer Sauerstoff aus der eingeatmeten Luft über die Lungenbläschen in das Blut gelangt, das durch das schlagende Herz in den gesamten Körper transportiert wird und den Sauerstoff dort, wo er gebraucht wird, abgibt. Gleichzeitig wird Kohlendioxid im Austausch eingesammelt, zur Lunge zurücktransportiert und über das Ausatmen abgegeben. Dieser Ablauf wiederholt sich stetig. Dafür schlägt unser Herz zwischen 72.000- und 144.000-mal pro Tag. Durch eine chronische Atemwegserkrankung kann diese „Blutpumpe" jedoch sehr leiden. So ist seit Langem bekannt, dass eine fortgeschrittene COPD zu Herzversagen führen kann. Je früher eine Belastung des Herzens festgestellt wird, umso besser kann man den Krankheitsverlauf bremsen.

Zur Unterstützung und Stärkung des Herzens eignen sich die beiden Heilpflanzen Khella (Bischofskraut, Ammi visnaga) und Weißdorn (Crataegus laevigata) als Tees, Tinkturen oder in anderen Darreichungsformen. Khella besitzt krampflösende Eigenschaften und verbessert die Durchblutung der Herzkranzgefäße. Mit dem Weißdorn steht ein universelles Herzmittel zur Verfügung, das wegen seiner guten Verträglichkeit schon vorbeugend gegeben werden kann und auch bei einer schon nachgewiesenen Herzschwäche gute Dienste leistet.

Außerdem ist Coenzym Q_{10} (siehe auch Seite 165 f.) für das Herz von großem Vorteil. Die „Blutpumpe" enthält von Natur aus einen hohen Anteil an Q_{10}. Leider kann der Körper es mit fortschreitendem Lebensalter nur noch in geringeren Mengen zur Verfügung stellen als bei jungen Menschen. Außerdem verbessert sich durch Q_{10} die Sauerstoffversorgung des Bluts. Hinzu kommt bei vielen Patienten noch die Einnahme von sogenannten Statinen. Diese Medikamente sollen den erhöhten Cholesterinspiegel des Betroffenen senken. Leider reduzieren sie auch den körpereigenen Coenzym-Q_{10}-Spiegel bis zu 50%. Daher kann es sehr sinnvoll sein, Coenzym Q_{10} als Nahrungsergänzungsmittel zu sich zu nehmen, damit das Herz auf eine ausreichende Versorgung zurückgreifen kann[22].

Denken Sie an Ihr Herz, es ist der Motor Ihres Lebens. Pflegen Sie es, so gut Sie können!

Hochdruck in den Lungen – die pulmonale Hypertonie

Die Dauerentzündung in der Lunge durch den Raucherhusten oder die COPD bewirkt eine Veränderung und Verhärtung der Blutgefäße in den Lungen. Das kann im weiteren Verlauf zur sogenannten pulmonalen Hypertonie führen. Denn die zunehmende Verhärtung der Blutgefäßwände erzeugt einen immer größeren Widerstand für das vom Herzen eingepumpte Blut und lässt so den Blutdruck in der Lunge ansteigen. Dann muss das Herz, insbesondere die rechte Herzhälfte, die die Lunge versorgt, immer härter arbeiten. Langfristig verdickt sich dadurch die

---

22 Marcoff and Thompson: „The role of CoQ10 in statin-associated myopathy – a systematic review", Journal of American Colege of Cardiology, 2007; 49, 23 Satta, A.; Grandi, M.; Landoni, C. V.; Migliori, G. B.; Spanevello, A.; Vocaturo, G.; Neri, M.: „Effects of ubidecarenone in an exercise training program for patients with chronic obstructive pulmonary diseases", Clinical Therapies, 1991, 13(6), S. 754–757

rechte Herzkammer und verliert schließlich die Fähigkeit, ökonomisch zu arbeiten. Die Menge des vom Herzen in die Lunge transportierten Bluts wird immer geringer. Irgendwann treten dann Symptome auf wie eine allgemein eingeschränkte körperliche Leistungsfähigkeit, Atemnot bei Belastung, ein schnellerer Herzschlag sowie Herzrhythmusstörungen, Schwindel, Beklemmungs- und Druckgefühl auf der Brust oder auch Schmerzen in der Brust, Blaufärbung der Haut (besonders an den Händen, Füßen und im Gesicht) und Schleimhäute, Wasseransammlung (Ödeme) an den Fußknöcheln und sogar Bewusstlosigkeit unter Belastung. Suchen Sie umgehend Ihren Arzt auf, wenn Sie meinen, ein pulmonaler Hochdruck könnte bei Ihnen vorliegen!

Pneumothorax – der Kollaps der Lungen

Zwischen der Lunge und der Brustaußenwand existiert ein kleiner Spalt, in dem von der Natur ein Unterdruck eingerichtet ist. Dieser Unterdruck dient im Normalfall dazu, dass die Lunge sich nach dem Ausatmen wieder ausdehnen kann und nicht in sich zusammenfällt. Beim sogenannten „Pneumothorax" kommt es zu einem Lufteinstrom in diesen Raum zwischen der Lunge und der Brustwand. Je nachdem, wie viel Luft eingeströmt ist, kann der Unterdruck geringfügig bis vollständig aufgehoben werden. Die Folge kann demnach eine leichte bis hin zu einer lebensbedrohlichen Behinderung der Atmung sein. COPD'ler haben durch die Veränderungen ihrer Lunge ein erhöhtes Risiko, einen Pneumothorax zu entwickeln.

Anzeichen eines Pneumothorax sind plötzlich auftretende, stechende Schmerzen in der Brust, die sich durch Husten oder tiefes Luftholen verschlimmern können. Es gibt auch Verläufe, bei denen sich ein Pneumothorax langsam mit steigender Intensität entwickelt. Betroffene klagen dann über Schmerzen im seitlichen

Brustbereich, die langsam, aber stetig stärker werden. Ein sehr unangenehmes Engegefühl in der Brust kann sich einstellen und durch Angst und Atemnot verstärkt werden. Bei einem ausgeprägten Pneumothorax (sogenannter Lungenkollaps) fällt die schnelle Atmung auf, die nicht langsamer wird, obwohl sich der Patient körperlich nicht anstrengt. Der Patient kann immer schlechter atmen, dadurch fehlt zunehmend der Sauerstoff im Gewebe, was sich in einer Blaugrau-Verfärbung der Haut zeigt. Nach einiger Zeit beginnt das Herz immer schneller zu schlagen (Herzrasen), da es den Sauerstoffmangel im Körper beseitigen will.

Ein Verdacht auf einen Pneumothorax ist immer ein Notfall! Schon beim leisesten Verdacht sollten Sie einen Notarzt rufen, damit schnellstmöglich geeignete und gegebenenfalls lebensrettende Maßnahmen eingeleitet werden können.

Polyzythämie

Die Polyzythämie ist eine seltene Erkrankung, die jedoch leider bei COPD-Patienten häufiger vorkommt. Polyzythämie führt zu einer unnormalen Vermehrung aller Zellen im Blut. Vor allem die roten Blutkörperchen und die Blutplättchen liegen dann in einer viel höheren Anzahl vor als bei Gesunden. Durch die höhere Zellanzahl wird das Blut dickflüssiger. Aufgrund dessen besteht ein erhöhtes Risiko für die Entstehung von Blutgerinnseln (Thrombose) und für einen Verschluss eines Blutgefäßes (Embolie). Gleichzeitig ist jedoch auch die Blutungsgefahr erhöht, weil die Polyzythämie außerdem zu einer Funktionsstörung der dafür zuständigen Blutplättchen führen kann.

Bei der COPD ist die Polyzythämie die Folge eines Versuchs des Körpers zur Selbstrettung: Er versucht auf diese Weise, das verminderte Sauerstoffangebot auszugleichen. Was auf den ersten Blick wie ein guter Weg zu mehr Energie aussieht, schadet mehr,

als es nützt. Als Symptome können auftreten: „blühendes Aussehen", die Schleimhäute sind blaurot verfärbt, es kann bei Wärme
zu Juckreiz kommen, Kopfschmerzen, Durchblutungsstörungen
im Gehirn, Bluthochdruck, Sehstörungen, Abgeschlagenheit,
Herzschwäche, Atemnot. Eine Polyzythämie lässt sich durch eine
einfache Blutanalyse (Blutbild) feststellen.

Diabetes mellitus Typ 2 (Zuckerkrankheit)

Das Risiko, an Diabetes Typ 2 zu erkranken, ist bei COPD-Patienten erhöht. Entzündungsfördernde Stoffe (C-reaktives Protein,
Interleukin-6, Tumor Nekrose Faktor-α), aber auch Übergewicht,
das mit einem erheblichen Bauchumfang (Frauen > 85, Männer
> 100 cm) einhergeht, und falsche Ernährung können zu einer
veränderten Stoffwechsellage und schließlich zu einer Insulin-
resistenz führen. Ein Typ-2-Diabetes kann jahrelang unerkannt
bleiben. Eine Kontrolle des Blutzuckerwerts (nüchtern!) schafft
Klarheit und ermöglicht dann eine gezielte Behandlung. Unbehandelt besteht beim Diabetes Typ 2 ein hohes Risiko, sogenannte
Spätschäden zu bekommen. Diese Schäden kommen meist an den
Augen, den Nieren und an den Blutgefäßen, v.a. an den Füßen,
vor (Wundheilungsstörungen, diabetischer Fuß). Die beste Hilfe
gegen den Diabetes Typ 2 durch Übergewicht ist das Abnehmen.
Schon allein durch diese Maßnahme kann die Zuckerkrankheit
wieder völlig verschwinden.

Knochenschwund (Osteoporose)

Knochenschwund ist eine Krankheit, die alle Knochen des Skeletts
des Betroffenen (z.B. auch die Wirbel der Wirbelsäule) brüchig
werden lässt. Wer davon betroffen ist, bei dem kommt es schon aus
geringem Anlass zu Knochenbrüchen. Gesunde würden in solch
einem Fall keine Brüche erleiden. Je länger die COPD besteht,

umso höher steigt das Osteoporoserisiko des Patienten. Schon das meist jahrelange Rauchen selbst lässt das Risiko für einen verfrühten Abbau des Knochens und eine höhere Knochenbruchgefahr ansteigen. Viele COPD-Patienten haben daher bereits eine Osteoporose oder entwickeln sie im Laufe ihrer Erkrankung zusätzlich. Denn neben dem Rauchen wirken auch die notwendigen Medikamente bei COPD (Kortikosteroide) ungünstig auf den Knochen, weiterhin ist eine Unterernährung bei lang dauernder COPD (das Essen ist sehr anstrengend für den Patienten, weiterhin hat er aufgrund seiner anstrengenden Atmung einen sehr hohen Energieverbrauch) sehr ungünstig, da die Vitamine (D und K) und die Mineralien (v. a. Calcium, Magnesium, aber auch andere), die der Körper für gesunde Knochen benötigt, nicht in ausreichender Menge aufgenommen werden. Auch die Krankheit COPD selbst mit ihrer Entzündungsneigung und der schlechten Sauerstoffversorgung ist ein Risikofaktor für Osteoporose.

Lebensmittel, die reich sind an …

… Vitamin D:

Lebertran, Fisch (Lachs, Thunfisch), Pilze und Eier. Vitamin D sollten Sie allerdings am besten zusätzlich als Nahrungsergänzung zu sich nehmen, da eine ausreichende Versorgung nach neusten wissenschaftlichen Erkenntnissen bei unserem heutigen Lebensstil (häufiger Aufenthalt in geschlossenen Räumen) nicht mehr gesichert ist.

… Calcium:

Milch und Produkte daraus, Haselnüsse, Leinsamen, Mandeln, Paranüsse, Sesamsamen, Sonnenblumenkerne, Pistazien, Hülsenfrüchte, besonders Tofu, Brokkoli, Fenchelknollen, Grünkohl, Mangold, Mais, frische Kräuter und Kakao.

Leider wird die Diagnose Osteoporose meist viel zu spät gestellt, nämlich dann, wenn durch einen Knochenbruch klar wird, dass der Knochen bereits nicht mehr die notwendige Stabilität hat. Doch dann ist das „Kind schon in den Brunnen gefallen", denn der Knochen ist bereits zu weit abgebaut. Besser ist es deshalb, spätestens bei der Diagnose COPD sofort mit der Vorsorge für die Stabilität der Knochen zu beginnen. Denn ist ein Knochen brüchig, kann er nie mehr wirklich gesund werden. Bestehen Sie daher auf regelmäßige Knochendichtemessungen. Sie sind Risikopatient und haben somit ein Recht auf diese Untersuchung. Und tun Sie etwas im Vorfeld als Prävention gegen diese Erkrankung! Sorgen Sie für eine gesunde Ernährung und nehmen Sie insgesamt täglich 1.000 IE Vitamin D und 1.500 mg Calcium aus der Nahrung und über Nahrungsergänzungen auf (siehe Kasten und Seite 157 ff.). Darüber hinaus ist Bewegung wichtig für die Knochen. Bewegen Sie sich daher, wann immer es Ihnen möglich ist. Übertreiben Sie dabei nicht, nur moderate Bewegung ist gesund.

Depression

Vier von zehn Patienten mit COPD, die stabil medikamentös eingestellt sind, leiden unter Depressionen. Dieser Anteil kann sich durch eine akute Exazerbation deutlich erhöhen, denn jede Verschlechterung löst zusätzliche Ängste aus. Je ausgeprägter die COPD ist, desto stärker kann auch die Depression sein. Und leider gilt auch: Je stärker die Depression, umso ineffektiver kann eine Therapie der COPD sein. Ein Teufelskreis, der das Wohlbefinden der Betroffenen zunehmend zerstört: Viele COPD'ler sind verzweifelt, ziehen sich zurück, werden inaktiv, und dadurch wiederum schwächer, bis viele von ihnen fast untätig den Tag verbringen. Dies führt zu einer steigenden Abhängigkeit von anderen Personen und zu Gefühlen wie Wut, Frustration, Einsamkeit und einem Verlust der Kontrolle über sein eigenes Leben. Befindet man sich in dieser Abwärtsspirale, ist die Depression nicht mehr weit entfernt.

Ein wesentlicher Faktor für psychische Probleme bei der COPD ist das Rauchen. Man kann es sich in etwa so vorstellen: Nikotin belegt im Gehirn unsere „Andockstellen für Glückshormone". Wird geraucht, werden diese besetzt, rauchen wir nicht, sinkt unser „Glückslevel" vermeintlich wieder. So wird unsere Gefühlswelt zu einer Achterbahnfahrt. Hinzu kommt der Sauerstoffmangel, den das Rauchen erzeugt. Unser Gehirn braucht aber sehr viel von diesem lebensnotwendigen Gas. Diese ungünstige Kombination wird von einer COPD verstärkt und führt zu schlechteren Denkleistungen und Depressionen. Doch lassen Sie sich nicht entmutigen! Es gibt Hinweise darauf, dass es auch andersherum funktioniert: Eine wie auch immer erreichte Verbesserungen Ihrer Sauerstoffversorgung wirkt positiv auf Ihre Psyche. Dieses Buch gibt Ihnen also eine Menge Möglichkeiten an die Hand, Ihr Wohlergehen inklusive Ihrer psychischen Lage wieder zu verbessern.

Wetterfühligkeit

Fast die Hälfte der Mitteleuropäer können als „wetterfühlig" bezeichnet werden. Auch Persönlichkeiten wie Mozart und Goethe waren davon betroffen. Die Wetterfühligkeit ist nicht wirklich eine Krankheit, je nach Ausmaß ihrer Symptome kann ihr allerdings durchaus ein Krankheitswert beigemessen werden. Die meisten Betroffenen leiden bei Wetterwechseln oder bestimmten Wetterlagen unter Symptomen wie Kopfschmerzen oder sogar Migräne, Schlaflosigkeit, Stimmungsschwankungen, Ängsten, depressiven Verstimmungen, allgemeiner Schwäche, Müdigkeit, verminderter Konzentrationsfähigkeit, Knochen- und Gelenkschmerzen, Schmerzen in Wunden, die schon lange verheilt sind, Narbenschmerzen, Schmerzen an verheilten Knochenbrüchen oder Phantomschmerzen an amputierten Gliedmaßen. Meist können diese Symptome objektiv nicht erklärt werden. Dabei reagiert der eine auf Kaltfronten, der andere auf Warmfronten, mancher auf Föhnluft, Hitzeperioden oder schwankende Luftfeuchtigkeit, wiederrum andere reagieren auf bereits angekommene Hoch- oder Tiefdruckzonen.

Während solche Reaktionen auf das Wetter bei ansonsten gesunden Menschen einfach eine unangenehme Überempfindlichkeit darstellen, kann sie bei COPD-Patienten eine deutliche Verschlechterung ihrer Krankheiten verursachen, zum Beispiel können eine größere Atemnot oder eine stärker eingeschränkte körperliche Leistungsfähigkeit die Folge sein. Als Betroffener kann man verschiedene Maßnahmen ergreifen, um sich möglichst trotz dieser Wetterabhängigkeit wohlfühlen zu können:

Bewegung an der frischen Luft

Bewegung an der frischen Luft gehört auf jeden Fall zu den geeigneten Maßnahmen, um der Wetterfühligkeit etwas entgegenzusetzen. Besonders das Wandern hilft dem Körper, wieder zu lernen, sich mit den unterschiedlichen Wetterqualitäten auseinanderzusetzen. Wenn es Ihnen aufgrund der COPD nicht möglich ist, zu wandern, können Sie auch das Tautreten in Ihrem eigenen Garten oder auf einer Wiese nahe bei Ihrem Zuhause praktizieren. Das Tautreten entstammt der Medizin des Pfarrers Kneipp und erfreut sich großer Beliebtheit. Gemeint ist das Laufen mit nackten Füßen über eine noch taunasse Wiese. Das Tautreten sollte morgens durchgeführt werden und nicht länger als drei Minuten dauern. Effektiv ist das Tautreten, wenn man den „Storchengang" benutzt. Die Wirkung auf den Körper kann nahezu unglaublich sein, das Abwehrsystem wird angeregt, chronisch kalte Füße gehören der Vergangenheit an und vieles mehr. Denn es gibt Zusammenhänge zwischen den Füßen und dem gesamten Körper (Fußreflexzonen). Sollten Sie keine Wiese in Ihrer Nähe haben, kann alternativ auch die Badewanne zum Wassertreten benutzt werden – natürlich am besten bei geöffnetem Fenster, damit Sie gleichzeitig Frischluft tanken können. Frieren sollten Sie beim Tautreten jedoch nie.

Wechselduschen

Auch Wechselduschen gehören zu den Empfehlungen des alten Pfarrers Kneipp. Der Effekt auf das Immunsystem ist ähnlich der Sauna: Durch die abwechselnden Warm- und Kaltreize werden die Durchblutung und langfristig auch das Immunsystem angeregt. Dafür sollte es mindestens dreimal wöchentlich wie folgt durchgeführt werden: Ihnen sollte vor dem Wechselduschen warm sein. Wenn Sie vorher kalte Füße, Arme oder Beine haben, sollten Sie sich zuerst aufwärmen. Beginnen Sie dann, Ihre Füße mit einem kaltem, aber weichen Wasserstrahl abzuduschen, zuerst den rechten, dann den linken Fuß (von herz-fern nach herz-nah). Wandern Sie dann zuerst den rechten, dann den linken Unterschenkel mit dem kalten Wasser herauf und anschließend entsprechend die Oberschenkel. Dann sind die Hände und die Arme dran (erst rechts, dann links) und schließlich kann der Rumpf behandelt werden. Wenn es Ihnen in der Zwischenzeit schon zu kalt geworden ist, gehen Sie direkt zu warmem Wasser über, Ihren Körperrumpf können Sie später dazu nehmen, wenn Sie sich an das Wechelduschen schon etwas gewöhnt haben. Sie können zu Beginn auch nur die Füße oder nur die Füße und die Beine kalt abduschen. Wichtig ist jedoch, dass Sie immer, bevor Sie frieren, auf das warme Wasser wechseln. Eine gute Frequenz ist das dreimalige Wechseln, wobei Sie immer mit dem kalten Wasser aufhören sollten. Sorgen Sie anschließend dafür, dass Ihr Körper sich schnell wieder erwärmt und nicht auskühlt. Trocknen Sie sich nach dem Duschen gut ab und packen Sie sich warm ein. Am besten lassen Sie sich kräftig von Ihrem Partner abrubbeln.

Akupunktur, Akupressur und Jin Shin Jyutsu

Diese drei Verfahren haben ihre Wurzeln im asiatischen Raum. Während Akupunktur ausschließlich von geschultem Fachpersonal vorgenommen werden kann, bietet sich die Akupressur auch für die Heimbehandlung an. Dabei wird mit den Fingern und Daumen auf bestimmten Akupunkturpunkten Druck ausgeübt. Eine andere Methode, die sich ebenfalls gut für die Selbstbehandlung zuhause eignet, ist das Jin Shin Jyutsu, eine spezielle Art des Handauflegens, dessen einfache Anwendung sehr schnell erlernt werden kann. Während für die Akupunktur der Wirksamkeitsnachweis erbracht ist, fehlt er für das Jin Shin Jyutsu bisher, was jedoch nicht heißt, dass es nicht einen Versuch wert ist. Leider geht es zu weit, diese Methoden in diesem Buch genau zu beschreiben. Ich kann Ihnen nur empfehlen, sich ein Buch über die eine und/ oder die andere Methode zu besorgen und die Selbstanwendung einfach einmal auszuprobieren.

Ein kleiner Tipp vorweg: Beim Jin Shin Jyutsu steht der Ringfinger für die Lunge. Wenn Sie einen Ringfinger (welcher ist egal) mit Ihrer anderen Hand umfassen und festhalten, dann tun Sie bereits etwas für Ihre Lungen. Alternativ können Sie mit beiden Händen einen Ring formen indem Sie in jeder Hand den Daumen auf den Fingernagel des Ringfingers legen. Die Haltung können Sie besonders gut abends vor dem Einschlafen im Bett machen, denn dort brauchen Sie Ihre Hände nicht mehr. Aber auch tagsüber, wann immer Sie Ihre Hände frei haben (Fernsehen, Warten im Wartezimmer oder auf den Bus) lohnt es sich, diese Handhaltung einzunehmen.

Entspannungsmethoden

Autogenes Training, Yoga, Tai Chi oder Qi Gong gelten als probate Methoden, um die Symptome der Wetterfühligkeit zu lindern.

Pflanzenheilkunde, Homöopathie

Melisse ist das pflanzliche Mittel der Wahl, wenn es um Heilkräuter gegen Wetterfühligkeit geht. Abends als Melissentee mit Honig eingenommen, fördert die Melisse einen tiefen und erholsamen Schlaf. Morgens früh getrunken, sorgt die Melisse für eine gute Kräftigung des Organismus. Bei wetterbedingten Kopfschmerzen können Kompressen mit Melisse Abhilfe schaffen. Melisse ist auch gut geeignet, um bei Nervosität oder innerer Aufregung wieder auszugleichen.

Oder fragen Sie in einer Apotheke mit entsprechend ausgebildetem Fachpersonal nach einem homöopathischen Mittel gegen Wetterfühligkeit. Mit entsprechenden Komplexmitteln (siehe Seite 196 f.) können Sie versuchen, Ihre Symptom-Verschlechterungen einzudämmen.

Übermaß tut niemals gut

Alles, was dem Körper zu viel zugeführt wird, schwächt ihn und kann langfristig schaden. Und jede Schwächung bedeutet auch gleichzeitig eine höhere Empfindlichkeit für den Betroffenen. Alkohol, Koffein und Nikotin sind bekannt dafür, dass sie das vegetative Nervensystem schnell überreizen können, daher ist jeder Wetterempfindliche gut beraten, wenn er auf diese Genussgifte verzichtet.

COPD, Partnerschaft und Familie

Eine chronische Erkrankung wie COPD ist eine große Herausforderung für die Partnerschaft und die Familie des Erkrankten. Besonders die Probleme mit dem Partner sind ein häufiges Anliegen, auf das mich Patienten ansprechen. Die Bandbreite der Missverständnisse ist groß und reicht von Unverständnis für die Krankheit in der Familie bis hin zur Trennung des Paares. Hier gilt es, baldmöglichst Strategien und Möglichkeiten zu nutzen, um auch unter veränderten Bedingungen weiterhin eine glückliche

Partnerschaft und ein unterstützendes Familienleben führen zu können.

Der Strohhalmtest

Wenn der gesunde Partner (und auch Familienangehörige oder Freunde) begreifen soll, wie sich der Kranke fühlt, kann man ihn den „Strohhalmtest" machen lassen:
Bitten Sie Ihren Partner, einen Strohhalm in den Mund zu nehmen und ausschließlich durch diese kleine Öffnung zu atmen. Am besten verschließt sich der Partner gleichzeitig die Nase mit einer Wäscheklammer und kann dann seine normalen Tätigkeiten verrichten. Die Menge an Luft und lebensnotwendigem Sauerstoff, die der Partner bekommt, entspricht in etwa der Versorgung des COPD-Kranken. Wenn der Partner am eigenen Körper gespürt hat, wie stark die Luftnot schon bei nur wenig anstrengenden Tätigkeiten schwächt, dann kann er sich viel besser in den COPD'ler hineinversetzen und dessen Probleme und vermeintliche „Untätigkeit" besser verstehen.

Viele Missverständnisse oder auch verletzende Kommentare zwischen Paaren, Familienangehörigen und auch Freunden entstehen durch Unkenntnis der Krankheit oder unklare Ängste. Besonders in der Partnerschaft sollten beide Partner informiert sein und wissen, was es mit der Krankheit COPD auf sich hat. Daher sollten Sie, wann immer es möglich ist, beide zu den notwendigen Arzt- und Therapeutenbesuchen gehen. Dort können Sie beide Ihre Fragen loswerden. Sie sollten sich auch beide darüber informieren, was zu tun ist, wenn es einen Notfall geben sollte. Besprechen Sie das alles mit dem Arzt und miteinander. Vielleicht ist es auch von Vorteil, wenn der gesündere Partner hin und wieder mit zur Lungensportgruppe geht. Dort kann er sich mit den unterschiedlichen Entwicklungsstufen der Erkrankung vertraut machen und kann daheim die Übungen mitmachen, wenn er möchte. Informieren Sie sich beide im Internet über COPD, sprechen Sie miteinander darüber, was Sie gelesen haben, und versuchen Sie, Ihre

Fragen miteinander, mit den Ärzten, Therapeuten oder anderen Erkrankten zu klären. Und lesen Sie beide dieses Buch, damit beide Partner wissen: Es gibt Dinge, die Sie tun können, um eine Verbesserung der Situation zu erreichen; die Krankheit ist keine Einbahnstraße, die nur in die Richtung zu einer kontinuierlichen Verschlechterung der Situation führt. Machen Sie sich das beide klar und erinnern Sie sich gegenseitig daran, wann immer es nötig ist.

Kinder und Jugendliche

Wenn Kinder oder Jugendliche (eigene Kinder oder Enkel) in der Familie mit dem COPD-Kranken zusammenleben, ist es wichtig, sie über die Krankheit ihrem Alter entsprechend zu informieren. Für ein Kind kann es sehr erschreckend sein, die akute Atemnot eines Elternteils mitzuerleben, wenn es darauf nicht vorbereitet ist oder es die Situation im Nachhinein nicht ausreichend erklärt bekommt. Sowohl der Kranke selbst als auch der gesündere Partner sollten mit dem Kind sprechen und es animieren, seine Erlebnisse mit dem Kranken und seine Ängste, die damit in Zusammenhang stehen, zu äußern.

COPD kann viele Emotionen auslösen: Traurigkeit, Angst, Unsicherheit, Wut, Frustration und Schuld – alle diese Faktoren können sich aufbauen und für eine Barriere in einer Beziehung sorgen. Der Schlüssel, um diesen Herausforderungen zu begegnen, heißt immer Kommunikation. Für beide Partner ist es wichtig, offen zu sein und miteinander ehrlich über ihre Gefühle zu sprechen. Dies ist keinesfalls ein Zeichen für Schwäche oder Schande, manche Betroffene verstehen das leider falsch. Sie bringen sich damit um die Möglichkeit, ihre Erkrankung zusammen mit einem geliebten Menschen zu tragen. Wer nicht kommuniziert, sich nicht mitteilt, der trägt allein daran, macht seine Ängste größer statt kleiner, und erschwert auch dem Partner das Leben. Nutzen Sie die Chancen, die in einem offenen und ehrlichen Austausch stecken. Es ist meist der Beginn einer sehr viel tiefer gehenden und intensiveren Beziehung als vorher. Wie soll der jeweilige Partner sonst wissen, wie es dem anderen geht, was er empfindet oder was er zum Beispiel gar nicht brauchen kann? Das kann man niemandem an der Nasenspitze ansehen, auch wenn man meint, man sei schon so lange zusammen bzw. verheiratet und würde sich in- und auswendig kennen. Menschen sind große Verbergungskünstler, auch denen gegenüber, denen sie am nächsten stehen. Vertrauen Sie sich gegenseitig! Teilen Sie Ihrem Partner über Worte mit, was in Ihrem Innern so alles vor sich geht, und fordern Sie ihn auf, genau dasselbe zu tun. Weinen Sie zusammen, umarmen Sie sich, sprechen Sie darüber, wie COPD Ihr Leben verändert, und planen Sie gemeinsam, wie Sie sich dieser Diagnose stellen wollen. Es ist wichtig, sich zu erlauben, alle diese Dinge zu fühlen und zu sagen, auch wenn es zuerst unbequem erscheint. Entwickeln Sie gemeinsam Strategien, um sich das Leben so angenehm wie möglich zu gestalten und weiterhin genießen zu können.

Dennoch kann es passieren, dass Ihr Partner durch sein Tun oder Sagen Ihre Gefühle verletzt. Dann ist man je nach Temperament geneigt, sich direkt lauthals zu wehren oder sich zurückzuziehen und zu grollen. Niemand sollte mit solchen Reaktionen seine kostbare Energie verschwenden. Werfen Sie den Ball auf eine Art und Weise zurück, die Ihren Partner erreichen kann und zum Nachdenken und zum Austausch mit Ihnen einlädt. Die erste Maßnahme in solchen Situationen ist das bekannte „Bis-zehn-Zählen", bevor man antwortet. Machen Sie sich beim Zählen klar, was bei Ihrem Partner zu dieser Äußerung geführt hat: Überforderung? Aufregung? Unwissen? Haben Sie ihn Ihrerseits vorher verletzt? Herrscht wegen anderer Gründe eine gereizte Stimmung? Oder hat Ihr Partner es vielleicht gar nicht gemerkt, wie sehr er Sie getroffen hat? Wenn Sie sich nach dem vermeintlichen Angriff beim Zählen beruhigt haben, antworten Sie vielleicht auf eine der folgenden Arten (oder ähnlich):

„Weißt du eigentlich, wie sehr du mich mit deinem Kommentar gerade verletzt hast?"

„Wolltest du mich mit deinem Kommentar gerade verletzen?"

„Dein Kommentar gerade hat mir sehr weh getan. Ich fand ihn ungerecht. Warum hast du das gesagt?"

Gedanken, die der gesündere Partner haben könnte

„Woher weiß ich, wo die Belastungsgrenze für meinen Partner ist?"

„Was soll ich meinem Partner abnehmen und was lasse ich ihn eigenständig machen?"

„Wie schlimm ist denn das mit der Atemnot?"

„Manchmal frage ich mich, ob es sich nur um einen Vorwand handelt, nicht mehr arbeiten zu müssen?" „Er sitzt einfach nur da und tut nichts. Diese Faulheit regt mich auf!"

„Eigentlich bin ich es leid. Ich bin auch nicht mehr so jung, dass ich alles mit links erledigen kann."

„Irgendwie habe ich das Gefühl, dass alles an mir hängenbleibt."

„Wie oft habe ich meinen Partner gebeten, mit dem Rauchen aufzuhören, nur um jetzt zu sehen, wie er seine Lungen ruiniert."

„Ich mache mir solche Sorgen um die Zukunft!"

Wenn das Zählen bis zehn nicht ausreicht, um die verletzende Äußerung in einem vernünftigen Ton zu klären, ist es besser, sich für einige Zeit (15 bis 30 Minuten) zurückzuziehen, sich zu entspannen (nutzen Sie dafür z.B. Atemtechniken, Übungen des Autogenen Trainings oder Meditationen) und danach ein klärendes Gespräch zu führen. Das ist sicher effektiver, um das Ganze zu verarbeiten, als sich den Rest des Tages und vielleicht sogar noch die folgende Nacht über einen unpassenden Kommentar kraftraubende Gedanken zu machen.

Für beide Partner gilt, dass es in ihrem Leben nicht nur um die Krankheit gehen darf. Natürlich nimmt COPD viel Raum ein, aber dennoch sollten sich beide Partner darüber im Klaren sein, dass sie für den anderen als Mensch attraktiv bleiben wollen. Und Attraktivität wird nicht von Atemnot, Sauerstoffgerät oder aufopfernden

Pflegeeinsätzen bestimmt, sondern von der Wertschätzung, die man sich selbst und dem anderen entgegenbringt. Daher ist es wichtig, für sich selbst zu sorgen, körperlich und geistig, sich nicht hängen zu lassen, selbst zu bemitleiden oder immer tiefer in eine depressive Spirale fallen zu lassen. Natürlich hat jeder mal schlechte Zeiten, ist frustriert oder gar „am Boden". Doch Sie können viel dafür tun, dass solche Phasen nicht die Oberhand gewinnen, auch wenn Sie nicht mehr fit sind. Das Beste ist, sich jeden Tag ausreichend Zeit für Sie selbst zu nehmen. Lesen Sie ein Buch, das Sie interessant finden. Gehen Sie mit Freunden ins Kino oder laden Sie Besuch zu einem Filmabend ein. Telefonieren Sie mit Freunden und sprechen Sie dabei unbedingt immer auch über ganz andere Themen als COPD und das Leben damit. Tun Sie sich körperlich

Was der COPD'ler denken könnte

„Keiner weiß, wie es ist, so kurzatmig zu sein."

„Natürlich tut es mir leid, dass mein Partner so viel für mich erledigen muss. Ich würde mich so gerne mehr einbringen, wenn ich nur könnte."

„Ich weiß, dass das Rauchen ein großer Faktor ist. Das muss man mir nicht immer wieder vorhalten. Das Leben ist schon schwer genug."

„Ich bin auch nur ein Mensch. Warum behandeln mich alle wie einen Invaliden?"

etwas Gutes: Nehmen Sie ein Bad, bestellen Sie eine Fußpflegerin oder den mobilen Massagedienst. Gehen Sie regelmäßig zum Friseur. Pflegen Sie Ihre Fingernägel. Lassen Sie keinen Tag vergehen, an dem Sie sich nicht selbst sagen können, dass Sie ein wundervoller Mensch sind. Wenn Ihr Partner, Ihre Angehörigen und Freunde merken, dass Sie sich durch die Diagnose COPD (Ihrer eigenen oder der des Partners) nicht kleinkriegen lassen, erhalten Sie in der Regel die Unterstützung, die Sie sich wünschen.

Spezielle Tipps für Angehörige und Partner von COPD-Patienten

Als gesunder oder gesünderer Angehöriger/Partner sind Sie durch COPD sehr gefordert. Doch denken Sie immer daran, dass es nicht nur wichtig ist, dass Sie dem Kranken helfen, sondern es ist auch sehr wichtig, dass Sie dabei auf sich selbst achten. Lernen Sie bei sich selbst die Zeichen einer Überforderung erkennen und beachten Sie sie. Wenn Sie müde oder deprimiert, schlaflos oder wütend sind, nehmen Sie Hilfe von außen in Anspruch. Scheuen Sie sich nicht, mit Ihrem Arzt über Ihren Zustand zu sprechen. Wenn es die Möglichkeit gibt, eine Selbsthilfegruppe für Angehörige von Betroffenen aufzusuchen, tun Sie das. Der Austausch unter Gleichgesinnten kann eine wertvolle Erfahrung sein. Man lernt, dass man mit seinen Sorgen und Problemen nicht allein ist, dass andere in derselben Situation auch nicht alles klaglos hinnehmen und sich nur noch für den Kranken aufopfern wollen. Gibt es dazu in Ihrer Nähe keine Möglichkeit, so können Sie stattdessen das Internet dafür nutzen: Im deutschsprachigen Raum gibt es speziell für die Angehörigen von COPD-Erkrankten ein Forum zum Austausch: www.copd.bplaced.net. Wenn das nicht Ihre Form des Austauschs ist, dann beginnen Sie, Tagebuch zu schreiben. Nehmen Sie sich täglich Zeit, Ihre Gedanken, Ängste und Sorgen niederzuschreiben. Das kann Ihnen helfen, Belastungen zu verarbeiten und besser damit umzugehen.

Bleiben Sie in Kontakt mit Ihren Freunden. Vereinsamen Sie nicht. Beachten Sie dabei, dass es bei Treffen mit Freunden nicht immer um COPD geht. Freundschaften, in denen viel gelacht wird und die andere Dinge des Lebens zeigen, können Ihnen helfen, sich besser zu fühlen. Und je besser Sie sich fühlen, umso besser gelingt Ihnen die Unterstützung Ihres Partners.

Genießen Sie weiterhin alle Aktivitäten, die Ihnen gut tun. Fühlen Sie sich nicht schuldig, sich eine Auszeit zu gönnen und auch weiterhin Ihre Hobbys wahrzunehmen. Halten Sie sich dabei an den Satz von Bertolt Brecht: „Der, den ich liebe, hat mir gesagt, dass er mich braucht. Darum gebe ich auf mich Acht."

Bitten Sie Angehörige oder Freunde, Ihnen zu helfen! Das ist nicht selten die größte Herausforderung für die Angehörigen. Meist sehen Angehörige die Erkrankung als ihre Privatsache an, die sonst niemanden etwas angeht. Tatsächlich bringt diese „Ich schaff das schon alles alleine"-Methode jedoch den pflegenden Angehörigen sehr schnell an seine persönlichen Grenzen. Das Burn-out ist dann nicht mehr weit entfernt und verschlechtert letztendlich nur die Situation. Die meisten Menschen in Ihrem Freundeskreis würden gerne aushelfen, wenn sie wüssten wie und wenn man sie fragen würde. Und nicht zuletzt machen Sie damit Ihrem kranken Partner ein schlechtes Gewissen, dass er Sie bis zu Erschöpfung fordern muss. Passen Sie nicht nur auf ihn, sondern auch auf sich auf!

Ernähren Sie sich vernünftig. Machen Sie einfach die Ernährung, wie sie ab Seite 135 ff. für den COPD-Kranken beschrieben ist, mit Ihrem Partner mit. Auch für Sie ist ein gesunder Lebensstil wichtig und eine ausgewogene Ernährung gehört immer dazu. Wenn Sie keine Zeit haben, um die Mahlzeiten zuzubereiten, nehmen Sie zum Beispiel Essen auf Rädern oder ähnliche Angebote in Anspruch, damit eine regelmäßige und gute Ernährung gesichert ist.

Ein erholsamer Schlaf ist auch für Sie wichtig. Wenn Sie unter Schlafstörungen leiden, lernen Sie Entspannungstechniken. Probieren Sie verschiedene Techniken aus, um festzustellen, welche Ihnen am förderlichsten ist: Muskelentspannung nach Jacobsen, Yoga, Qi Gong, Tai Chi oder autogenes Training sind genau die

Methoden, die entspannend wirken können und einen erholsamen Schlaf fördern. Vielleicht können Sie einen Kurs an einer Volkshochschule besuchen, denn das Erlernen einer dieser Techniken in der Gruppe kann sehr viel Spaß machen.

Läuft das Fass über? Es gibt Momente, wo man alles hinschmeißen möchte und am liebsten wegrennen würde. Das ist normal und kommt vor. Schämen Sie sich nicht dafür. Vielleicht kann es Ihnen helfen, wirklich kurzzeitig davonzurennen und sich eine Auszeit zu nehmen. Wenn Sie wieder zu sich gekommen sind, sollten Sie sich gedanklich in die Rolle des Erkrankten versetzen. Folgende Fragen können Ihnen dabei helfen:

„Was wäre mein Bedürfnis, wenn ich viele Dinge nicht mehr so machen könnte wie früher?"

„Wie würde ich mich fühlen, wenn ich bei der kleinsten Anstrengung so schnaufen müsste?"

„Was würde mir Freude machen, wenn ich in dieser Situation wäre?"

„Was würde mich stören oder mir Angst machen, wenn ich dauernd nachts mit Atemnot wach werden würde?"

Raucherlunge und Sex

Sex – ein ganz spezielles und oft sehr heikles Thema der Partnerschaft und deshalb sollten wir es auch besprechen. Die COPD ist eine Erkrankung, die vielfache Auswirkungen auf Ihr Leben haben kann, einschließlich Ihrer Sexualität. Viele Paare haben Angst vor der Atemnot des Betroffenen und vermeiden daher jegliche sexuellen Handlungen. Diese Angst kann so groß werden, dass die Partner schon kleinen Intimitäten ausweichen, damit es bloß nicht zu mehr kommt. Oft ist besonders der gesunde Partner überzeugt, es sei im Interesse des Betroffenen, Sexualität möglichst zu vermeiden. Wenn man die Betroffenen dazu jedoch direkt fragt, sieht die Sache ganz anders aus. Wird darüber zwischen den Partnern nicht gesprochen, kommt es auf beiden Seiten zu einem Gefühl der Frustration, Einsamkeit und Isolation.

COPD ist nicht das Ende Ihres Sexuallebens! Die Krankheit ist lediglich eine Tatsache, der Sie auch während Ihrer Intimität Rechnung tragen müssen, wie bei allem anderen, was Ihr Leben ausmacht. Das Wichtigste (und vielleicht auch das Schwerste) ist, dass die Partner miteinander über ihre Sicht der Dinge sprechen. Will der Erkrankte wirklich keinen Sex? Hat er dabei auch so viel Angst vor der Atemnot wie der gesündere Partner? Was traut er sich zu und was nicht? Sprechen Sie ehrlich über die Gefühle, was den Sex betrifft. Das hilft Ihnen, besser mit der Situation umzugehen. Vielleicht ergibt sich aus Ihrem Gespräch etwas völlig Neues für Sie. Wenn Sie es nicht schaffen, ein solches Gespräch zu beginnen, dann holen Sie sich Hilfe. Fragen Sie einen Arzt oder Therapeuten Ihres Vertrauens nach Möglichkeiten einer Gesprächsbegleitung. Oder vielleicht ist im Freundeskreis oder in der Verwandtschaft ein Mensch, der geeignet ist, eine (Gesprächs-) Brücke zwischen Ihnen herzustellen. Sie können auch Ihrem Partner diese Seiten zu lesen geben und so einen Einstieg in Ihr Gespräch finden.

Wenn Sie miteinander über Ihren Sex reden können, dann können Sie sich auch darüber austauschen, welche Maßnahmen Sie ergreifen müssen, damit Sie (wieder) intim miteinander werden können. Da wäre zum Beispiel die Position zu besprechen, in der Sie miteinander schlafen: Für viele Paare ist der Akt, wenn beide liegen können, viel weniger anstrengend. Oder der gesündere Partner übernimmt die aktive Rolle „oben". Vielleicht können auch kleine Hilfsmittel (Vibrator oder andere Spielzeuge) einen Vorteil bieten, damit der Akt nicht so anstrengend wird. Gleichzeitig kann so etwas, wenn beide Partner damit einverstanden sind, neue Möglichkeiten eröffnen und alte Praktiken, die vielleicht nicht mehr durchführbar sind, ersetzen.

Natürlich ist Sex körperlich anstrengend. Auch dafür lohnt es sich, mit einem Trainingsprogramm zu beginnen, um wieder etwas fitter zu werden. Schauen Sie auf Seite 39 ff. nach, dort finden Sie ein paar Ideen, was Sie dafür tun können. Dennoch kann es sein, dass Ihre Kraft vielleicht einmal nicht ausreicht. Denken Sie beide immer daran, dass nichts dagegen spricht, auch bei sexuellen Aktivitäten einmal eine kleine oder auch größere Pause zu machen. Bleiben Sie dann beieinander liegen und geben Sie sich zu verstehen, dass sonst nichts ist, dass einfach nur die Kraft nicht reicht. Tauschen Sie weiter Zärtlichkeiten aus oder stimulieren Sie sich gegenseitig mit den Händen. Falls es für Sie möglich ist, kann sich der gesündere Partner, wenn er will, selbst befriedigen oder/und den COPD-Kranken mit den Händen zum Orgasmus bringen, wenn die Kraft es zulässt.

Denken Sie bei Ihrer Sexualität immer daran, dass die COPD nicht allein dafür verantwortlich ist, dass sich etwas verändert hat. Die meisten COPD-Patienten sind schon deutlich jenseits des vierzigsten Lebensjahres und mit steigendem Alter verändert sich die Sexualität bei jedem Menschen, auch bei völlig gesunden: Die Erregungsfähigkeit nimmt etwas ab, daher kommt man langsamer „auf Touren" als in jungen Jahren. Der Orgasmus lässt meist länger auf sich warten, die Schleimhäute sind weniger feucht (das betrifft vor allem die Frauen, hier kann relativ einfach mit einer sanften Salbe ausgeglichen werden) und nicht zuletzt ist der Kopf nicht mehr so stark wie in der Jugend von den überwallenden Hormonen „benebelt", sodass Alltägliches viel leichter stört. Machen Sie sich das klar und „ziehen Sie es ab" von Ihrem jetzigen Sexualerleben. Stellen Sie sich darauf ein und Sie werden noch sehr viele sehr schöne Sexerlebnisse haben können. Ungeduld, Frustration und Ärger über das eigene Unvermögen (oder das des Partners) führen Sie hingegen direkt in eine Sackgasse. Es gibt auch ein paar ganz praktische Tipps, die Ihnen vielleicht Ihr Sexerlebnis noch verbessern können: Achten Sie unbedingt auf eine angenehme Zimmertemperatur. Bei zu großer Hitze kann ein Ventilator nützlich sein. Vermeiden Sie Alkohol vor dem Sex, dieser kann vor allem bei Männern die Erektionsfähigkeit beeinträchtigen. Auch große Mahlzeiten machen müde und unbeweglich, danach ist es meist keine gute Idee, sexuell aktiv zu werden. Stattdessen sollten Sie vor einem Tête-á-Tête gut abhusten, wenn Sie zusätzlich Sauerstoff benötigen, legen Sie sich dafür ein Verlängerungskabel ins Schlafzimmer, und um einen Bronchospasmus, also eine Verkrampfung der Atemmuskulatur, beim Geschlechtsverkehr zu vermeiden, benutzen Sie gegebenenfalls Ihren Bronchodilatator unmittelbar vor dem Sex. Und noch ein Hinweis: Die COPD selbst tut Ihren sexuellen Fähigkeiten keinen Abbruch, allerdings können einige Medikamente Ihre Libido beeinträchtigen. Besprechen Sie in diesem Fall die Angelegenheit mit Ihrem Lungenfacharzt und fragen Sie, ob es vielleicht Alternativen für Sie gibt.

Meine COPD-Positivliste

Wäre es nicht schön, wenn Sie einfach in den nächsten Laden gehen könnten, um sich eine neue Lunge zu kaufen? Ja, das wäre schön. Doch leider geht das nicht.

Dennoch sollten Sie wissen, dass Sie auch mit der Diagnose COPD viele Optionen haben. COPD ist keine Einbahnstraße in den Tod! Sie selbst bestimmen, wie Ihr Leben weiter verlaufen wird. In der Medizin gibt es keine Garantien, weder auf den Tod noch auf die Heilung. Selbst die schlimmste Prognose muss nicht so eintreffen, wie sie von der Medizin vorhergesagt wird. Natürlich brauchen Sie als COPD'ler einen guten Arzt, der die richtige Therapie für Sie findet. Doch darüber hinaus ist das Einzige, was Sie wirklich weiterbringen kann, Ihre eigene Einstellung. Sie bestimmen selbst, wie Ihr Leben in Zukunft für Sie aussehen soll. Sie entscheiden, wie Sie mit Ihrer Krankheit umgehen – und da gibt es viele Varianten.

Denken Sie darüber nach und lesen Sie die folgende Liste der Grundsätze, die Sie sich vielleicht zu eigen machen wollen:

- Ich übernehme die Kontrolle über meine Krankheit selbst.
Ich informiere mich regelmäßig über meine Krankheit und ihre
Therapien. Ich widerstehe dem Drang, die Verantwortung für
mein Leben voll in die Hand meines Arztes zu legen.

- Ich bin sehr genau bei der Wahl meines Arztes.
Ich weiß, dass der richtige Arzt die entscheidenden Schritte
für mich einleiten kann. Auch wenn es mir schwerfällt,
ich suche so lange, bis ich den richtigen gefunden habe.

- Ich bestehe auf einer zweiten Meinung von einem weiteren
Behandler, wenn ich Zweifel habe, ob die ärztliche Meinung
für mich zutreffend ist. Nur ich kann die für mich richtigen
Entscheidungen treffen.

- „Warum ich?" Ich lerne, mein Selbstmitleid zu erkennen und
ihm keine Aufmerksamkeit zu schenken. Denn das, was meine
Gedanken beherrschen darf, bringe ich in meine Wirklichkeit
und meinen Alltag. Ich weiß, dass ich mir jederzeit professio-
nelle Hilfe holen kann, wenn ich meine, nicht mehr allein
klarzukommen.

- Ich nutze mein soziales Netzwerk für meine Unterstützung:
Familienmitglieder, Freunde, Bekannte und Betreuer.
Die Menschen, die mir helfen, sind wichtig für mich.
Deshalb will ich, dass es diesen Menschen gut geht.
Ich erwarte von Ihnen nicht mehr, als angemessen ist.

- Ich sage niemals nie. Mein Körper ist das, was er ist:
wunderbar, seltsam und voller Überraschungen.
Er verfügt über großartige Selbstheilungsmechanismen,
die er auch gerne nutzt, wenn ich ihn lasse.

- Ich gebe morgens jedem Tag die Chance, der Schönste
in meinem Leben zu werden.

ANHANG

Gesundes Essen – hilfreiche Listen

Hier sind für Sie nochmals die wichtigsten Lebensmittel in mehreren Listen zusammengestellt, die bei einer gesunden Ernährung gegessen werden können bzw. weitestmöglich gemieden werden sollten. Sie können sich diese Liste kopieren und zum Einkaufen mitnehmen, dann können Sie jederzeit nachsehen, was gut für Sie ist und was weniger.

Kartoffeln / Kartoffelprodukte

ESSEN	✕ MEIDEN
Pellkartoffeln, Salzkartoffeln, Kartoffelbrei und Knödel aus selbst gekochten Kartoffeln	Pommes frites, Chips, Fertigkartoffeln, Bratkartoffeln, Kartoffelpüree und -klöße aus Fertigpackungen

Getreide und Brot

ESSEN	✕ MEIDEN
alle Vollkorngetreide und Produkte daraus, Hirse, Naturreis, Amarant, ungezuckerte Fertigmüsli, Vollkorngetreideflocken, ab und zu parboiled Reis	Weißmehle und Produkte daraus (z. B. Weißbrot, helle Brötchen, Laugenbrötchen, Käsestangen etc., Weißmehlgebäck und Kuchen, Torten, Weißmehlkekse), geschälter und polierter Reis, Weißmehlnudeln, gezuckerte Fertigmüsli

Obst

ESSEN	✗ MEIDEN
frisches, sonnengereiftes Obst (Äpfel, Birnen, Johannis-, Heidel-, Him- und sonstige Beeren, Weintrauben, Orangen, Mandarinen, Zitronen, Bananen, Ananas etc.), ungezuckertes Tiefkühlobst, ungezuckerte Obstsäfte (am besten verdünnt), wenig ungezuckertes Trockenobst (Rosinen, Korinthen, Aprikosen etc.)	unreifes Obst, eingekochtes Obst, Obstkonserven, gezuckertes Obst, gezuckertes Trockenobst, Nektare, Obstsaftgetränke, gezuckerte Obstprodukte

Gemüse

ESSEN	✗ MEIDEN
Gemüse, wie z.B. Karotten, Brokkoli, Blumenkohl, Fenchelknollen, Zucchini, Kürbis, Auberginen, Tomaten, Paprika, Spargel, Gurken, Pastinaken, Blattsalate, Pilze, Petersilienwurzeln, Porree, Zwiebeln, Rettich, Sprossen und Keimlinge, ungezuckerte Gemüsesäfte (am besten verdünnt mit Wasser), Algen u.v.a.	Gemüsekonserven, Tiefkühlfertigmenüs, blähendes Gemüse, wenn Sie dadurch Verdauungsbeschwerden bekommen

Milch und Milchprodukte

ESSEN	✗ MEIDEN
Frischmilch (wenig), Joghurt, Sauermilch, Kefir, Molke, Buttermilch, magere Käsesorten, Ziegenmilch/-käse, Schafsmilch/-käse, Stutenmilch, Kamelmilch **Achtung: Milch nur bei Verträglichkeit**	H-Milch, Kondensmilch, alle fetten Kuhmilchkäsesorten, saure Sahne, Schlagsahne

Öle und Fette

ESSEN	✕ MEIDEN
kaltgepresstes Olivenöl, frisches(!) Leinöl, Kokosfett, Nussöle, Butter	raffinierte Öle, Back- und Bratfette, Schweineschmalz, Margarine

Samen und Nüsse

ESSEN	✕ MEIDEN
Leinsamen, Sonnenblumenkerne, Walnüsse, Haselnüsse, Paranüsse, Kürbiskerne, Cashewnüsse, Macadamianüsse u. a.	keine

Fleisch, Wurstwaren und Eier

ESSEN	✕ MEIDEN
Hähnchen, Pute/Truthahn Wild ist leider immer noch durch die Atomkatastrophe in Tschernobyl radioaktiv belastet (besonders in Süddeutschland), daher eher meiden; Eier (ab und zu), Rind- und Kalbfleisch nur selten und wenig	**Innereien,** Wurstwaren weitgehend meiden, besonders Schweinefleisch- und -wurst, geräucherte und gepökelte Wurst und Fleischsorten

Fisch

ESSEN	✕ MEIDEN
fettarme Fische, fetthaltige Kaltwasserfische (Hering, Makrele, Sprotte, Thunfisch, Forelle, Lachs)	fette Warmwasserfische

Gewürze und Kräuter

✕ ESSEN	✕ MEIDEN
alle frischen Kräuter, Zitronensaft, Obstessig, Meerrettich, Knoblauch, Pfeffer, Paprikapulver, Muskatnuss, Kümmel, Fenchel, Anis, Vanille, Curry u. a. m., ungesalzene und hefefreie Gemüsebrühen, Sojasoße (wenig, enthält auch recht viel Salz), Kräutersalz (wenig) etc.	Salz reduzieren, Fertigwürzen meiden, da sie meist viel Salz und Geschmacksverstärker enthalten

Süßmittel

ESSEN	✕ MEIDEN
WENIG(!) Birnen- und Apfeldicksaft, Ahornsirup, kalt-geschleuderter Honig, Agavendicksaft, Stevia, Erythritol	weißer Zucker, Rohrzucker, Traubenzucker, Fruchtzucker, Sorbit, Süßstoffe aller Art

Getränke

TRINKEN	✕ MEIDEN
Mineralwasser, möglichst chlorid- und natriumarm, stilles Wasser, energetisiertes Wasser, Kräutertee, Früchtetee, ungesüßte und am besten mit Wasser verdünnte, evtl. frisch gepresste Frucht- oder Gemüsesäfte, Moste, alkoholfreies Bier, alkoholfreien Wein/Sekt	Bohnenkaffee, schwarzer, grüner und weißer Tee, Limonaden, Cola-Getränke, alkohol- und/oder kohlensäurehaltige Getränke, Alkohol (Rotwein, Sekt) Hefeweizen, hochprozentige Spirituosen

Arachidonsäure in Lebensmitteln

Je weniger Arachidonsäure ein Lebensmittel enthält, desto weniger fördert es die Entzündungsbereitschaft Ihres Körpers. Daher sollten Sie diese Fettsäure möglichst wenig essen. Ein vollständiges Meiden von Arachidonsäure ist jedoch nicht möglich und auch nicht richtig, denn Arachidonsäure ist für den Menschen lebensnotwendig. Da unsere Nahrung in den meisten Fällen jedoch zu viel von dieser lebensnotwendigen Fettsäure enthält, sollten Sie darauf achten und vermehrt Lebensmittel mit wenig Arachidonsäure zu sich nehmen.

Nahrungsmittel pro 100 g	Arachidonsäure mg
Milch und Milchprodukte	
Kuhmilch, 0,3% Fett	0
Kuhmilch, 1,5% Fett	2
Kuhmilch, 3,5% Fett	4
Buttermilch, 1% Fett	1
Kondensmilch, 7,5% Fett	8
saure Sahne, 10% Fett	11
Schlagsahne, 30% Fett	32
Molke	0
Joghurt, 1,5% Fett	2
Joghurt, 3,5% Fett	4
Camembert, 30% Fett i. Tr.	13
Camembert, 45% Fett i. Tr.	22
Camembert, 60% Fett i. Tr.	34
Emmentaler, 45% Fett i. Tr.	28
Magerquark	0
Speisequark, 20% Fett	5
Sahnequark, 40% Fett	11
Mozarella	16
Hühnereier	
1 Hühnerei	70
Eigelb	254
Fette und Öle	
Butter	83
Schweineschmalz	1.700

Pflanzenmargarine	0
Pflanzenöle	0
Kalbsleber	352
Schweineleber	870
Rinderleber	210
Fleisch	
mageres Schweinefleisch	120
Huhn, Brust ohne Haut	42
Huhn, Schlegel ohne Haut	65
Truthahn, Brust ohne Haut	53
Truthahn, Keule ohne Haut	95
Rindfleisch	49
Kalbfleisch	62
Wurst und Schinken	
Leberwurst	208
Schweineschinken, gekocht oder geräuchert	130
Fleischwurst	120
Sonstiges	
Gemüse, Hülsenfrüchte, Kartoffeln	0
Reis und eifreie Nudeln	0
Getreide, Mehl, Brot, Brötchen und eifreie Backwaren	0
Obst	0
Fisch	
Karpfen	60
Makrele, geräuchert	60
Forelle	20
Kabeljau	20

Quellen: Souci-Fachmann-Kraut (SFK), Stuttgart 2000; Adam O.: „Diät und Rat bei Rheuma und Osteoporose", Weil der Stadt 2004, Walter Hädecke Verlag

Gesunde Fettlieferanten und ihre Fettsäuren

Fett [Gewichtsprozent]	Ölsäure (gesunde Fettsäure)	Linolensäure (Omega-3-Fettsäure)	Linolsäure (Omega-6-Fettsäure)	DHA (Omega-3-Fettsäure)	EPA (Omega-3-Fettsäure)
Empfehlenswerte Fettlieferanten					
Olivenöl	55,0 – 83,0	0 – 1,0	3,5 – 21,0	0	0
Butter	17,2 – 29,7	0,7 – 3,0	1,0 – 3,1	0	0
Kokosöl	5,0 – 10,0	0 – 0,2	1,0 – 2,5	0	0
Leinöl	10,0 – 22,0	54,0 –71,0	12,0 – 18,0	0	0
Hering	1,73	0,06	0,22	1,05	1,13
Makrele	1,54	0,25	0,2	1,50	0,94
Weniger empfehlenswerte Fettlieferanten					
Distelöl	8,4 – 21,3	0 – 0,4	67,8 – 83,2	0	0
Sonnenblumenöl	14,0 – 39,4	0 – 0,5	48,3 – 74,0	0	0
Erdnussöl	35,0 - 69,0	0-1.300	12,0 – 43,0	0	0
Aal	6,9	0,66	0,41	0,21	0,41
Wels	??	??	0,95	0,22	0,29
Heilbutt	0,21	0,03	0,02	0,22	0,15

Quellen: Souci-Fachmann-Kraut: „Lebensmitteltabellen für die Praxis", Wissenschaftliche Verlagsgesellschaft, Stuttgart 2000 und Deutsche Gesellschaft für Fettforschung, www.dgfett.de, Deustche Gesellschat für Ernährung, www.dge.de

Schulmedizinische Diagnose der COPD

Manche Patienten sind verwirrt, wenn sie ihre Diagnose bekommen. Sie haben viele Untersuchungen machen müssen, wissen aber gar nicht, wofür das alles gut sein soll, und sind vielleicht auch verängstigt oder verunsichert, was das Ganze zu bedeuten hat. Eine exakte Diagnose ist unbedingt notwendig, um die richtige Therapie für das vorliegende Stadium der Erkrankung einleiten zu können.

Menschen mit Raucherhusten, die noch keine COPD haben, sind gut beraten, wenn sie bei dem geringsten Verdacht, dass mit ihrem Atemtrakt etwas nicht stimmt, nicht nur ihren Hausarzt, sondern auch einen Lungenfacharzt (Pneumologen) aufsuchen, um eine exakte Diagnose des Stadiums der Erkrankung und die dafür geeignete Therapie zu bekommen.

Folgende Untersuchungsmethoden können bei der Diagnosestellung zum Einsatz kommen (es ist nicht notwendig, alle Methoden zu nutzen):

Anamnese:

Ausführliche Befragung nach Krankengeschichte, familiären Belastungen, beruflichen oder sonstigen Umweltbelastungen, den Rauchgewohnheiten und Vorerkrankungen

Körperliche Untersuchung:

- Messung von Puls und Blutdruck
- Abhören von Herz und Lunge mit dem Stethoskop
- Kontrolle der Augen, Nase und Ohren auf eventuell vorliegende Infektionen
- Kontrolle der Finger auf Anzeichen bläulicher Verfärbung
- Kontrolle der Beine, Knöchel und Füße auf Schwellungen

- Untersuchung der Halsschlagadern per Ultraschall, um deren Durchmesser zu bestimmen und eventuell schon bestehende „Verkalkungen" beurteilen zu können.

Weitere Untersuchungsmethoden (alphabetisch):

- **Allergietestung:** Eine Allergietestung ist wichtig, um eventuelle allergische Substanzen (Allergene) herauszufinden. Meist werden dabei die verdächtigen Allergene als Lösungen auf die Haut am inneren Unterarm getropft und die Haut unter den Tropfen leicht eingeritzt (Prick-Test). Andere Testungen sind über eine Blutuntersuchung oder über Inhalation und direkter Spirometrie (siehe dort) möglich.

- **Blutgasanalyse:** Die Blutgasanalyse dient zur Messung von Sauerstoff und Kohlendioxid im Blut. Das dient in erster Linie der Überwachung im akuten Zustand (im Krankenhaus) und kann gut zur Beurteilung des Krankheitsbildes COPD herangezogen werden. Für diese Untersuchung sollte das Blut aus einer Arterie genutzt werden (häufig aus dem Ohrläppchen), da dieses sauerstoffreich ist. Venen enthalten nur „verbrauchtes" also sauerstoffarmes Blut, das für diese Untersuchung nicht geeignet ist.

- **Blutuntersuchung:** Nach einer Blutentnahme aus der Vene (meist in der Armbeuge) wird ein sogenanntes großes Blutbild im Labor bestimmt. Es gibt unter anderem Auskunft über eventuell bestehende Infektionen, die genaue Zusammensetzung des Bluts und den Hämoglobin-Wert, der für die Sauerstoff-Transportfähigkeit des Bluts wichtig ist.

- **Bode-Index:** Der Bode-Index ist ein Testverfahren, das vier verschiedene Einflüsse in Bezug auf eine Lungenerkrankung untersucht: den Body-Mass-Index (**B**), das Ausmaß der Verengung der Lunge (**Obstruktion**), die Atemnot (funktionelle

Dyspnoe) und die Ermittlung der körperlichen Belastungsgrenze (engl. Exercise capacity) – diese wird mit dem 6-Minu-
ten-Gehtest ermittelt. Eine Kurzversion des Bode-Index ist
der ADO-Index (Alter, Dyspnoe, Obstruktion). Beide Tests
erlauben eine recht gute Einschätzung des Krankheitsbilds
und des zukünftigen Verlaufs der Krankheit.

▪ **Bronchospasmolysetest:** Bei diesem Testverfahren wird zuerst
eine normale Spirometrie durchgeführt (siehe dort). Dann
werden Sie gebeten, ein Asthmaspray zu inhalieren. Nach
einer vorgegebenen Wartezeit wird erneut eine Spirometrie
durchgeführt. Handelt es sich um eine COPD, verbessern
sich bestimmte Werte nur unwesentlich. Beim Asthma hingegen tritt in der Regel eine deutliche Besserung ein. Durch
die Inhalation des Sprays wird in der Regel die Spastik in den
Bronchien gelöst (Bronchospasmolyse). Dieser Test dient
somit der genauen Bestimmung der Ursachen Ihrer Atem-
schwierigkeiten.

▪ **Computertomographie (CT)-Scan:** Obwohl es zur Diagnose
der COPD nicht zwingend notwendig ist, ein sogenanntes CT
anfertigen zu lassen kann es als bildgebendes Verfahren bei
einem Lungenemphysem von Nutzen sein. Typische Emphy-
semblasen lassen sich damit früh und gut erkennen. Für ein
CT kommt der Patient in „die Röhre". Man sollte dabei nicht
erschrecken, das Gerät ist sehr laut.

▪ **Diffusionskapazitätstest (DCO):** Hiermit wird festgestellt, wie
gut die Sauerstoffaufnahme auf dem Weg von den Lungenbläschen in die roten Blutkörperchen funktioniert. Hierbei sitzt der
Patient in einer Glaskabine, ähnlich einer alten Telefonzelle,
muss ein (gefahrloses) Gas einatmen, ein paar Sekunden die
Luft anhalten und dann wieder ausatmen. Währenddessen werden die benötigten Werte von Geräten ermittelt.

▨ **EKG:** Mit einem Elektrokardiogramm (EKG) wird der Herz-schlag aufgezeichnet. So können eventuelle Folgen am Herzen festgestellt werden. Für die Messung bekommt der Patient vier Saugplättchen an den Brustkorb angebracht und muss für die Dauer der Messung ruhig liegen bleiben. Eine Variante ist ein Belastungs-EKG, bei dem der Patient während der Messung auf einem Hometrainer Radfahren muss.

▨ **Ganzkörperplethysmographie/Bodyplethysmographie** (gro-ßer Lungenfunktionstest): Da es Asthmaformen gibt, die nicht gut auf Asthmasprays ansprechen, steht dem Lun-genfacharzt zur exakten Differenzierung die Ganzkörper-plethysmographie zur Verfügung. Mit dieser werden der Atemwegswiderstand und das Gasvolumen innerhalb des Brustkorbs gemessen. Hierbei sitzen Sie in einer Glaskabine, ähnlich einer alten Telefonzelle, und folgen den Anweisungen des Personals. Auch diese Untersuchung ist nicht schmerzhaft. Die Bodyplethysmographie erlaubt eine genaue Differenzie-rung Ihrer Lungenerkrankung.

▨ **Lungenfunktionstest:** Mit Hilfe eines Lungenfunktionstests kann festgestellt werden, wie weit die Krankheit fortgeschrit-ten ist. Man unterscheidet den kleinen Lungenfunktionstest (= Spirometrie) und den großen Lungenfunktionstest (Ganzk örperplethysmographie/Bodyplethysmographie), siehe jeweils dort.

▨ **Pulsoximetrie:** Die Pulsoximetrie ist eine schnelle, einfache und unblutige Methode zur Bestimmung des Sauerstoffge-halts im Gewebe. Dazu wird eine Art Klammer (meist) auf der Fingerspitze angebracht. Messergebnisse von 95 % bis 100 % gelten als normal.

▨ **Röntgenbild des Brustkorbs:** Ein Röntgenbild zeigt den Zustand der Lunge und erlaubt im weiteren Verlauf der

Krankheit im Vergleich mit älteren Aufnahmen eine Beurteilung des Krankheitsfortschritts.

▓ **Schlafapnoe-Diagnostik:** Sie dient zur Feststellung einer nächtlichen Atmungsstörung. Dafür kann der Lungenfacharzt Ihnen entweder ein Gerät mit nach Hause geben, das die Atmung während des Schlafs beobachtet und aufzeichnet, sodass er daran später erkennen kann, ob es im Schlaf bei Ihnen zu Atemaussetzern kommt. Eine andere Möglichkeit ist, dass Ihr Arzt Sie in ein Schlaflabor einweist. Dort werden Sie in der Nacht beobachtet und Ihre Atmung wird aufgezeichnet.

▓ **Spirometrie** (von spirare = atmen): Die Spirometrie ist der „kleine Lungenfunktionstest". Mit diesem beurteilt man das aktuelle Lungen- und Atemvolumen sowie im Vergleich mit früheren Messungen den Verlauf von Lungenerkrankungen. Diese Untersuchung ist nicht schmerzhaft und leicht durchführbar, es wird einfach der Luftstrom bei Ihrer Atmung gemessen. Das Ergebnis der Messung ist dabei von Ihrer guten Mitarbeit abhängig – und davon, wie gut Ihr „Betreuer" Sie durch den Test lenkt. Hören Sie also genau hin, welche Anweisungen Sie bei diesem Lungenfunktionstest bekommen, und setzen Sie sie um. Wenn Sie etwas nicht verstehen oder meinen, es sei etwas nicht richtig abgelaufen, dann äußern Sie Ihre Bedenken und Fragen.

Besonderes Augenmerk wird bei der Spirometrie auf die sogenannte „Einsekundenkapazität (FEV1)" gelegt. Um die zu bestimmen, wird gemessen, wie viel Luft der Patient nach maximaler Einatmung in einer Sekunde ausatmen kann. Hierzu muss die eingeatmete Luft so schnell wie möglich wieder ausgeatmet werden, währenddessen wird die ausgeatmete Luft gemessen. Wenn es hier zu Auffälligkeiten kommt, wird eine Bronchospasmolysetest (siehe dort) durchgeführt.

- **Sputum-Probe:** In einer Sputum-Probe (Probe Ihres abge-husteten Schleimes) können im Labor eventuell vorhandene Erreger festgestellt werden. Mit Hilfe dieser Ergebnisse kann über eine Antibiotika-Therapie entschieden werden.

- **Sonographie/Ultraschall-Untersuchung:** Mit der Sonographie ist eine Beurteilung der Lunge ohne eine Strahlenbelastung möglich. Der Arzt fährt dabei mit dem Schallkopf (eine Art großer „Plastikstempel", auf den er vorher ein Gel aufgetragen hat) über Ihren Brustkorb und kann gleichzeitig die Bilder auf einem Monitor anschauen.

Eine Untersuchung der Zukunft: EMP

Die Lungenfunktion im Blut zu erkennen und schon frühzeitig im Labor messen lassen können, wie gesund die Lunge von Patienten noch ist – am besten schon bevor erste Symptome auftreten –, das wäre eine große Hilfe für die Prävention von Lungenkrankheiten. Ein solcher Bluttest hätte den Vorteil, dass er ohne großen Aufwand in jeder hausärztlichen Praxis durchgeführt werden könnte. Leider gibt es einen solchen Blutwert für die Lungenfunktion bisher noch nicht. Forscher haben jedoch vor Kurzem entdeckt, dass die sogenannten Endotheliale Mikro-Partikel (EMP) bei Erkrankungen wie dem Lungenemphysem im Blut erhöht sind. Leider müssen wir abwarten, ob dieser „Marker" EMP tatsächlich für den Laboralltag das liefert, was er im Moment zu versprechen scheint. Bis dahin muss auf die üblichen Testverfahren beim Lungenfacharzt zurückgegriffen werde (siehe oben).

Beurteilung der COPD

Wenn alle Untersuchungen abgeschlossen sind, kann eine genaue Einteilung des Krankheitsbilds vorgenommen werden. Das geschieht nach GOLD (**G**lobal **I**nitiative for Chronic **O**bstructive **L**ung **D**isease, siehe www.goldcopd.org), einer weltweiten Initiative gegen COPD, die eine Einteilung der Krankheitsstadien erstellt hat (siehe unten). Die Pharmaindustrie hat sich an diese Einteilung angepasst und bietet für jedes Stadium entsprechende Medikamente an, auf die die Patienten eingestellt werden. Daher ist es sehr wichtig, dass die Einstufung vom Arzt richtig bestimmt wird.

Stadium	Symptome/Merkmale
0: Gefährdet	Chronischer Husten und Sputumproduktion, Spirometrie der Lungenfunktion ist normal
I: Leichte COPD	Leichte Behinderung der Ventilation mit oder ohne chronische Symptome. Betroffene sind sich häufig nicht bewusst, dass ihre Lungenfunktion nicht normal ist.
II: Moderate COPD	Verschlechterung der Ventilation und Fortschreiten der Symptome, Kurzatmigkeit nach körperlicher Anstrengung
III: Schwere COPD	Fortschreitende Ventilationsstörung, gesteigerte Kurzatmigkeit und wiederholte Exazerbationen (siehe Seite 27, Kasten), die die Lebensqualität des Patienten stark beeinflussen
IV: Sehr schwere COPD	Schwerste Ventilationsstörung oder schwere chronisch respiratorische Ausfälle; die Lebensqualität ist sehr stark eingeschränkt und Exazerbationen können lebensbedrohlich sein.
ACHTUNG!!! Bei den geringsten Anzeichen einer Exazerbation (siehe Kasten Seite 27) muss unverzüglich ein Arzt aufgesucht werden! Warten Sie nicht ab, ob es wieder besser wird!	

Diese seit vielen Jahren gültige Fassung der GOLD-Richtlinien ist Ende 2011 modifiziert worden. Sowohl die Exazerbationen als auch die Komorbiditäten (Begleiterkrankungen) rücken mehr in den Fokus und erlauben dadurch eine andere Beurteilung, dennoch wird die obige GOLD-Beurteilung noch längere Zeit die gängige Einteilung bleiben.

Quellen

American Lung Association: „American Lung Association Fact Sheet: Chronic Obstructive Pulmonary Disease (COPD)", siehe unter www.lung.org

American Thoracic Society: „Standards for the diagnosis and care of patients with chronic obstructive pulmonary disease", American Journal of Respiratory Critical Care Medicine, 1995, 152, S. 77–120

Anthonisen, N. R.; Manfreda, J.; Warren, C. P. W.; Hershfield, E. S.; Harding, G. K. M.; Nelson, N. A.: „Antibiotic therapy in exacerbations of chronic obstructive pulmonary disease", Annuals of International Medicine, 1987, 106, S. 196–204

Baraldo, S.; Turato, G.; Badin, C.; Bazzan, E.; Beghé, B.; Zuin, R.; Calabrese, F.; Casoni, G.; Maestrelli, P.; Papi, A.; Fabbri, L. M.; Saetta, M.: „Neutrophil infiltration within the airway smooth muscle in patients with COPD", Thorax, 2004, 59, S. 307–312

Barnes, P. J.; Shapiro, S. D.; Pauwels, R. A.: „Chronic obstructive pulmonary disease: molecular and cellular mechanisms", European Respiratory Journal, 2003, 22, S. 672–688

Beeh, K. M.; Kronmann, O.; Buhl, R.; Culpitt, S. V.; Giembycz, M. A.; Barnes, P. J.: „Neutrophil chemotactic activity of sputum from patients with COPD", Chest, 2003, **123**, S. 1240–1247

Blot, W. J.; Li, J. Y.; Taylor, P. R. et al: „Nutrition intervention trials in Linxian, China: supplementation with specific vitamin/mineral combinations, cancer incidence, and disease-specific mortality in the general population", Journal of National Cancer Institute, 1993, 85, S. 1483–1491

Curti, P.C.; Genghini, M.: „Role of surfactant in alveolar defence against inhaled particles", Respiration, 1989, 55, S. 60–67

Dewan, N. A.; Rafique, S.; Kanwar, B. et al.: „Acute exacerbation of COPD: factors associated with poor treatment outcome", Chest, 2000, 117, S. 662–671

Donaldson, G. C.; Seemungal, T. A. R.; Bhowmik, A.; Wedzicha, J. A.: „Relationship between exacerbation frequency and lungfunction decline in chronic obstructive pulmonary disease", Thorax, 2002, 57, S. 847–852

Eller, J.; Ede, A.; Schaberg, T.; Niederman, T. S.; Mauch, H.; Lode, H.: „Infective exazerbations of chronic obstructive pulmonary disease. Relation between bacteriologicetiology and lung function", Chest, 1998, 113, S. 1542–1548

Fabbri, L. M.; Pauwels, R. A.; Hurd, S. S.: „Global strategy for the diagnosis, management, and prevention of chronic obstructive pulmonary disease: GOLD executive summary up dated 2003", COPD, 2004, 1, S. 105 – 141

Ferguson, G. T.; Enright, P. L.; Buist, A. S.; Higgins, M. W.: „Office spirometry for lung health assessment in adults. A consensus statement from the National Lung Health Education Program", Chest, 2000, 117; S. 1146–1161

Gillissen, A.: „Die chronisch-obstruktive Lungenerkrankung", 2. Auflage,· Uni-Med Verlag, Bremen 2003

Gillissen, A.; Buhl, R.; Kardos, P. et al.: „Management der akuten Exazerbation der chronisch-obstruktiven Lungenerkrankung (COPD)", Deutsche Medizinische Wochenschrift, 2003, 128, S. 1721–1727

Hasani A.; Pavia, D.; Toms, N.; Dilworth, P.; Agnew, J. E.: „Effect of aromatics on lung mucociliary clearance in patients with chronic airways obstruction", Journal of Alternative Complementary Medicine, 2003, 9, S. 243–249

Hennekens, C. H.; Buring, J. E.; Manson, J. E.; Stampfer, M.; Rosner, B.; Cook, N. R. et al.: „Lack of effect of long-term supplementation with beta carotene on the incidence of malignant neoplasms and cardiovascular disease", New English Journal of Medicine, 1996, 334, S.1145–1149

Iqbal, F.; Michaelson, J.; Thaler, L. et al: „Declining bone mass in men with chronic pulmonary disease: contribution of glucocorticoid treatment, body mass index, and gonadal function", Chest, 1999, 116, 1616–1624

Juergens, U. R.; Dethlefsen, U.; Steinkamp, G.; Gillissen, A.; Repges, R.; Vetter, H.: „Anti-inflammatory activity of 1,8-Cineol (eucalyptol) in bronchialasthma: a double-blind placebo-controlled trial", Respiratory Medical Medicine, 2003, 97, S. 250–256

Katsura, H.; Kida, K.: „A comparison of bone mineral density in elderly female patients with COPD and bronchial asthma", Chest, 2002, 122, S. 1949–1955

Kim, Y. S.; Eo, S. K.; Oh, K. W.; Lee, C.; Han, S. S.: „Antiherpetic activities of acidic protein-bound polysacchride isolated from Ganoderma lucidum alone and in combinations with interferons", Journal of Ethnopharmacology, 2000, 72, S. 451–458

Knobloch, J.; Sibbing, B.; Jungck, D.; Lin, Y.; Urban, K.; Stoelben, E.; Strauch, J.; Koch, A.: „Resveratrol impairs the release of steroid-resistant inflammatory cytokines from human airway smooth muscle cells in COPD", American Society for Pharmacology and Experimental Therapeutics, 2010, doi: 10.1124/jpet.110.166843

Lee, I. M.; Cook, N. R.; Manson, J. E.: „Beta-carotene supplementation and incidence of cancer and cardiovascular disease: Women's Health Study", Journal of National Cancer Institute, 1999, 91, S. 2102–2106

Miravitlles, M.; Mayordomo, C.; Artés, M.; Sanchez-Agudo, L.; Nicolau, F.; Segú, J.-L.: „Treatment of chronic obstructive pulmonary disease and its exacerbations in general practice", Respiratory Medicine, 1999, 93, S. 173–179

National Institute for Clinical Excellence: „Chronic obstructive pulmonary disease: management of adults with chronic obstructive pulmonary disease in primary and secondary care", www.nice.org.uk

Ng, T. P. et al: „Depressive symptoms and chronic obstructive pulmonary disease: effect on mortality, hospital readmission, symptom burden, functional status, and quality of life", Archive of International Medicine, 2007,167(1), S. 60–67

Omenn, G. S.; Goodman, G.; Thomquist, M. et al: „The beta-carotene and retinol efficacy trial (CARET) for chemoprevention of lung cancer in high risk populations: smokers and asbestos-exposed workers", Cancer Research, 1994, 54, S. 2038s–2043s

Pauwels, R. A.; Buist, A. S.; Calverley, P. M. A.; Jenkins, C. R.; Hurd, S. S.: „Global strategy for the diagnosis, management, and prevention of chronic obstructive pulmonary disease", *American Journal of Respiratory Critical Care Medicine*, 2001, 163, S. 1256–1276

Petty, T. L.; Nett, L. M.: „Save Your Breath, America!", www.nlhep.org/lung. htm

The Alpha-Tocopherol, Beta Carotene Cancer Prevention Study Group: „The effects of vitamin E and beta carotene on the incidence of lung cancer and other cancers in male smokers", New England Journal of Medicine, 1994, 330, S. 1029–1035

Wang Y. Y.; Khoo K. H.; Chen S. T. et al.: „Studies on the immuno-modulating and antitumor activities of Ganoderma lucidum (Reishi) polysaccharides: functional and proteomic analyses of a fucose-containing glycoprotein fraction responsible for the activities", Bioorganic Medical Chemistry, 2002, 10, S. 1057–1062

Wicks S. M.; Tong R.; Wang C. Z. et al.: „Safety and tolerability of Ganoderma lucidum in healthy subjects: a double-blind randomized placebo-cont-rolled trial", American Journal of Chinise Medicine, 2007, 35, S. 407–414

Worth H.; Buhl, R.; Cegla U. et al.: „Leitlinie der Deutschen Atemwegsliga und der Deutschen Gesellschaft für Pneumologie zur Diagnostik und Therapie von Patienten mit chronisch obstruktiver Bronchitis und Lun-genemphysem (COPD)", Pneumologie, 2002, 56, S. 704–738

Ein Schlusswort

Trotz der immens hohen Anzahl COPD-Erkrankter gibt es nur wenig Fortschritte in der „schulmedizinischen" Therapie dieser Lungenerkrankungen. War die Forschung bis Ende der 1990er-Jahre mehr als schleppend, ist man jetzt immer stärker bemüht, neue Wirkstoffe zu entwickeln. Jedoch zeigen neue Innovationen zum Teil nicht tolerierbare Nebenwirkungen, die den Patienten zum Absetzen der Medikation zwingen können. Auch ist hierbei noch nicht klar, in welche weiteren Regelkreise unerwünscht eingegriffen wird.

Neue und wirksame Medikamente mit erträglichen Nebenwirkungen sind deshalb dringend erforderlich. Insofern sind Selbsthilfegruppen, die durch regelmäßige Veranstaltungen den Handlungsbedarf erkennen lassen, sinnvolle und zu unterstützende Einrichtungen.

Krankheitsbilder der COPD, wie zum Beispiel die chronisch obstruktive Bronchitis und das Lungenemphysem, lassen sich kaum auf Tiermodelle übertragen. Somit ist das notwendige Austesten von Medikamenten schlecht möglich. Versuche mit Vitamin-A-Abkömmlingen, die in der Lage sind, im Tierversuch zerstörtes Lungengewebe wieder aufzubauen, lassen sich nicht direkt auf den Menschen übertragen. Immerhin ist ein Anfang gemacht und die von vielen Wissenschaftlern propagierte Meinung der Unheilbarkeit wird in den nächsten Jahren zu widerlegen sein. Ein weiterer Aspekt ist die unterschiedliche Ansprechbarkeit der Betroffenen auf die Medikation. Antientzündliche Substanzen wie Cortison, mit ihren zum Teil lebensrettenden Eigenschaften, versagen fast kläglich bei der Eindämmung der entzündlichen Prozesse in der Lunge. Und das, obwohl die chronische Entzündung der Atemwege als gesichert gilt. Hier müssen andere Ansätze geschaffen werden. Versuche mit Stammzellen erscheinen hoffnungsvoll, das erhöhte Tumorrisiko bremst die Euphorie jedoch deutlich.

Wünschenswert wäre deshalb ein Blick auf das ganzheitliche Geschehen im Körper, denn ich bin mir sicher, dass die entzündlichen Prozesse sich nicht nur in der Lunge, sondern im ganzen Körper abspielen. Dazu bedarf es einer ganzheitlichen, fachübergreifenden Sichtweise. Was hat die Medizin dabei zu verlieren, außer vielleicht Patienten, die wieder gesunden? Daher kann ich nicht verstehen, dass hilfreiche Entwicklungen, wie ich sie in diesem Buch vorstelle, nicht in jeder Lungenfachpraxis zu finden sind. Hierbei kommen wir doch dem Bestreben einer antientzündlichen Therapie, die auf den ganzen Körper wirkt, sehr nahe. Zählen wirklich nur nackte Fakten, Daten und Zahlen und nicht der Mensch als solches? Warum spricht man sich so vehement gegen den Einsatz von Antioxidantien aus? Wo doch der oxidative Stress der Lunge ein Faktum ist? Nebenwirkungen und Gegenanzeigen dieser Naturstoffe sind (bei richtiger Anwendung) so gut wie nicht vorhanden. Ich möchte mir nicht vorstellen, dass wirtschaftliche Interessen im Vordergrund stehen.

Vielleicht stellt der eine oder andere Vorschlag in diesem Ratgeber eine Möglichkeit für Sie dar, besser mit der COPD zu leben. Ich würde mich darüber freuen.

Abschließend möchte ich Ihnen eine lange und gute Gesundheit wünschen.

Ihr

Torsten Hartmeier

Sachregister

Gesund und vital

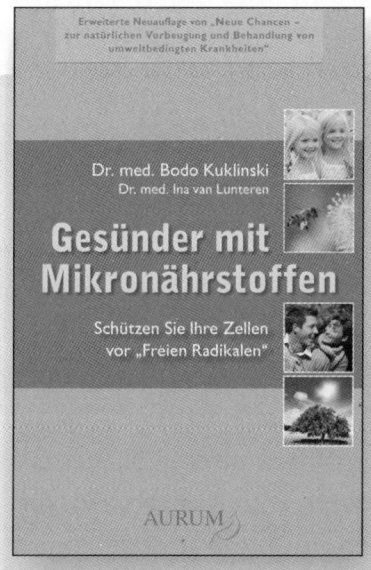
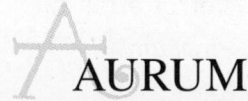

Altes Wissen NEU! **Wilde Freiheit**
Meditation Kreativität Spirituelle Lebenspraxis
Eltern&Kinder   Gesundheit
Universelles   **AURUM**   Sinnfindung
Bewusstsein   Yoga **Mystik**
Persönlichekeitsentwicklung Hochsensibilität
Buddhismus Heute! **Weisheit der Natur**
Traditionelle Wege Big Mind

Mit Liebe fürs Detail und für die Umwelt

Bei der Auswahl der Inhalte, die wir präsentieren, achten
wir auf Originalität, Kompetenz, Praxisrelevanz und Qualität.
So können wir mit Herz und Seele hinter unseren Büchern,
Hörbüchern, Filmen und den anderen Produkten stehen, die
wir mit viel Liebe und Aufmerksamkeit bis ins letzte Detail
fertigen.

Wir leisten einen aktiven Beitrag zum Umweltschutz und
verbrauchen nur wirklich notwendige Ressourcen — so
sparsam wie möglich. Wir arbeiten ausschließlich mit 100%
Recyclingpapieren und setzen auf kurze Transportwege
(u.a. Fertigung unserer Produkte in Deutschland).

Inspirationen, interessante und wertvolle Neuigkeiten,
Wahres, Schönes & Gutes sowie wichtige Termine
können Sie regelmäßig in unserem Newsletter erfahren
oder hier: **www.facebook.com/weltinnenraum**

weltinnenraum.de
J.Kamphausen | Mediengruppe